全科医生精神卫生培训教材

主　编　殷光中
副主编　贾秋放　杜向东

吉林科学技术出版社

图书在版编目（CIP）数据

全科医生精神卫生培训教材 / 殷光中主编. -- 长春：
吉林科学技术出版社，2022.4
ISBN 978-7-5578-9244-9

Ⅰ．①全… Ⅱ．①殷… Ⅲ．①精神卫生－教材
Ⅳ.①R749

中国版本图书馆CIP数据核字(2022)第091564号

全科医生精神卫生培训教材

主　　编	殷光中	
副 主 编	贾秋放　杜向东	
出 版 人	宛　霞	
责任编辑	张　楠	
封面设计	美印图文	
制　　版	美印图文	
幅面尺寸	185 mm×260mm	
开　　本	16	
字　　数	338 千字	
印　　张	14.75	
版　　次	2022 年 4 月第 1 版	
印　　次	2023 年 3 月第 1 次印刷	

出　　版　吉林科学技术出版社
发　　行　吉林科学技术出版社
地　　址　长春市福祉大路 5788 号
邮　　编　130118
发行部电话/传真　0431-81629529　81629530　81629531
　　　　　　　　　81629532　81629533　81629534

储运部电话　0431-86059116

编辑部电话　0431-81629518

印　　刷　三河市嵩川印刷有限公司

书　　号　ISBN 978-7-5578-9244-9
定　　价　98.00 元

前　言

世界卫生组织提出："健康不仅是躯体没有疾病，还要具备心理健康、社会适应良好和有道德。"因此，现代人的健康应包括躯体健康、心理健康、社会健康、智力健康、道德健康等内容。精神卫生是综合应用精神病学、精神卫生学和预防医学等学科的理论和方法，来探讨如何保障和促进人们心身健康，提升其承受各种应激和适应社会等能力，以防止各种心理障碍、行为问题和心身疾病。精神卫生服务采取融预防、医疗、保健、康复和健康教育等为一体的精神卫生干预策略，来解决精神卫生问题，满足人们基本心理卫生需要的一种连续性基层卫生服务。

近年来，随着我国国民经济的飞速发展，生活节奏不断加快，社会竞争压力日趋加大，生活中应激因素逐步增加，再加上其他社会因素的影响，由此而诱发的心理和行为问题越来越多，我国精神障碍的种类、特点发生着变化，精神卫生与心理健康问题已成为影响我国经济社会发展的重大公共卫生问题和社会问题。

我国精神卫生与心理健康管理工作有两个项目在同时实施，即中央补助地方卫生经费严重精神障碍管理治疗项目和国家基本公共卫生服务项目。如何使这两个项目无缝衔接，更好地服务精神障碍患者，正是本书编写的出发点和着眼点。因此，本书适合从事精神卫生工作的精神科医护人员、基层精防人员与全科医师使用。本书既重视实用性与规范性，也强调可操作性与指导性，同时还有较强的理论基础和精神卫生科研方法指导，可以用作精神卫生与心理健康日常工作参考、指导，也可作为精神卫生与心理健康工作培训教材。

在本书的策划和编写过程中，曾参阅了国内外有关的大量文献和资料，从其中得到启示，同时也得到了有关领导、同事、朋友及学生的大力支持与帮助。在此致以衷心的感谢！由于网络信息安全的技术发展非常快，本书的选材和编写还有一些不尽如人意的地方，加上编者学识水平和时间所限，书中难免存在缺点和谬误，敬请同行专家及读者指正，以便进一步完善提高。

目　录

第一章　精神障碍的病因、分类与检查

第一节　精神障碍的概念与病因

精神障碍（mental disorders）是指在生物、心理和社会因素影响下，人体出现的各种精神活动紊乱，表现为具有临床诊断意义的认知、情感和行为等方面的异常，可伴有痛苦体验和（或）功能损害。

精神障碍的病因至今尚未完全阐明，然而，经过半个多世纪以来的大量探索性研究，目前能够达成的共识是，精神疾病不是由单一的致病因素造成的，而是生物、心理、社会因素相互作用的结果。

一、精神障碍的生物学因素

影响精神健康和精神疾病的生物学因素大致包括遗传、感染、躯体疾病、创伤、营养不良、毒物等。这些致病因素将在以后的各个章节里详述，这里仅列举遗传、环境、感染与精神障碍的关系。

（一）遗传与环境因素

人们早就认识到基因是影响人类和动物正常与异常行为的主要因素。通过对多种精神障碍的遗传方式、遗传度到基因扫描的家族聚集性研究，共同的结论是：精神分裂症、情感障碍、儿童孤独症、神经性厌食症、儿童多动症、惊恐障碍等具有遗传性，是基因将疾病的易感性一代传给一代。

目前，绝大多数的精神障碍都不能用单基因遗传来解释，而是多个基因的相互作用，加之环境因素的参与，产生了疾病。不过，发现与疾病发生关系最为密切的环境因素似乎较容易诱发疾病，因此，改变导致疾病的环境因素，是当前预防精神障碍的重点。

如上所述，在多基因遗传病中，遗传和环境因素的共同作用，决定了某一个体是否患病，其中，遗传因素所产生的影响程度称为遗传度。一旦证明某种疾病有家族聚集现象，下一步的工作就是找出遗传度，然后是遗传方式，最后是找到基因所在位置。

了解遗传度最有效的办法是双生子研究，如果疾病与遗传有关，那么同卵双生子的同病率应高于异卵双生子，通过比较同卵双生子和异卵双生子的同病率，即可计算出遗传度。需要强调的是，即使有较高的遗传度，环境因素（社会心理、营养、健康保健等）在疾病的发生、发展、严重程度、表现特点、病程及预后等方面仍起着非常重要的作用。例如，精神分裂症同卵双生子同病率不到50%，即具有相同基因的双生子一方患精神分裂症时，另一方患精神分裂症的可能性尚不足50%。人类基因组计划给我们展示了一个光明的前景，通过各种高科技手段和多年的努力，我们将最终找到致病基因。其意义在于，找到了基因，就有可能知道问题的症结所在。例如，如果找到了增加精神分裂症发生危险性的基因，我们就可以了解在脑发育过程中，何时此基因被激活，哪些脑内细胞或通路出了问题，这就为我们的干预提供了有利的时机；另外，遗传学的研究将为我们研究环境因素的致病作用提供帮助。

（二）感染

早在20世纪的早期，我们就已知道，感染因素能影响中枢神经系统，产生精神障碍。

例如，通过性传播的苍白密螺旋体苍白亚种（梅毒螺旋体）首先引起生殖系统症状，在多年的潜伏后，进入脑内，成为神经梅毒，导致神经系统的退行性变，表现为痴呆、精神病性症状及麻痹。获得性人类免疫缺陷病毒（HIV）也能进入脑内，产生进行性的认知行为损害，早期表现为，注意力不集中及情绪淡漠等，随着时间的推移，出现更为广泛的损害，如缄默症、大小便失禁、截瘫等。有15%～44%的HIV感染者出现痴呆样表现。HIV不是直接感染神经元，而是感染了免疫细胞一单核吞噬细胞，这类细胞死亡后，释放毒素，损伤了周围神经元，引起精神障碍，类似的感染还包括诸如单纯疱疹性脑炎、麻疹性脑脊髓炎、慢性脑膜炎、亚急性硬化性全脑炎等。近年来还发现，有些儿童在链球菌性咽炎后突然出现强迫症的表现。

二、精神障碍的心理、社会因素

应激性生活事件、情绪状态、人格特征、性别、家庭养育方式、社会阶层、社会经济状况、文化背景、人际关系等均构成影响疾病的心理、社会因素。心理、社会因素既可以作为发病因素，如反应性精神障碍、创伤后应激障碍、适应障碍等；也可以作为相关因素影响精神障碍的发生、发展，如神经症、心理生理障碍，甚至是精神分裂症等；还可以在躯体疾病的发生、发展中起重要作用，如心身疾病。

（一）应激与精神障碍

任何个体都不可避免地会遇到各种各样的生活事件，这些生活事件常常是导致个体产生应激反应的应激源。其中，恋爱婚姻与家庭内部问题、学校与工作场所中的人际关系常是主要的应激源。社会生活中的一些共同问题，如战争、洪水、地震、交通事故、种族歧视等，以及个人的某种特殊遭遇，如身体的先天或后天缺陷，某些遗传病、精神病、难治性疾病、被虐待、遗弃、强暴等也可能成为应激源。

在临床上，与急性应激有关的精神障碍主要有急性应激反应和创伤后应激障碍

（PTSD）。前者在强烈精神刺激后数分钟至数小时起病，持续时间相对较短（少于1个月），表现为精神运动性兴奋或抑制；后者主要表现为焦虑、恐惧，事后反复回忆和梦中重新体验到精神创伤的情景等。慢性应激反应可能与人格特征关系更密切，临床上可见适应障碍等。此外，社会、心理刺激常常作为许多精神障碍的诱因出现，应予充分注意。

除了外来的生活事件外，内部需要得不到满足、动机行为在实施过程中受挫等，也会产生应激反应；长时间的应激则会导致神经症、心身疾病等。

（二）人格特征与精神障碍

一个具有开朗、乐观性格的人，在人际关系中误会与矛盾较少，即使有也容易获得解决，对挫折的耐受性也较强。与此相反，一个比较拘谨、性格抑郁的人，与他人保持一定距离，心存戒备，不太关心别人，在人际关系中误会与隔阂较多；他们内向、懦弱、回避刺激，在困难面前容易悲观，对心理应激的耐受能力较差，易患神经症、心身疾病、酒精与药物滥用等。人格障碍与精神障碍的关系十分密切，如，具有表演型性格的人容易罹患癔症；具有强迫性格的人容易罹患强迫症；分裂样人格障碍者则患精神分裂症的可能性较大。

纵观上述，对精神疾病病因学探讨，生物学因素（内在因素）和心理社会因素（外在因素）在精神障碍发生、发展过程中均起着重要作用。实际上，生物学因素与环境因素不能截然分开，它们相互作用、相互影响，共同影响人类的精神活动。

第二节　精神障碍的分类与诊断原则

精神障碍分类与诊断标准的制定，是精神病学领域近20年所取得的重大进展之一，它一方面促进了学派间的相互沟通，改善了诊断不一致的问题，有利于临床实践；另一方面在探讨各种精神障碍的病理生理及病理心理机制、心理因素对各种躯体疾病的影响以及新药研制、临床评估和合理用药等方面，也发挥着重要作用。

一、常用的精神障碍分类系统

如今，在中国精神病学界所使用的精神障碍分类系统有3种：世界卫生组织（WHO）《国际疾病分类》中的第5章、美国精神病学会的《精神障碍诊断和统计手册》和中国精神障碍分类及诊断标准。

（一）世界卫生组织精神障碍分类系统

世界卫生组织公布的国际疾病分类（International Classification of Diseases）第10版（ICD-10），它涉及各科疾病，其第5章是关于精神与行为障碍的分类，主要类别如下：

F00-F09 器质性（包括症状性）精神障碍（含痴呆）；

F10-F19 使用精神活性物质所致的精神及行为障碍（含酒、药依赖）；

F20-F29 精神分裂症、分裂性及妄想性障碍;

F30-F39 心境（情感性）障碍;

F40-F49 神经症性、应激性及躯体形式障碍（含焦虑、强迫和分离性障碍等）;

F50-F59 伴有生理障碍及躯体因素的行为综合征（含进食障碍、睡眠障碍、性功能障碍等）;

F60-F69 成人的人格与行为障碍;

F70-F79 精神发育迟缓（智力障碍）;

F80-F89 心理发育障碍［弥漫性发育障碍（含孤独症）、言语和语言发育障碍、学习技能障碍等］;

F90-F98 通常发生于儿童及少年期的行为及精神障碍（多动性障碍、品行障碍、抽动障碍等）;

F99 待分类的精神障碍。

（二）美国精神障碍分类系统

美国的精神障碍分类系统称为《精神障碍诊断与统计手册》（DSM）。DSM-Ⅳ系统将精神障碍分为 17 大类：①通常在儿童和少年期首次诊断的障碍;②谵妄、痴呆、遗忘及其他认知障碍;③由躯体情况引起、未在他处提及的精神障碍;④与成瘾物质使用有关的障碍;⑤精神分裂症及其他精神病性障碍;⑥心境障碍;⑦焦虑障碍;⑧躯体形式障碍;⑨做作性障碍;⑩分离性障碍;⑪性及性身份障碍;⑫进食障碍;⑬睡眠障碍;⑭未在他处分类的冲动控制障碍;⑮适应障碍;⑯人格障碍;⑰可能成为临床注意焦点的其他情况。

（三）中国精神障碍分类系统

中国精神疾病分类及诊断标准出版的第 3 版（CCMD-3）。CCMD-3 的主要类别如下：器质性精神障碍;

Ⅰ.精神活性物质或非成瘾物质所致精神障碍;

Ⅱ.精神分裂症和其他精神病性障碍;

Ⅲ.情感性精神障碍（心境障碍）;

Ⅳ.癔症、严重应激障碍和适应障碍、神经症;

Ⅴ.心理因素相关生理障碍;

Ⅵ.人格障碍、习惯与冲动控制障碍和性心理障碍;

Ⅶ.精神发育迟滞与童年和少年期心理发育障碍;

Ⅷ.童年和少年期的多动障碍、品行障碍和情绪障碍;

Ⅸ.其他精神障碍和心理卫生情况。

目前，较多的精神病专科医院已经采用 ICD-10 作为临床诊断标准，然而部分医院仍然使用 CCMD-3，而 DSM-Ⅳ通常用于研究用。

二、精神障碍的诊断原则

精神障碍的诊断主要依靠病史和精神检查所获得的资料，首先确定患者的症状，将相关的症状聚类，得出症候群或综合征，也就是症状学诊断。

第二步，结合发病的有关因素及病程特点，遵循诊断分类系统规定的标准，进行疾病诊断，再与具有类似临床表现的疾病相对比鉴别。

以 ICD-10 为例，每一类精神障碍都有相应的临床描述、诊断要点、鉴别诊断和排除标准。

DSM-Ⅳ采用的是多轴诊断系统，是指采用不同层面或维度来进行疾病诊断的一种诊断方式。目前使用的共有 5 个轴，分别为：

轴Ⅰ：临床障碍；

轴Ⅱ：个性障碍；

轴Ⅲ：躯体情况；

轴Ⅳ：社会心理和环境问题；

轴Ⅴ：全面功能评估。

轴Ⅰ用于记录除人格障碍和精神发育迟滞以外的各种障碍，也包括可能成为临床注意焦点的其他情况。轴Ⅱ主要记录是否具有人格障碍和精神发育迟滞。轴Ⅲ记录目前的躯体情况，它与认识和处理患者的精神障碍可能有关。轴Ⅳ用于报告心理社会和环境问题，它可能影响精神障碍（轴Ⅰ和轴Ⅱ）的诊断、处理和预后。轴Ⅴ用于医生对患者的整个功能水平的判断。轴Ⅳ和轴Ⅴ为特殊的临床科研所设置，便于制定治疗计划和预测转归。

第三节　精神障碍检查与病史

一、精神科病史采集

（一）精神科病史采集的基本方法和注意事项

精神科病史采集的主要目的是：①了解患者的主要异常表现，本次病情与既往病情的异同之处，治疗经过；②患者的生活经历、人格特征、家庭和社会关系；③病史资料的可靠性；④处理家属的疑问和顾虑，建立良好的医患关系。

首先，应告知知情人，尽可能客观、详细地描述患者的异常表现与发病经过，如果怀疑其中有隐瞒或夸大，应在强调客观陈述的基础上通过进一步询问其他知情人来佐证病史的可靠性。致使第一知情人不能够客观、准确地提供病史的原因一般包括下述情况：①知情人将疾病归咎于他人或环境，过分强调发病过程中的精神刺激等；②知情人不愿承认患者的病态，对病态表现给予"合理"的自我解释，造成隐瞒相关的过程与细节；③知情人不会恰当地表达，如，只是笼统地用"胡言乱语""胡说八道""瞎胡闹""打人""折腾"等词句，但缺乏对具体细节、前因后果的掌握和描述。

要避免病史采集中的片面性，通常应注意：①采集病史前应阅读有关医疗档案（如门诊病历、转诊记录，过去住院病历）和其他书面资料。②在采集知情人提供病史时，患者不宜在场，如果知情人之间分歧较大，应分别询问。③采集老年患者病史应注意询问脑器质性病变的可能性，例如意识障碍、智能损害和人格改变。④采集儿童病史，应注意家长的心理状况，必要时请幼儿园或学校老师补充或进行家庭访问。需要指出，对儿童患者进行精神检查时，也应注意儿童特点，要掌握接触患儿的技巧。⑤应保持病史采集顺序的一定灵活性。对于病种各异、病情严重不一的患者而言，可以首先从现病史或个人史、家族史进行采集，而不是只按程序刻板地进行。

（二）病史采集的基本内容

1. 一般资料

患者姓名、性别、年龄、婚姻状况、文化程度、职业、民族、出生地、现住址与通信地址、入院日期、供史人情况（姓名、与患者关系、联系电话等）、病史的可靠性评价。

2.（代）主诉

这是对现病史的发病异常表现、发病方式、病程特点、持续时间等的高度概括，充分表达出本次就诊的理由。通常不超过25个字。

3. 现病史

现病史是导致本次就诊的全部内涵所在。主要包括起病时间、发病形式、并依发生时间先后次序详细描述各项主要症状（每项症状的具体表现、持续时间、发展演变及诊疗经过等）、各症状之间的互相联系等情况。对于各种症状与演变情况，应让供史者尽量举例说明，并反复求证后记录在案。通常情况下，现病史可按以下顺序描写：

（1）起病时间与发病形式

精神疾病的发生或急或缓，急者可能以天或小时计算、甚至表现为突然发作的形式，而有些起病隐袭者则往往难以确定具体的发病日期，但应确定其大致的时间段与当时年龄等。在初步获得起病日期后，应反复问一下："在此之前是否一切正常？"以进一步确认。同时应注意了解起病当时有无精神诱因、环境变化等生活事件发生，以及本次发病与这些因素有无联系等。

（2）早期症状

许多精神疾病，如精神分裂症、抑郁发作等存在早期症状，这些症状往往因其表现潜隐而被忽略，因而需要反复询问。通常应注意了解患者明显发病前有无生活习性、学习及工作热情、态度与状况、人际交往、个人日常卫生习惯、兴趣、睡眠、个性、行为等方面的变化。

（3）症状的发生、发展与演变

按发生时间次序，从首发症状开始描述各种症状的具体表现、背景条件、变化特点、持续时间、相互联系和造成后果等方面内容。

（4）既往诊治经过

历次就诊的时间、地点，医生诊断（有变化者应了解诊断改变的理由）与处理，尤其是用药的品种、剂量、服药时长、治疗反应与症状的发作，缓解形式等。

（5）发病后的一般情况

发病后患者的日常生活、工作学习、饮食起居与社会交往等方面的整体情况，有无伤人毁物、自残自杀等现象发生。

4. 过去（既往）史

通常包括一般健康状况，此前发生的与本次就诊无直接关系的疾病史（如有直接关系，应归纳于现病史中，尤其注意儿童期有无高热、惊厥、抽搐和头部外伤等病史，有无药物、食物过敏史，预防接种史，输血史，药瘾酒瘾史等内容。

5. 个人史

精神科病史中的个人史采集十分重要，应较为全面地反映患者的成长和生活经历及人格特点。通常包括以下几方面内容：

（1）生长发育情况

母孕期与分娩情况，早期发育情况（应包括开始认人、开始说话、开始走路等的时间），成长环境（如是否长期与父母分离、与父母的关系、家庭氛围等），幼儿园经历等。

（2）受教育情况

学龄前教育指家庭教育的方式、文化背景、家长的价值观；学校教育情况包括患者在学校的成绩，所爱好的学科，与老师同学相处以及在校期间有无违纪逃学等方面内容以及最终学历等。

（3）职业和工作经历

目前从事何种职业，能否胜任工作，工作中的人际关系，是否经常变换工作，是否经常存在违反劳动纪律或违法情况。

（4）婚恋经历和家庭状况

至今有无恋爱史，恋爱的基本态度，恋爱中有无挫折以及遭受挫折的原因和处理态度；结婚年龄，目前婚姻状况，夫妻感情和性生活，有无婚外恋和性功能与性心理障碍等情况；家庭大致收入和社会地位等。

（5）月经、生育史

初潮和绝经时间，月经周期规律和月经期的生理、心理反应，怀孕及生产情况等。

（6）个性特点

主要了解患者个性倾向性，如个人兴趣爱好、理想信念，烟酒嗜好。同时也应了解其情感反应模式、行为模式和认知模式。

6. 家族史

了解患者主要家庭成员的构成、关系等情况，详细了解父母两系三代有无精神病患病史、精神发育迟滞者、人格异常者、滥用酒和药物者、自杀者以及违法犯罪者等。家族成员有无近亲婚配及其他遗传性疾病。

二、精神状况检查

精神状况（mental status）检查，是指检查者通过与患者的交谈和直接观察，来全面了解患者精神活动各个方面情况的检查方法。交谈注重的是患者自身的所见所闻所感，观察注重的是医生的所见所闻所感，两种检查方法通常交织在一起、密不可分、同等重要，但对处于不同疾病状态的患者当有所侧重。

（一）合作患者的精神状况检查提纲

1. 一般情况

（1）意识状态

意识清晰度如何，有否意识障碍及其意识障碍的性质与程度等。

（2）定向力

时间、地点、人物定向。

（3）仪态

患者的年龄和外貌是否相符，衣着整洁情况，入院形式。

（4）接触情况

接触主动性，合作程度，对周围环境的态度。

（5）注意力

注意力是否集中，主动注意、被动注意的情况；有无注意增强，注意涣散，注意转移等。

2. 认知活动

（1）感知障碍

①错觉；②幻觉；③感知觉综合障碍。须关注错觉、幻觉、感知觉综合障碍的种类、性质、强度、出现时间、持续时间、频度、对社会功能的影响及与其他精神症状的关系等。例如，对所出现的听幻觉要分辨系真性或假性，言语性或非言语性幻听，幻听的具体内容，清晰程度，出现时间，持续时间，出现频率，出现时的情感状态、意识状态，对社会功能的影响，有无妄想性加工，与其他症状如妄想的关系，对社会功能的影响以及患者对幻听的自知力等。

（2）思维障碍

①思维形式障碍：需观察语量、语速，言语流畅性、连贯性，应答是否切题，有无思

维松弛散漫、思维破裂，思维不连贯，思维中断，思维插入，思维贫乏，病理性赘述，思维奔逸、思维迟缓等。②思维内容障碍：妄想的种类、性质、出现时间、持续时间、频度、对社会功能的影响和与其他精神症状的关系等。对妄想要分析系原发性或继发性妄想，妄想具体内容，妄想牢固程度、系统性、荒谬性与泛化倾向，妄想出现时患者的情感状态、意识状态，对社会功能的影响，与其他症状的关系，对社会功能的影响和对妄想的自知力等。同时，还应了解是否也存在超价观念与强迫观念。③思维逻辑障碍：注意逻辑障碍种类、性质、强度、出现时间、持续时间、频度、对社会功能的影响、与其他精神症状的关系等。精神检查中主要注意有无逻辑倒错性思维，病理象征性思维，语词新作，诡辩症及其他病理性思维逻辑障碍等。

（3）记忆力

应检查即刻记忆、近事记忆与远事记忆，遗忘等。如有记忆减退，应进一步详查属于哪一类记忆损害及其程度、发展状态，是否存在器质性病变等。

（4）智能

应根据患者文化程度检查一般常识、专业知识、计算力、理解力、分析综合能力以及抽象概括能力等。若怀疑有智能损害，应做进一步的智力测验。

（5）自知力

须判断自知力的完整性以及对诊断和治疗的态度。通常应检查以下内容：①患者是否意识到自己目前的这些变化；②是否承认这些表现是异常的、病态的；③是否愿意接受医生、家人等对他目前的处理方式；④是否接受并积极配合治疗。

3. 情感活动

情感活动检查是精神检查的难点，主要依靠观察患者的外在表现（如表情、言谈的语气语调和内容、行为举止的姿势变化等）结合患者整个精神活动其他方面的信息了解其内心体验。应注意，患者情感障碍的种类、性质、强度、出现时间、持续时间、对社会功能的影响、与其他精神症状的关系等。还需要注意患者的情感稳定性、对周围人或事物的态度变化和感染力等。

4. 意志行为

主要了解患者有无本能活动（食欲、性欲和自我防卫能力）的亢进或减退，意志活动减退或病理性意志增强；是否存在精神运动性兴奋、抑制、冲动、怪异的动作或行为。应注意其行为障碍的种类、性质、强度、出现时间、持续时间、出现频度、对社会功能的影响及与其他精神症状的关系等。还要注意意志活动的指向性、自觉性、坚定性、果断性等方面的障碍。

（二）对处于兴奋，木僵和敌对等状态的不合作患者的精神检查

对兴奋躁动及木僵等不合作患者的检查常有困难，应及时观察病情变化和耐心细致地观察患者的表情、情感反应和言行。尤其注意在不同时间和不同环境的变化。检查时具体应注意：

1. 意识状态

通常可从患者的自发言语、面部表情、生活自理情况及行为等方面进行判断。尤其对兴奋躁动的患者，要注意其精神运动性兴奋状态，通过多方面细致观察、分析有无意识障碍，并可通过患者的自发言语、生活起居以及对医护人员接触时的反应，分析判断定向力障碍。

2. 姿势

检查患者姿势是否自然，有无怪异姿势，姿势是否较久不变或多动不停。肢体被动活动时的肌张力和反应。

3. 言语

注意兴奋患者言语的连贯性及其内容、吐词清晰程度、音调高低、能否用手或表情示意。缄默不语患者有无用文字表达能力，有无失语症。

4. 面部表情与情感反应

观察患者面部表情变化与环境的协调性，如，接触工作人员及家属的情感反应差异，对问话的情感反应。患者独处时，有无精神恍惚等表现。

5. 动作与行为

患者的活动量，有无蜡样屈曲、刻板动作、持续动作、模仿动作等异常动作；执行要求是否存在违拗，被动服从等情况；有无自伤自杀，冲动攻击行为。

6. 日常生活

饮食、睡眠、大小便自理情况。女患者料理经期卫生情况。拒食患者对鼻饲、输液的反应。

（三）对器质性精神障碍患者的进一步评估和检查

1. 意识障碍

应仔细检查有无意识清晰度降低，注意力不集中，定向障碍，表情茫然恍惚，整体精神活动迟钝等。同时注意意识障碍的深度、对患者的影响程度等。

2. 注意障碍

除在交谈中观察其注意状况外，可给予一定刺激（听觉、视觉、触觉刺激等）观察其反应。

3. 思维障碍

脑器质性精神障碍患者，其正常思维特征被破坏，常表现为：①思维缺乏自觉主动性，如患者虽有问必答，但不问时，缺乏主动性言语，显示思维停顿。②思维缺乏预见性，如

患者表现被动，缺乏对交谈进程的预见性。③抽象思维障碍，如患者对事物的分析、综合、归纳和辨析能力受损，不能恰当运用概念，表现为对抽象名词如和平、正义等不能解释；不能区分意义相近的名词如男孩—女孩，梯子—楼梯等；不能解释成语；不能完成图片或物体分类试验等。④出现持续言语、刻板言语、失语症、失认症、失用症等。⑤严重意识障碍者可见思维不连贯、词的杂拌等现象。

4. 记忆障碍

记忆的有效运用障碍常是记忆障碍的前奏，即刻记忆是必查项目，如记电话号码，即刻重复和短时回忆物体名称等均应检查。尚可作专项记忆量表测定。

5. 智能障碍

除一般智能检查外，应做相关智能测验。

6. 情感障碍

患者常因情感控制能力受损而表现为情感脆弱、不稳、激动和易激惹，甚至情感爆发，也常见情感平淡或欣快。

三、精神科住院病历的书写

（一）住院病历主要内容

1. 一般资料

（1）姓名。（2）性别。（3）年龄（出生日期）。（4）籍贯、出生地。（5）婚姻。（6）民族。（7）职业（职务、工种）。（8）单位名称、地址、邮政编码、电话。（9）受教育年限。（10）病史可靠性、完整性及详尽程度。（11）现住址、邮政编码、电话。（12）联系人及其与患者的关系、住址。（13）入院日期。（14）入院次数。（15）供史人（姓名、关系及联系方式）。（16）病史采集时间。

2. 主诉

主诉指起病、主要症状与病程。主要症状（入院原因），病程（本次发病时间及总病程）。通常不超过25个字。

3. 现病史

从以下几方面按次序描写：

（1）起病情况

起病诱因（包括社会心理因素和躯体因素）；初发症状及主要症状；起病时间（从完全正常到明显病理状态的时间）；起病形式（急性、亚急性、慢性起病）。

（2）病情演变

按时间顺序客观详尽描写疾病的发展演变过程及症状，尤其是本次发病的主要症状表现。

（3）诊断和治疗过程与治疗措施和效果

起病后就医、诊断、治疗情况及所用药物的疗效、不良反应等。

（4）必须特别防护的情况

①有无消极、自杀、自伤、冲动伤人、毁物、出走等"三防"内容情况。②近期有无厌食、拒食或长时期进食不正常的情况，接触及大小便自理等基本生活自理情况等的异常。

4. 过去史

重点询问患者既往疾病史，如，精神障碍史、脑外伤、抽搐、感染、高热、昏迷、重大手术史及药物过敏史，重大躯体疾病的诊治情况与转归现状。

（1）回顾有无严重器质性疾病及传染病，并了解其诊断、治疗、预后情况，着重了解有无脑外伤、感染、高热、惊厥、抽搐、昏迷、中毒及肝、肾、心血管疾病和骨折、癫痫史等；有无药物过敏史，若有则说明何种药物及主要症状。询问预防接种史、输血史等。（2）首次入院的老年患者要求系统回顾躯体情况。呼吸系统、循环系统、消化系统、泌尿生殖系统、血液系统、内分泌系统、运动骨骼系统、神经系统。

5. 个人史

通常是从母孕期起，到发病前的整个生活经历。但应根据具体情况重点询问，如针对患儿应详细询问母孕期健康状况及分娩史，躯体精神发育情况，学习及家庭教育情况等。对成人或老年患者应着重询问与疾病有关的情况，如，病前重要生活事件、婚姻情况、工作学习等社会功能改变情况、个性特征、人际关系、个人嗜好等。对女患者应询问月经史、生育史。有无不洁性接触史。具体从以下几方面描述：

（1）生长发育情况：母孕期状况；出生第几胎，是否早产、难产、有无产伤、窒息等；儿童期、发育期与同龄人比较有无差别（中老年以后发病者可以从简）。（2）学习、工作、生活经历等情况。（3）恋爱婚姻史（包括不洁性交史）。（4）月经史包括初潮、每次几天每周期几天、最后来潮日期、有否痛经史、绝经的年龄。（5）生育史。（6）病前性格特征、人格倾向及不良嗜好。

6. 家族史

父母两系三代亲属中有无阳性精神神经病史，近亲婚配史，家庭和睦性，经济状况，主要家庭成员的性格特点与职业情况。

（1）家庭主要成员

首次住院患者需了解姓名与患者关系、年龄、职业、个性、健康状况等，再入院患者若上述情况发生变动需如实记录。

（2）两系三代精神病史

包括各类精神疾病、癫痫、精神发育迟滞和神经症性障碍等，阳性家族史建议填写家系遗传表。

（二）住院病历书写的注意事项

（1）住院病历是住院患者的完整记录，它不仅是医务人员对疾病诊断、治疗和预后估计的重要依据，也是临床实践的经验总结。它既反映疾病一般规律，也反映该病在每个患者身上的具体表现。病历是医疗、教学、科研及预防等各项工作中不可缺少的重要资料，同时也是重要的法律文书。（2）病历内容要求完整、实事求是、书写注意逻辑、突出重点、条理清楚、字句通顺、字迹清晰，不准应用不规范文字和任意涂改。（3）一份完全的精神科病历要求内容丰富准确，因此，需要一定时间收集病史和检查，一般要求在 24 h 内完成。（4）在病史中描述精神症状通常不应使用精神科专业性术语，而记录精神检查所见则可以使用术语，但必须描述具体内容和实例。为了如实地反映精神症状，目前多采用问答式记录方式，并同时应记录患者应答速度、语调、表情、姿势及动作等反应。

第二章 精神障碍症状学

第一节 概述

精神活动是大脑生理功能的具体表现，当大脑功能出现异常时，临床表现为异常的精神活动，精神症状是异常的精神活动，但异常的精神活动不完全等于精神症状。

一、判定某一种精神活动是否正常

（1）纵向比较，即与其过去一贯表现相比较，是否一致？（2）横向比较，即与大多数正常人的精神状态相比较，是否一致？（3）分析这种现象是否由客观原因导致。（4）精神症状的判断必须与患者的过去、现在进行比较，并结合其处境、症状的频度、持续时间和严重程度进行综合。能否发现患者的精神症状，尤其是某些隐蔽的症状常取决于医患关系及检查技巧。

异常的精神活动通过人的外显行为如言谈、书写、表情、动作行为等表现出来（即精神疾病的临床表现），称之为精神症状。研究精神症状科学称为症状学，症状学又称现象学或精神病理学。

二、人们对精神症状的认识的 4 个发展阶段

第一阶段：19 世纪个别症状阶段，人们认识的精神症状只是一个一个的个别症状。第二阶段：20 世纪初症状群或综合征阶段，有些精神症状常常一起出现，或成群出现。第三阶段：精神疾病分类阶段，以某些精神症状或症状群来划分某种精神疾病。第四阶段：诊断学或精神病理学阶段，将精神症状按诊断或精神病理学归类。

精神检查的方法主要通过交谈和观察。第一在检查中应确定是否存在精神症状，并且确定存在哪些症状；第二，应了解症状的强度、持续时间的长短，评定其严重程度；第三，应善于分析各症状之间的关系，确定哪些症状是原发的，与病因直接有关，具有诊断价值，哪些症状是继发的，有可能与原发症状存在因果关系；第四，应重视各症状之间的鉴别，将减少疾病的误诊；第五，应学会分析和探讨各种症状发生的可能诱因或原因及影响因素，包括生物学和社会心理因素，以有助于治疗和消除症状。

三、精神症状的表现受到因素影响

（1）个体因素：如性别、年龄、文化程度、躯体状况以及人格特征，均可使某一症状表现有不典型之处。（2）环境因素：如个人的生活经历、目前的社会地位、文化背景等都可能影响患者的症状表现。

学习症状学时应注意以下几点：①许多精神障碍至今病因未明，尚缺乏有效的诊断性生物学指标。因此，精神症状都是描述性的，记忆时要精炼出核心词汇。②精神症状是分类介绍的，但是人是一个整体，症状之间存在着相互联系又相互制约的关系。③精神症状受个体因素的影响，如性别、年龄、文化、躯体状况、人格特征、生活经历、社会地位等，均可使某一症状表现出不典型之处。④精神症状同时受环境因素的影响，同一个人在不同时间、不同场合出现同一症状时，也可能表现形式不一样。⑤要善于比较相似症状之间的异同点。⑥要熟练掌握某一症状常见于哪些疾病，但同时要注意，症状与疾病之间并不是一一对应的，一种症状可以见于多种疾病，一种疾病在不同时期也可以出现多种症状。⑦在学习理论知识的同时，要充分联系实际，善于观察，经常讨论。

第二节　常见精神症状

一、感知障碍

感知包括感觉和知觉。感觉是客观事物个别属性，如光、声、色、形等，通过感觉器官在人脑中的直接反应。知觉是客观事物的各种属性在人脑中进行综合，并借助过去的经验所形成的一种完整的印象。正常情况下感知觉与外界客观事物相一致。

（一）感觉障碍

神经系统器质性疾病和分离（转换）性障碍。

1.感觉过敏

是对外界一般强度的刺激感受性增高，如，感到阳光特别刺眼，声音特别刺耳，轻微地触摸皮肤感到疼痛难忍等。多见于神经症、更年期综合征等。

2.感觉减退

是对外界一般刺激的感受性减低，感觉阈值增高，患者对强烈的刺激感觉轻微或完全不能感知（后者称为感觉缺失，anesthesia），见于抑郁状态、木僵状态和意识障碍。感觉缺失见于癔症，称转换性症状，如失明、失聪等。

3.内感性不适

是躯体内部产生的各种不舒适和（或）难以忍受的异样感觉，如牵拉、挤压、游走、蚁爬感等。性质难以描述，没有明确的局部定位，可继发疑病观念。多见于神经症、精神分裂症、抑郁状态和躯体化障碍。

（二）知觉障碍

知觉的强度和性质的改变。

强度：躁狂发作时患者表现出比平时感觉更好；而抑郁发作时正好相反，表现比平时感觉更差。

性质：通常是不愉快的或是扭曲的。如，某些分裂症患者描述花的味道特别刺激、辛辣，食物味道特别不愉快。

1. 错觉

指对客观事物歪曲的知觉。正常人在光线暗淡、恐惧、紧张和期待等心理状态下可产生错觉，经验证后可以认识纠正。临床上多见错听和错视。如将地上的一条绳索看成一条蛇。病理性错觉常在意识障碍时出现，带有恐怖色彩，多见于器质性精神障碍的谵妄状态。如谵妄的患者把输液瓶标签上的一条黑线看成是蜈蚣在爬动。错觉通常发生在以下 4 种情况：①感觉条件差造成感觉的刺激水平降低时出现错觉；②疲劳、注意力不集中造成感觉的感知的清晰度下降时出现错觉；③意识障碍使客体的意识水平下降时出现错觉；④情绪处于某种强烈的状态时出现错觉。

2. 幻觉

指没有现实刺激作用于感觉器官时出现的知觉体验，是一种虚幻的知觉。幻觉是临床上常见的精神病性症状，常与妄想并存。幻觉根据其所涉及的感官分为幻听、幻视、幻嗅、幻味、幻触和内脏性幻觉。幻觉有两种特性：①逼真的知觉体验，并非想象；②幻觉多数来自外部世界。正常人也可出现幻觉，主要发生在入睡前和醒来后。正常的幻觉通常是短暂的、单纯的，如听到铃声或一个人的名字。

（三）感知综合障碍

指患者对客观事物能感知，然而对某些个别属性如大小、形状、颜色、距离、空间位置等产生错误的感知，多见于癫痫。常见：①视物变形症：患者感到周围的人或物体在大小、形状、体积等发生了变化。看到物体的形象比实际增大称作视物显大症，如看到他的父亲变成了巨人，头顶着房顶；比实际缩小称为视物显小症。如：一成年男性患者感到自己睡的床只有童床那么大小，认为容纳不下自己的身体而坐着睡觉。②空间知觉障碍：患者感到周围事物的距离发生改变，如候车时汽车已驶进站台，而患者仍感觉汽车离自己很远。③时间感知综合障碍：患者对时间的快慢出现不正确的知觉体验。如感到时间在飞逝，似乎身处于"时空隧道"之中，外界事物的变化异乎寻常地快；或者感到时间凝固了，岁月不再流逝，外界事物停滞不前。④非真实感：患者感到周围事物和环境发生了变化，变得不真实，视物如隔一层帷幔，像是一个舞台布景，周围的房屋、树木等像是纸板糊成的，毫无生气；周围人似没有生命的木偶等。对此患者具有自知力。见于抑郁症、神经症和精神分裂症。

二、思维障碍

思维是人类精神活动的重要特征，是人脑对客观事物间接和概括的反映，是人类精神活动的重要特征，是认识过程的高级阶段。思维是在感觉和知觉的基础上产生的，通过对事物的分析、比较、综合、判断、推理抽象和概括来反映事物本质，用语言、行动或书面等表现形式表达出来。

正常人的思维有以下几个特征：①目的性，指思维围绕一定目的，有意识地进行的；②连贯性，指思维过程中的概念是前后衔接，相互联系的；③逻辑性，指思维过程是有一定的道理，合乎逻辑的；④实践性，正确的思维是能通过客观实践检验的。思维障碍临床表现多种多样，主要包括思维形式障碍和思维内容障碍等。

（一）思维形式障碍

思维形式障碍包括思维联想障碍和思维逻辑障碍等。

1. 思维联想障碍

（1）思维奔逸

又称观念飘忽，指思维的联想速度加快和联想数量的增加、内容丰富生动。患者表现健谈，说话滔滔不绝、口若悬河、出口成章，自觉脑子反应快，特别灵活，好像机器加了"润滑油"，思维敏捷，概念一个接一个地不断涌现出来，说话的主题极易随环境而改变（随境转移），也可有音韵联想（音联），或字意联想（意联）。多见于躁狂症，也可见于精神分裂症。

（2）思维迟缓

即联想抑制，联想速度减慢、数量减少和联想困难。患者表现言语缓慢、语量减少，语声甚低，反应迟缓，然而思维内容并不荒谬，能够正确反映现实。患者自觉"脑子不灵了""脑子迟钝了"，多见于抑郁发作，也见于精神分裂症。

（3）思维贫乏

指联想数量减少，概念与词汇贫乏，脑子空洞无物。患者表现为沉默少语，答话时内容大致切题，但单调空洞或词穷句短，常泰然回答"不知道""什么也没想"。多见于精神分裂症，也见于抑郁症、脑器质性精神障碍及精神发育迟滞。

（4）思维散漫

又称思维松弛，是指患者在意识清晰的情况下，思维的目的性、连贯性和逻辑障碍。思维活动缺乏主题思想，内容和结构都散漫无序，不能把联想集中于他所要解释的问题上。表现为，说话东拉西扯，对问话的回答不切题，以致检查者感到交流困难。尽管患者的每句话都完整通顺，意思可以理解，但上下文前后语句缺乏联系。有时谈话中夹杂的一些突发的与现实无关的内隐性观念，致使人难以理解其究竟是想表达什么。这种叙述的混乱虽经检查者提出要求予以澄清，患者仍然不能说清楚。主要见于精神分裂症，也见于严重的焦虑和智能降低者。

（5）思维破裂

指概念之间联想的断裂，建立联想的各种概念内容之间缺乏内在联系。表现为患者的言语或书写内容的句子之间含意互不相关，变成语句堆积，令人不能理解。严重时，言语支离破碎，成了语词杂拌。多见于精神分裂症。如在意识障碍的背景下出现语词杂拌，称之为思维不连贯。

（6）病理性赘述

思维活动停滞不前，迂回曲折，出现节外生枝的联想，通常说明讲话人的抽象概括和理解能力低下，表现为说话啰唆，抓不住重点，包含了许多不必要的细节和无关的分枝。对别人让其围绕话题简述的要求置之不理，固执地按照自己预想的思路赘述下去。思维进行虽慢，然而说话的主题还隐约可见，最终能够达到预定的目标。见于癫痫、脑器质性及老年性精神障碍。

（7）思维中断

又称思维阻隔。患者意识清晰无明显外界干扰下，思维过程突然出现中断，或言语突然停顿。表现为患者说话时突然停顿，然后开始另一个话题内容。若患者有当时的思维被某种外力抽走的感觉，则称作思维被夺。两症状均为诊断精神分裂症的重要症状，也可见于正常人疲劳、注意分散时以及神经症患者。

（8）思维云集

又称强制性思维（forced thinking）患者体验到大量不属于自己的思想突然性的强制涌入自己的脑内，令其恐慌和不愉快。有时体验到某种思想让别人强行塞进其脑内，称为思维插入（thought insertion）。症状往往突然出现，迅速消失，都是精神分裂症的特征性症状。注意和强迫性思维的鉴别不在于思维内容和形式的怪异，而在于是否属于患者自己，及思维的"属我性"和"属他性"。

2. 思维逻辑障碍

（1）病理性象征性思维

以无关的具体概念或行动代表某一抽象概念，不经患者解释，旁人无法理解。如，某患者经常反穿衣服，以表示自己为"表里合一、心地坦荡"，常见于精神分裂症。正常人可以有象征性思维，如以鸽子象征和平。正常人的象征以传统和习惯为基础，彼此能够理解，而且不会把象征当作现实。

（2）语词新作

指概念的融合、浓缩以及无关概念的拼凑。患者自创一些新的符号、图形、文字或语言并赋予特殊的概念，不经患者本人解释，别人难以弄清其含义。

（3）逻辑倒错性思维

主要特点为推理缺乏逻辑性，既无前提，也无根据，或因果倒置，推理离奇古怪，不可理解。如一患者说:"由于电脑感染了病毒,因此我要死了。"可见于精神分裂症和偏执狂等。

(4)其他特殊的思维活动言语表达形式

持续言语:指患者在回答问题时持续重复第一次问题的答案。主要见于器质性障碍如痴呆,也见于其他精神障碍。

刻板言语:指患者机械地重复某些无意义的词或句子。主要见于精神分裂症。

模仿言语:指患者模仿周围人的言语,周围人说什么,患者也重复什么。主要见于精神分裂症。

(二)思维内容障碍

1. 妄想

妄想是一种病理性的歪曲信念,具有以下特征:①思维内容与事实不符,没有客观现实基础;②患者对自己的想法深信不疑,不能被事实所纠正,与其所接受的教育和所处的社会文化背景不相称;③妄想内容均涉及患者本人,总是与个人利害有关;④妄想具有个人独特性,不为任何集体所共有。

妄想按其起源与其他心理活动的关系可分为原发性妄想和继发性妄想。

原发性妄想是突然发生的,与患者当时的心理活动和所处环境毫无关系,一旦出现即绝对确信,包括妄想知觉(患者突然对正常知觉体验赋以妄想性意义)、妄想心境或妄想气氛(患者感到他所熟悉的环境突然变得使他迷惑不解,而且对他具有特殊意义或不祥预兆,为此而紧张不安)。原发性妄想对诊断精神分裂症具有重要价值。

继发性妄想是指在其他病态体验的基础上产生并发展起来的妄想,可继发于幻觉、情绪、异己体验、智能损害等精神障碍,其内容只是对原发障碍的解释和说明。还有一种特殊形式的妄想叫作感应性妄想,又称分享性妄想,指长期密切地同妄想患者生活在一起,受患者妄想信念的影响而产生同样内容的妄想。尽管妄想程度相当,但一旦分开,常迅速消退。

妄想按照结构划分,可分为系统性妄想和非系统性妄想。系统性妄想是指多个妄想内容之间,或者一个妄想的多种表现之间相互联系、结构严密、逻辑性较强,反之则称为非系统性妄想。

临床上通常按妄想的内容进行归类,常见的有:

(1)被害妄想

是最常见的妄想。患者无中生有地坚信周围某些人或某些集团对患者进行打击、陷害、谋害、破坏等不利的活动。加害的方式多种多样,可以是施毒、监视、跟踪、搞阴谋、造谣诽谤,或以非人道的方式用患者做试验、控制患者的思想或行为等。患者受妄想的支配可拒食、控告、逃跑或采取自卫、自伤、伤人等行为。可见于多种精神病。

（2）关系妄想

患者认为环境中与他无关的事物都与他有关。如，认为周围人的谈话是在议论他，别人吐痰是在蔑视他，人们的一举一动都与他有一定关系。常与被害妄想伴随出现，可见于多种精神病。

（3）物理影响妄想

又称被控制感。患者觉得他自己的思想、情感或意志行为受到某种外界力量，如电波、超声波，或某种先进仪器的控制而不能自主。如，患者觉得自己的大脑已被电脑控制，自己已是机器人。此症状是精神分裂症的特征性症状。

（4）夸大妄想

指自我夸耀和自视过高的妄想，才智、容貌、体力、财富、名誉、权势和血统等都可以是夸大的内容，常因时间、环境、患者的文化水平和经历不同而表现各异。可见于躁狂症和精神分裂症及某些器质性精神病。

（5）非血统妄想

患者坚信父母不是自己的亲生父母。多见于精神分裂症。

（6）罪恶妄想

又称自罪妄想。患者毫无根据地坚信自己犯了严重错误、不可宽恕的罪恶，应受严厉的惩罚，要求劳动改造以赎罪，或坐以待毙，或拒食自杀。主要见于抑郁症，也可见于精神分裂症。

（7）疑病妄想

患者毫无根据地坚信自己患了某种严重躯体疾病或不治之症，因而到处求医，即使通过一系列详细检查和多次反复的医学验证都不能纠正。如认为脑内长有肿瘤，全身各部分均被癌细胞侵犯，心脏已经停止跳动等。严重时，患者认为"自己内脏腐烂了""脑子变空了""血液停滞了"，称之为虚无妄想。多见于精神分裂症、更年期及老年期精神障碍。

（8）钟情妄想

患者坚信自己被异性钟情。因此，患者采取相应的行为去追求对方，即使遭到对方严词拒绝，仍毫不置疑，而认为对方在考验自己对爱情的忠诚，仍纠缠不休。主要见于精神分裂症、妄想性障碍等。

（9）嫉妒妄想

患者无中生有地坚信自己的配偶对自己不忠实，另有外遇。为此患者跟踪监视配偶的日常活动或截留拆阅别人写给配偶的信件，检查配偶的衣服等日常生活用品，以寻觅私通情人的证据。可见于精神分裂症、妄想性障碍等。

2. 超价观念

超价观念是指在一定的性格基础和强烈的情感色彩基础上，对某些事实做出超乎寻常的评价，并予以坚持而影响行为。超价观念的发生一般有事实依据，多与切身利益有关，若了解患者的生活背景则可以理解。它与妄想的区别在于没有逻辑推理错误，可以被事实纠正，具有社会可接受性，其信念可与其他人所共有。多见于人格障碍或应激相关障碍。

3. 强迫观念

强迫观念或称强迫性思维，指在患者头脑中反复出现某一毫无现实意义的概念或想法，明知没有必要，又无法摆脱，伴有主观的被强迫感觉和痛苦感。强迫性思维可表现为某些想法，反复回忆（强迫性回忆）、反复思索无意义的问题（强迫性穷思竭虑），脑中总是出现一些对立的思想（强迫性对立思维），总是怀疑自己的行动是否正确（强迫性怀疑）。强迫性思维常伴有强迫性动作，多见于强迫症。它与强制性思维不同，前者明确是自己的思想，反复出现，内容重复，后者体验到思维是异己的。

三、情感障碍

情感和情绪都是指个体对现实环境和客观事物所产生的内心体验和采取的态度。

情绪。将主要与机体生理活动相联系的，伴有明显自主神经反应的，较初级的内心体验称为情绪。如看精彩表演时产生的愉快感受。持续时间较短，其稳定带有情境性。

情感。把与社会心理活动相联系的高级的内心体验称为情感，如友谊感、审美感、爱感、道德感等。持续时间较长，既有情境性，又有稳固性和长期性。

心境。是影响个体内心体验和行为的持久的情绪状态。

在精神科临床中，患者的情绪障碍和情感障碍通常同时出现，很难细分。因此，临床上情绪和情感经常相互兼用。

在精神疾病中，情感障碍通常表现三种形式，即情感性质的改变、情感波动性的改变及情感协调性的改变。

（一）情感性质的障碍

指患者的精神活动中占据明显优势地位的病理性情绪状态，其强度和持续时间与现实环境刺激不相适应。只有在情感反应不能依其处境及心境背景来解释时，方可作为精神症状。

1. 情绪高涨

指患者的情绪异常高涨，心境特别愉快。常伴有明显的夸大色彩，常见于躁狂发作、分裂情感性精神障碍、脑器质性疾病。患者表现不易理解的、自得其乐的情感高涨状态称为欣快，多见于脑器质性疾病或醉酒状态。

2. 情绪低落

指患者的情绪异常低落，心境抑郁。常常自卑、自责、自罪，甚至自伤、自杀。常伴有思维迟缓、动作减少及某些生理功能的改变，如食欲不振、睡眠障碍、闭经等。情绪低落常见于抑郁发作，也见于分裂症及躯体疾病时的抑郁状态。

3. 焦虑

指在缺乏相应的客观因素情况下，患者出现内心极度不安的期待状态，常伴有自主神经功能失调的表现和运动性不安,严重者可出现惊恐发作。焦虑着伴有严重的运动性不安,如搓手蹬脚,称为激越状态。焦虑症状最常见于各种焦虑障碍,也见于其他精神疾病,如分裂症在幻觉和妄想的前提下也可以出现。

4.恐惧

指面临不利的或危险处境时出现的焦虑反应。恐惧者同时伴有明显的自主神经功能紊乱症状,严重者可出现惊恐发作恐惧发作常导致抵抗和逃避。恐怖常见于各种恐惧症,也见于其他精神障碍时的幻觉、错觉、妄想状态。

(二)情感波动性障碍

指情感始动功能失调,患者表现为情感不稳定、情感淡漠、易激惹性、病理性激情、情感麻木。

1.易激惹性

指患者的易激惹性情绪/情感反应极易诱发,轻微刺激即可引起强烈的情绪/情感反应,或暴怒发作。常见于疲劳状态、人格障碍、神经症、躁狂症、偏执性精神病、脑器质性精神障碍和躯体疾病伴发的精神障碍。

2.情感不稳定

指患者的情感稳定性差,喜、怒、哀、愁等极易变化,通常从一个极端波动至另一极端,显得喜怒无常,并且不一定有明确的外界因素。常见于脑器质性精神障碍、癫痫性精神病、酒精中毒、人格障碍。与外界环境有关的轻度的情感不稳定可以是一种性格表现。患者极易伤感多愁,动辄呜咽哭泣,称为情感脆弱,多见于癔症、神经衰弱、抑郁症。

3.情感淡漠

患者对客观事物和自身情况漠不关心,缺乏应有的内心体验和情感反应,处于无情感状态。常见于精神分裂症。如果患者对客观刺激的情感反应速度明显迟缓、强度明显减低,称为情感迟钝;常见于精神分裂症、躯体疾病伴发的精神障碍、痴呆。

4.病理性激情

指患者骤然发生的、强烈而短暂的情感爆发状态。常伴有冲动和破坏行为,事后不能完全回忆。见于脑器质性精神障碍、躯体疾病伴发的精神障碍、癫痫、酒精中毒、反应性精神病、智能发育不全伴发的精神障碍、分裂症。

5.情感麻木

患者因十分强烈的精神刺激所引起的短暂而深度的情感抑制状态。如,患者虽然处于极度悲伤或惊恐的境遇中,但缺乏相应的情感体验和表情反应,显得麻木不仁。常见于反应性精神障碍(急性应激障碍)、癔症。

(三)情感协调性的障碍

指患者的内心体验与环境刺激和面部表情互不协调,或者其内心体验显得自相矛盾。

1. 情感倒错

指患者的情感反应与环境不刺激相互矛盾，或面部表情与其内心体验不一致。通常多见于精神分裂症。

2. 情感幼稚

指患者的情感反应退化到童年时代的水平，并容易受直觉和本能活动的影响，缺乏节制。多见于癔症、痴呆。

3. 情感矛盾

患指者在同一时间内体验到两种完全相反的情感，然而患者并不感到这两种情感的互相矛盾和对立，也不为此感到苦恼和不安；相反，患者常将此相互矛盾的情感体验同时显露出来，付诸行动。常见于精神分裂症。

四、意志障碍

意志（will）是指人们自觉地确定目标，并克服困难用自己的行动去实现目标的心理过程。意志与认识活动、情感活动及行为紧密相连而又相互影响。认知过程是意志的基础，而人的情感活动则可能成为意志行动的动力或阻力。在意志过程中，受意志支配和控制的行为称作意志行为。常见的意志障碍有：

（一）意志增强

指意志活动增多。在病态情感或妄想的支配下，患者可以持续坚持某些行为，表现出极大的顽固性，例如，有嫉妒妄想的患者坚信配偶有外遇，长期对配偶进行跟踪、监视、检查；有疑病妄想的患者到处求医；在夸大妄想的支配下，患者夜以继日地从事无数的发明创造等。

（二）意志减退

指意志活动的减少。患者表现动机不足，常与情感淡漠或情感低落有关，缺乏积极主动性及进取心，对周围一切事物无兴趣以致意志消沉，对今后没有打算，工作学习感到非常吃力，甚至不能工作，整日呆坐或卧床不起，严重时日常生活都懒于料理。患者一般能意识到，但总感到做不了。常与思维迟缓、情感低落同时存在，多见于抑郁症。

（三）意志缺乏

指意志活动缺乏。表现为对任何活动都缺乏动机、要求，生活处于被动状态，处处需要别人督促和管理。严重时本能的要求也没有，行为孤僻、退缩。常伴有思维贫乏和情感淡漠，多见于衰退期精神分裂症及痴呆。

（四）矛盾意向

表现为对同一事物同时出现两种完全相反的意向活动。例如，碰到朋友时，一面想去握手，一面却把手马上缩回来。患者对此不能自觉，也不能意识到它们之间的矛盾性，因而不能自觉地纠正。多见于精神分裂症。

（五）意向倒错

患者的意向要求违背常理，以致某些行动使人难以理解。如，患者无明确动机地伤害自己的身体，吃正常人不吃或厌恶的东西，如肥皂、墙皮、烂瓜果等，又称异食症。多见于精神分裂症青春型。

五、注意障碍

注意是精神活动在一段时间内集中地指向于某一事物的过程。注意的指向性表现出人的心理活动具有选择性和保持性。注意的集中性使注意的对象鲜明和清晰。注意过程与感知觉、记忆、思维和意识等活动密切相关。注意有主动注意/随意注意和被动注意/不随意注意。主动注意是有意地去注意某一事物，而被动注意是无意地注意到周围的事物。通常讲的注意是指主动注意。注意障碍通常有以下表现：

（一）注意增强

指患者尤其容易为某种事务所吸引或特别注意某些活动。常见于分裂症、躁狂症、疑病症。

（二）注意减退

又称注意涣散，指患者的主动注意减退，注意力不易集中或不能持久。注意力减退多见于神经症、分裂症、儿童多动症、疲劳过度。

（三）随境转移

指患者的被动注意/不随意注意明显增强。表现为注意极易为外界的事物所吸引，并且注意的对象经常变换。主要见于躁狂症。

（四）注意范围缩小/狭窄

指患者的注意集中于某一事物时，就不能再注意其他事物。即主动注意范围缩小，被动注意减弱，患者表现十分迟钝。常见于有意识障碍或智能障碍患者，正常人疲劳时。

（五）注意迟钝

患者的主动注意和被动注意均减弱。外界刺激不易引起患者的注意。常见于衰竭状态和重脑器质性精神病患者。

六、动作与行为障碍

简单的随意和不随意的运动称为动作。有动机、有目的而进行的复杂随意运动，是一系列动作的有机组合，称为行为。一定的行为反映一定的思想、动机和目的。精神疾病患者由于认知、情感和意志障碍而致使动作及行为的异常成为动作行为障碍或精神运动性障碍。常见的动作行为障碍如下：

（一）精神运动性兴奋

指患者的动作和行为明显增加。可分为协调性和不协调性精神运动性兴奋两类。

1. 协调性精神运动性兴奋

指患者动作和行为的增加与其思维、情感活动的内容一致，与其思维和情感活动的量得增加一致。患者的行为是有目的的，可理解的，身体各部分的动作与整个精神活动是协调的，如，情绪激动时的兴奋、轻躁狂事的兴奋、焦虑时的坐立不安。

2. 不协调性精神运动兴奋

指患者的动作和行为的增加与其思维、情感活动不一致，表现为动作单调杂乱、无动机、无目的，令人难以理解，或患者的动作行为与其整个精神活动不协调，与其所处的环境也不协调。如，分裂症紧张型的紧张性兴奋、青春型的愚蠢行为和装怪相、做鬼脸等。意识障碍时也可出现不协调性兴奋如谵妄状态。

（二）精神运动性抑制

指患者的整个精神活动受到抑制，表现为患者的动作、行为明显减少。常见的精神运动性抑制有木僵、蜡样屈曲、缄默症和违拗症。

1. 木僵

指动作行为和言语活动的完全抑制或减少，并经常保持一种固定姿势。严重的木僵称为僵住，患者不言、不动、不食、面部表情固定，大小便潴留，对刺激缺乏反应，如不予治疗，可维持很长时间。轻度木僵称作亚木僵状态，表现为，问之不答、唤之不动、表情呆滞，但在无人时能自动进食，能自动大小便。严重的木僵见于精神分裂症，称为紧张性木僵。较轻的木僵可见于严重抑郁症、反应性精神障碍及脑器质性精神障碍。

2. 蜡样屈曲

是在木僵的基础上出现的，患者的肢体任人摆布，即使是不舒服的姿势，也较长时间似蜡塑一样维持不动。如将患者头部抬高似枕着枕头的姿势，患者也不动，可维持很长时间，称之为"空气枕头"，此时患者意识清楚，病好后能回忆。见于精神分裂症紧张型。

3. 缄默症

患者缄默不语，也不回答问题，有时可以手示意。见于癔症及精神分裂症紧张型。

4. 违拗症

患者对于要求他做的动作，不但不执行，而且表现抗拒及相反的行为，若患者的行为反应与医生的要求完全相反时称作主动违拗，例如，要求患者张开口时他反而紧闭口。若患者对医生的要求都加以拒绝而不做出行为反应，称作被动违拗。多见于精神分裂症紧张型。

（三）其他特殊症状

1. 刻板动作

指患者机械刻板地重复某一单调的动作，常与刻板言语同时出现。多见于精神分裂症紧张型。

2. 持续言动

指患者对一个有目的而且已完成的言语或动作进行无意义的重复。多见于器质性精神障碍。

3. 模仿动作

指患者无目的地模仿别人的动作，常与模仿言语同时存在，见于精神分裂症紧张型。

4. 作态

指患者做出古怪的、愚蠢的、幼稚做作的动作、姿势、步态与表情，如做怪相、扮鬼脸等。多见于精神分裂症青春型。

5. 强迫动作

是患者明知不必要，却难以克制而去重复做某个动作，如不重复患者就会产生严重的焦虑不安。强迫动作常由强迫观念引起，强迫动作最常见于强迫症，也见于精神分裂症、抑郁症等精神障碍。

6. 冲动行为

指患者突然产生，通常引起不良后果的行为。常见于人格障碍、精神分裂症、正常人情绪特别激动时。

（四）本能行为

人类的本能行为归纳为保存生命的本能和保存种族延续的生理本能两大类。生理本能行为具体表现为安全、饮食、睡眠、性需要等；异常的本能行为有自杀、饮食障碍、睡眠障碍、性功能障碍。

1. 自杀

指保存生命本能的行为障碍。常见的自杀原因有：受到外界强大的压力；一时的感情冲动；为了达到某种目的，弄假成真；各种精神疾病，以抑郁症最常见，其次为分裂症。自伤也属于本能行为障碍，指没有死亡动机或没有造成死亡后果的自我伤害的行为，多见于精神发育迟滞、癔症、精神分裂症。

2. 饮食障碍

指维持生命所需物质摄入行为的障碍。

食欲减退：指患者进食数量和次数比平常明显降低的行为。常见于抑郁症，其次为神经性厌食及某些躯体疾病。

食欲亢进：指患者经常暴饮暴食。多见于精神发育迟滞或精神分裂症，也见于躁狂症、癔症等。

拒食：指精神疾病患者因猜疑怕中毒、幻觉、被害妄想、意识模糊及木僵等症状而拒食的行为。

异食症：指嗜食普通人不吃或不常吃的东西的行为。

3. 睡眠障碍

指睡眠和觉醒周期性变化的障碍。

失眠：通常表现为入睡困难、多梦、易醒、早醒等。有些患者虽然睡着过，然而却没有睡过的感觉，并出现严重的焦虑，称为主观性失眠。

嗜睡：常由衰弱引起。有些患者表现不可抗拒的进入睡眠状态，但持续时间短暂，较易醒，成为发作性睡眠。

睡行症：又称梦游症，指患者在夜间睡过一阵后起床活动，行为呆板，意识恍惚，问之不答或者含糊回答。活动一阵后患者又会回床上睡，次日不能回忆。多见于儿童和癔症。

4. 性功能障碍

器质性性功能障碍：性器官会脊髓疾病常引起器质性性功能障碍。

功能性性功能障碍：心理因素、人格障碍、神经症、躁狂症、抑郁症、各种精神疾病引起。

常见的性欲障碍为性欲亢进，性欲减退（阳痿、早泄等），性欲倒错（恋物、露阴、施虐与受虐）等。

七、记忆障碍

（一）记忆

是贮藏在脑内的信息或经历再现的过程，包括识记、保存、回忆、再认 4 个过程。

1. 记忆的过程

（1）识记

是记忆过程的开始，指事物通过感知在大脑中留下痕迹的过程。识记的效果取决于意识水平和注意是否集中。

（2）保存

指把识记了的事物储存在脑内，促使信息储存免于消失的过程。保存发生障碍时患者不能建立新的记忆，不能进行学习，遗忘范围与日俱增。

（3）回忆

指在必需的时候将保存在脑内的痕迹重现出来的过程。如果识记和保存过程都是正常的，回忆很少发生障碍。

（4）再认

指验证复现的映像是否正确的过程，即原刺激物再现时能认识它是过去已感知过的事物。回忆困难的事物可以被再认，部分或完全失去回忆和再认能力，称为遗忘。

2. 记忆的形式

（1）即刻记忆

指发生在几秒钟到 1 ~ 2 min 内的经历的记忆。

（2）短期记忆

指发生在几分钟到 1 h 内的经历的记忆。

（3）近事记忆

指对发生在 24 ~ 48 h 的经历的记忆。

（4）远事记忆

指 48 h 以前的经历的记忆。

3. 记忆内容

（1）感知形象的记忆

即看到或接触到的物体是怎样的。

（2）词语概念的记忆

即记起学习过的语词和概念是什么意思。

（3）情绪的记忆

即记起某种事件当时的情绪联系。

（4）一定的记忆

即记起某个动作或操作应该怎样执行。

记忆的神经生理基础涉及皮质的感觉联络区、颞叶、丘脑和整个大脑皮质。研究发现边缘系统与记忆密切相关，提出"海马—穹窿—乳头体—乳头视丘束—视丘前核—扣带回—海马"的记忆回路。研究还发现近事记忆与远事记忆是由两个系统负责的，记忆回路主要与我们的近事记忆有关，而远事记忆与皮质和皮质下支配记忆活动的神经元有关。当各种刺激进入大脑后会产生两种反应：一是激活已贮藏的记忆，产生与当时情境相应的反应；二是构成新的痕迹联系，建立新的记忆储存起来。

（二）记忆障碍

1. 遗忘

指患者部分或完全不能再现以往的经历。

（1）心因性遗忘

又名界限性遗忘，指患者同以往经历的某一特定时期 / 阶段有关的记忆丧失。通常这一阶段 / 时期发生的时间与不愉快的或强烈的恐惧、愤怒、羞耻情景有关，具有高度选择性。多见于癔症。

（2）器质性遗忘

指患者由于脑部疾病引起的记忆缺失。通常近事遗忘比远事遗忘重，导致器质性遗忘的原因可以是意识障碍造成的识记过程困难，也可以是不能形成持久痕迹的保存过程困难，或是记忆回路受损，或三个过程都受到损害。

（3）逆行性遗忘

指患者不能回忆脑损伤以前一段时间的经历。多见于脑外伤、脑震荡、急性意识障碍，遗忘持续的时间长短与脑外伤的严重程度成正比。

（4）顺行性遗忘

指患者对发病后一段时间内发生的事情不能回忆。遗忘是因疾病不能形成持久的痕迹所致。常见于急性器质性脑病，如高热谵妄、癫痫性朦胧、醉酒、脑外伤、脑炎、蛛网膜下腔出血等。

（5）近事遗忘

指患者对新近发生的事情不能回忆再现。

（6）远事遗忘

指患者对过去发生的事情不能回忆再现。

（7）遗忘综合征

又名科萨科夫综合征，指患者同时有定向障碍、虚构和近事遗忘三大特点。下丘脑尤其是乳头体附近的病变产生此综合征。常见于慢性弥漫性脑病患者，如老年性痴呆、麻痹性痴呆、慢性酒精中毒性精神障碍、脑外伤、脑肿瘤等。

2. 记忆错误

（1）错构

指患者对曾经经历的事件在发生地点、时间、情节上出现错误的回忆，然而患者仍坚信不疑。多见于脑部器质性疾病、抑郁症等。

（2）虚构

指患者对自己记忆的缺失部分，以虚构一套事情来填补，其内容常生动、多变，并带有荒诞的色彩，但患者常瞬间即忘。

（3）似曾相识感或旧事如新感

指患者感受从未经历过的事物或进入一个陌生的环境时，有一种早已经历过的熟悉感。指感受早已熟悉的事物或环境时，有一种初次见面的陌生感。这些都是回忆和再认的障碍，常见于癫痫，也见于正常人。

（4）记忆增强

指患者出现病态的记忆增强，患者对过去很远的、极为琐小的事情都能回忆，常包含许多细节。多见于躁狂症、强迫症、偏执性精神病。

根据 Ribot 定律，越是新近识记的事物越是遗忘得快，遗忘的发展总是由近事记忆逐步发展到远事记忆。

（5）记忆减退

指记忆的四个基本过程普遍减退，临床上较多见。轻者表现为回忆的减弱，如记不住刚见过面的人、刚吃过的饭。严重时远记忆力也减退，如回忆不起个人经历等。可见于较严重的痴呆患者。神经衰弱患者记忆减退都较轻，只是记忆困难。也可见于正常老年人。

八、智能障碍

智能又名智力，指人们认识客观事物并运用知识解决实际问题的能力。这种能力是在实践中发展的，是先天素质、后天实践（社会实践和接受教育）共同作用产生的。

智能包括观察力、记忆力、注意力、思维能力、想象能力等。它涉及感知、记忆、注意和思维等一系列认知过程，并通过上述心理过程表现出来。根据这些表现的能力不同，可将智能分为抽象智能、机械智能和社会智能。抽象智能指理解和运用概念、符号的能力；机械智能指理解、创造和运用机械的能力；社会智能指在人们相互关系和社会实践中采取恰当行为的适应能力。

临床上通常根据个体解决实际问题的能力，运用词汇、数字、符号、图形和非语言性材料构成概念的能力，来测定一个人的智能水平。目前，应用智力测验来评估个体的智能水平。临床上常用的智力测验是 Wechsler 智力测验，简称 WAIS，智力测验的结果用数字表示，称为智商。大多数人的智商值在 90 ~ 110，智商高于 130 属于高智能，智商低于 70 属于低智能。

正常智能的基础是健全的大脑和合适的学习、实践。因此，智能障碍由脑部的疾病和缺乏学习、实践引起。学习和实践不但包括环境和老师，也包括学习和实践的时期。

（一）智能障碍分类

可分为精神发育迟滞及痴呆两大类型。

1. 精神发育迟滞

指先天或围生期或在生长发育成熟以前（18 岁以前），大脑的发育由于各种致病因素，如遗传、感染中毒、头部外伤、内分泌异常或缺氧等因素，致使大脑发育不良或受阻，智能发育停留在一个特定的阶段。

2. 痴呆

是一种综合征，指大脑发育完全后因疾病等各种因素造成智能的全面衰退，表现为定向、记忆、理解、计算、学习、判断等能力障碍。常见于老年痴呆、脑动脉硬化、帕金森病、麻痹性痴呆、脑炎后遗症等。但没有意识障碍。

根据大脑病理变化的性质和所涉及的范围大小的不同，可分为全面性痴呆及部分性痴呆。

全面性痴呆大脑的病变主要表现为弥散性器质性损害，智能活动的各个方面均受到损害，进而影响患者全部精神活动，常出现人格的改变。定向力障碍及自知力缺乏。可见于阿尔茨海默病和麻痹性痴呆等。

部分性痴呆大脑的病变只侵犯脑的局部，如侵犯大脑血管的周围组织，患者只产生记忆力减退，理解力削弱，分析综合困难等，但其人格仍保持良好，定向力完整，有一定的自知力，可见于脑外伤后以及血管性痴呆的早期。但当痴呆严重时，临床上很难区分是全面性或部分性痴呆。

临床上在强烈的精神创伤后可产生一种类似痴呆的表现，而大脑组织结构无任何器质性损害，称之为假性痴呆。预后较好，可见于癔症及反应性精神障碍。

（二）假性痴呆

1.Ganser 综合征

又称心因性假性痴呆，即对简单问题给予近似而错误的回答，给人以故意做作或开玩笑的感觉。如，一位 20 岁的患者，当问到她一只手有几个手指时，答"4 个"，对简单的计算如 2+3=4 以近似回答。患者能理解问题的意义，但回答内容不正确。行为方面也可错误，如将钥匙倒过来开门，然而对某些复杂问题反而能正确解决，如能下象棋、打牌，一般生活问题都能解决。

2. 童样痴呆

以行为幼稚、模拟幼儿的言行为特征。即成人患者表现为类似一般儿童稚气的样子，学着幼童讲话的声调，自称才 3 岁，逢人就称阿姨、叔叔。

3. 抑郁性假性痴呆

指严重的抑郁症患者在精神运动性抑制的情况下，出现认知能力的降低，表现为痴呆早期的症状，如计算能力、记忆力、理解判断能力下降、缺乏主动性。然而患者有抑郁的体验可予鉴别。抑郁消失后智能完全恢复。

九、意识障碍

在临床医学上，意识是指患者对周围环境及自身能正确认识和反应的能力。意识涉及觉醒水平、注意、感知、思维、情感、记忆、定向行为等心理活动 / 精神功能，是人们智慧活动、随意动作和意志行为的基础。大脑皮质及网状上行激活系统的兴奋性对维持意识起着重要作用。

意识障碍指意识清晰度下降、意识范围改变及意识内容的变化。意识障碍是脑功能的抑制造成的。意识障碍时许多精神活动都受到影响，表现为感觉阈值升高，感知清晰度下降、不完全，甚至完全不能感知；主动注意减退，注意集中困难，或不能集中注意；思维能力下降，难以形成新的概念，思维联想松散，思维缓慢，内容含糊，抽象思维和有目的思维困难；情感反应迟钝、茫然；记忆减退，常有遗忘；行为和动作迟缓，缺乏目的性和连贯性；定向障碍，受累顺序为时间、地点、人物。定向障碍是临床上判断患者有无意识障碍的重要标志。

临床上常见的意识障碍有嗜睡、昏睡、昏迷、意识混浊、谵妄、意识朦胧、梦样意识和意识模糊。

（一）嗜睡

指患者的意识水平下降，如不给予刺激，患者昏昏入睡，但呼叫或推醒后能够简单应答，停止刺激后患者又进入睡眠。此时，患者的吞咽、瞳孔、角膜反射存在。见于功能性及脑器质性疾病。

（二）昏睡

指患者意识水平更低，对周围环境意识及自我意识均丧失，但强烈刺激下患者可有简单或轻度反应，此时角膜、睫毛等反射减弱，对光反射、吞咽反射仍存在，深反射亢进，病理反射阳性。可出现不自主运动及震颤。

（三）昏迷

指患者意识完全丧失，对外界刺激没有反应，随意运动消失，此时，吞咽、角膜、咳嗽、括约肌、腱反射，甚至对光反射均消失，可引出病理反射。多见于严重的脑部疾病及躯体疾病的垂危期。

（四）意识混浊

指患者的意识清晰度受损，表现似醒非醒，缺乏主动，强烈刺激能引起反应，但患者的反应迟钝，回答问题简单，语音低而慢，有时间、地点、人物的定向障碍此时吞咽、角膜、对光反射尚存在，也可出现原始动作如舔唇、伸舌、强握、吸吮和病理反射等。多见于躯体疾病所致精神障碍。

（五）谵妄

在意识清晰度降低的同时，出现大量的错觉、幻觉，以幻视多见，视幻觉及视错觉的内容多为生动而鲜明的形象性的情境，如见到昆虫、猛兽等。有的内容具有恐怖性，患者常产生紧张、恐惧情绪反应，出现不协调性精神运动性兴奋。思维不连贯，理解困难，有时出现片段妄想。患者的定向力全部或部分丧失，多数患者表现自我定向力保存而周围环境定向力丧失。谵妄状态通常在夜间加重，昼轻夜重。持续数小时至数日，意识恢复后可有部分遗忘或全部遗忘。以躯体疾病所致精神障碍及中毒所致精神障碍较多见。

（六）梦样状态

指在意识清晰程度降低的同时伴有梦样体验。患者完全沉湎于幻觉幻想中，与外界失去联系，但外表好像清醒。对其幻觉内容过后并不完全遗忘，持续数日或数月。

（七）朦胧状态

指患者的意识范围缩窄，同时伴有意识清晰度的降低。患者在狭窄的意识范围内，可有相对正常的感知觉，以及协调连贯的复杂行为，但除此范围以外的事物都不能进行正确感知判断。表现为联想困难，表情呆板或迷惘，也可表现为焦虑或欣快的情绪，有定向障碍，片段的幻觉、错觉、妄想以及相应的行为。常忽然发生，突然中止，反复发作，持续数分钟至数小时，事后遗忘或部分遗忘。多见于癫痫性精神障碍、脑外伤、脑缺氧及癔症。

十、定向力

定向力指一个人对时间、地点、人物以及自身状态的认识能力。前者称为对周围环境的定向力，后者称为自我定向力。时间定向包括对当时所处时间的认识；地点定向或空间定向是指对所处地点的认识；人物定向是指辨认周围环境中人物的身份及其与患者的关系；自我定向包括对自己姓名、性别、年龄及职业等状况的认识。对环境或自身状况的认识能力丧失或认识错误即称为定向障碍。定向障碍多见于症状性精神病及脑器质性精神病伴有意识障碍时。定向力障碍是意识障碍的一个重要标志，然而有定向力障碍不一定有意识障碍，例如，酒中毒性脑病患者可以出现定向力障碍，而没有意识障碍。

双重定向，即对周围环境的时间、地点、人物出现双重体验，其中一种体验是正确的，而另外一种体验与妄想有关，是妄想性的判断或解释。如一患者将医院认为又是医院又是监狱，或认为这里表面上是医院而实际上是监狱等。常见于感染中毒性精神障碍和癫痫性精神障碍。

十一、自我意识障碍

自我意识或称自我体验：指个体对自身精神状况和躯体状况的认知。每个人都意识到自己的存在，是一个独立的个体。自己的精神活动完全由自己控制，并为自己所认识。过去的我和现在的我是相互联系的同一个体。常见的自我意识障碍有：人格解体、双重人格、自我界限障碍、自知力缺乏。

（一）人格解体

指患者感到自身已有特殊的改变，甚至已不存在了。患者感到世界正在变得不真实或不存在，称为现实解体或非现实感。有的患者感到自己丧失与他人的情感共鸣，不能产生正常的情绪或感受。多见于抑郁症，也见于分裂症和神经症。

（二）双重人格

指患者在不同的时间体验到两种完全不同的心理活动，有着两种截然不同的精神生活，是自我单一性障碍。常见于癔症、精神分裂症。

（三）自我界限障碍

指患者不能将自我与周围世界区别开来，因此感到精神活动不再为自己所有，自己的思维即使不说出来，他人也会知道，称为思维被洞悉感或思维播散。自己的思维、情感、意志、冲动和行为不是自己的，而由他人或某种仪器所操纵或强加控制，称为被控制感。是分裂症的特征性症状。自我界限障碍偶见于癫痫及其他精神障碍。

十二、自知力（insight）

自知力又称领悟力或内省力，是指患者对自己精神疾病认识和判断能力。自知力缺乏是精神病特有的表现。精神病患者通常均有不同程度的自知力缺失，他们不认为有病，更不承认有精神病，因此拒绝治疗。有的患者在患病初期尚有自知力，随病情加重逐渐丧失。经过治疗，病情好转后患者的自知力恢复。临床上将有无自知力及自知力恢复的程度作为判定病情轻重和疾病好转程度的重要指标。自知力完整是精神病病情痊愈的重要指标之一。

对自知力的判断包含3个层次：①自我认识。感到自己跟以前不一样了，或者跟周围大多数人不一样了。②归因。认识到这种不一样是由于患精神疾病的结果，而不是身体不适或者环境所致。③对治疗的态度。认识到这种疾病状态需要治疗，而不是通过休息、改变膳食或者改变环境就能奏效。因此，在临床工作中，要想达到"临床痊愈"，就要尽可能帮助患者达到以上的3个层次，才可以称为"自知力完整"，否则，只能是好转。自知力不完整，势必会给今后的病情复发留下隐患。

第三节　常见精神障碍综合征

精神疾病的症状常常不是孤立存在的，而是相互联系的，以一组症状组合成某些综合征或症候群同时出现。这些状态对诊断多无特异性，同一状态可见于不同病因所致的疾病。在诊断尚未明确时，以某种状态来描述患者症状的主要特点，有助于诊断的深入探讨。常见的精神状态综合征有：

一、幻觉妄想综合征

以幻觉为主，在幻觉的基础上产生妄想，如被害妄想、物理影响妄想等。本综合征的特点是幻觉和妄想密切结合，互相补充，互相影响。通常妄想没有系统性。多见于分裂症、某些器质性精神障碍以及其他精神障碍。

二、精神自动症综合征

本综合征在意识清晰状态下出现假性幻觉、被控制感、被揭露感、强制性思维及系统化的被害妄想、影响妄想等，患者的突出体验是异己感，可有思维插入、思维被广播等被动体验。见于精神分裂症偏执型。

三、紧张综合征

以全身肌肉张力增高得名，包括紧张性木僵和紧张性兴奋两种状态。本征有时表现为木僵、违拗、被动服从、蜡样屈曲、作态，以及刻板言语、刻板动作等，有时又表现为突发的兴奋、冲动行为。见于精神分裂症紧张型。

四、Korsakoff 综合征（科萨科夫综合征）

又称遗忘综合征，以近事遗忘、虚构和定向障碍为特征。狭义指维生素 B 缺乏所致，广义指各种因素所致的类似维生素 B 缺乏的一组病者。遗忘是 korsakoff 综合征最突出和最严重的症状，包括顺行性遗忘和逆行性遗忘。患者通常伴有人格改变，表现为表情冷漠、缺乏主动性。通常患者意识清晰，然而学习新知识的能力下降。多见于酒精中毒性精神障碍、颅脑损伤所致精神障碍、脑动脉硬化、脑肿瘤（尤其是中脑和间脑）、某些感染性疾病、中毒性疾病、内分泌疾病。

五、急性脑病综合征

以各种意识障碍为主要临场表现，起病急、症状鲜明、持续时间较短。可伴有急性精神病表现，如不协调性精神运动性兴奋、紧张综合征、类躁狂表现、抑郁状态等。多继发于急性器质性疾病或急性应急状态。

六、慢性脑病综合征

以痴呆为主要表现，伴慢性精神病症状如抑郁状态、类躁狂状态、类精神分裂症状态，以及明显的人格改变和遗忘综合征。通常不伴有意识障碍。常常由慢性器质性疾病引起，也可以是急性脑病综合征迁延而来。

七、神经衰弱综合征

又名脑衰弱综合征。患者主要表现为容易感到疲劳、虚弱、思维迟缓、注意力不集中、情绪不稳定、情感脆弱，并常常伴有头痛、头晕、感觉过敏、出虚汗、心悸、睡眠障碍等。常见于器质性疾病的初期、恢复期或慢性器质性疾病的过程中。

八、Capgras(法国)综合征

又名易人综合征、替身综合征，指患者认为他（她）周围某个非常熟悉的人是其他人的化身。Capgras 综合征并非感知障碍，患者认为周围人的外形并无改变或稍有改变。本综合征的实质是替身妄想。通常替身的对象是患者关系密切的亲人；也可以泛化，但仍仅限于患者日常接触的人员。患者认为原型和替身同时存在，只是目前的对象是替身。患者心目中被替身的原型的形象受到破坏，多数患者认为替身的目的是要欺骗自己或迫害自己。多见于精神分裂症（偏执型为主），偶见于癫痫、癔症。

九、Cotard(法国)综合征

指患者又虚无妄想或否定妄想。患者认为身体内部的器官和外部现实世界都发生了变化，感到自己是一个没有五脏六腑的空虚躯壳，或者自己已不复存在了。伴随症状可有痛觉缺失、体感异常、疑病妄想、人格解体、缄默、自残冲动、自杀意念、错觉、幻觉等。多见于抑郁状态，特别是伴有激越性症状的抑郁症。患者多为中老年人，女性多见，年轻患者少见。也见于精神分裂症、老年痴呆、癫痫、脑炎、顶叶病变等。

十、Ganser(德国)综合征

患者回答问题时表现出，能理解问题，但作近似而不正确的回答，常伴有时间、地点和人物的定向障碍。

第三章　心理过程与人格

第一节　心理现象与实质

心理现象是心理活动的表现形式，简称为心理或精神。人的心理活动是生命活动过程中复杂的高级运动形式，是人在社会实践和社会活动中，与他人和内外环境发生交互作用而引起的主观活动及行为表现。

一、心理现象

心理现象是纷繁复杂的，如，人的眼睛可以看到五彩缤纷的世界，人的耳朵聆听到美妙的音乐，人脑可以存储大量的知识信息。为了研究方便，通常把心理现象分为心理过程和人格两个主要的部分。

二、心理的实质

（一）心理是脑的功能

人脑是心理产生的器官，是一切精神活动的物质基础。

从动物进化来看有生命的植物和单细胞动物阶段的反映形式是感应性，如，植物的向阳性等；到了多细胞的无脊椎动物阶段出现了感受性，有了最简单的心理现象，如嗅觉、触觉、视觉等；当进化到脊椎动物时，出现了知觉；进化到灵长类动物时，达到了动物心理发展的最高阶段即思维萌芽阶段；到人类就产生了意识。总之，只有大脑结构和功能发展到一定程度，才能产生各种心理现象，不然，只能停留在最低级的感觉阶段。

从个体发育史来看随着个体的成长，脑功能的发育和复杂化，逐步出现了丰富多彩的心理活动。而大脑先天发育不健全的人，其心理活动的发生与发展也受到巨大的阻碍。

从临床观察来看大脑任何部位的损伤，其心理功能都将发生变化。例如，大脑额中回后部损伤导致"失写症"，颞上回后部损伤导致"感觉失语症"，大脑角回损伤导致"失读症"。这些都说明，心理功能是直接依赖于脑的。

（二）心理是脑对客观现实的反映

人脑不能凭空产生心理，客观现实是心理的源泉和内容，没有客观现实就没有心理。

心理反应的内容来自客观现实没有客观事物的刺激作用，大脑就不能产生心理现象。例如，客观现实中有树木，我们才能对树木有感知；有中国人民解放军在抗震救灾中的模范事迹，我们才产生对他们的热爱和钦佩的情感。

心理是对客观现实的主观、能动地反映人对客观事物的反映，并不是像照镜子那样机械、被动，而是主观、能动地反映。人们已有的知识经验、个性特点、当前心理状态等总是要参与到反映中来，总是使反映带有个人的特点，进而形成人们之间的差异。如"项庄舞剑"，有人以为意在为楚汉二王喝酒助兴，有人则知道意在乘机刺杀沛公，对同一事物，可以"仁者见仁，智者见智"。

心理是在实践活动中发生发展的脑和现实都不能单独地产生心理。心理的产生，还必须依靠人的生活实践。"要知道梨子的滋味，就得亲口尝一尝"。这里的"尝"，就是实践，正是"尝"才把梨子与人的口舌联系起来，于是产生了味觉。因此我们说，人的心理是在实践活动中发生的。

第二节　心理过程

心理过程是指心理活动发生、发展的过程，即人脑对现实的反映过程。包括认知过程、情绪情感过程、意志过程，即知、情、意三方面。

一、认知过程

认知过程是指人在认识客观世界的活动中所表现出的各种心理现象，包括感觉、知觉、记忆、思维、想象等过程，注意伴随在整个认知活动的过程中。认知过程是心理过程中最基本、最重要的部分，是情绪、情感过程和意志过程的基础。

（一）感觉

1. 感觉的概念

感觉是人脑对直接作用于感觉器官的客观事物的个别属性的反映。例如，我们能看到五颜六色、闻到各种气味、尝到酸甜苦辣、听到鸟语虫鸣等。

2. 感觉的分类

感觉分为外部感觉和内部感觉。

（1）外部感觉

是接受外界信息，反映外界事物的个别属性。包括视觉、听觉、嗅觉、味觉、皮肤觉等5种基本感觉。

（2）内部感觉

是接受机体内部信息，反映自身位置、运动及内脏状态的个别属性。包括运动觉、平衡觉、内脏觉（饥渴、饱胀、窒息等）。

3.感觉的特征

（1）感受性和感觉阈限

我们的生活环境存在许多刺激，然而不是所有刺激都能引起感觉。能引起感觉的刺激，其强度必须是适宜的。心理学用感受性、感觉阈限来说明二者的关系。感受性指感觉器官对适宜刺激的感觉能力。感受性通常用感觉阈限来度量。刚刚能够引起感觉的最小刺激强度称为绝对感觉阈限。感受性与感觉阈限呈反比关系。

（2）感觉的适应

感觉适应是指由于刺激物对感受器的持续作用，使感受性发生变化的现

我们从暗处来到光亮处，刚开始会觉得目眩，看不清周围的东西，几秒钟以后才逐渐看清周围的物体，称为明适应。明适应使视觉器官在强光的刺激下感受性降低了。当我们从光亮处来到暗处，开始什么也看不清，若干时间后才逐渐看清周围事物的轮廓，称为暗适应。暗适应使视觉器官在弱光的刺激下感受性提高了。"入芝兰之室，久而不闻其香；入鲍鱼之肆，久而不闻其臭"，这句话说的是嗅觉适应。

（3）感觉对比

是同一感受器接受不同的刺激而使感受性发生变化的现象，包括同时对比和及时对比。不同刺激同时作用于同一感受器时，便产生同时对比，例如，一个灰色方块放在黑色背景上比放在白色背景上看起来亮些。不同刺激先后作用于感受器时，便产生及时对比。例如，吃了糖果后再吃苹果，会觉得苹果是酸的。

（4）联觉

指一种感觉兼有另一种感觉的心理现象。例如，红、橙、黄使人产生暖的感觉，绿、青、蓝使人产生冷的感觉。

（5）感觉的补偿与发展

感觉的补偿是指某种感觉系统的功能丧失后而由其他感觉系统的功能来弥补。例如，盲人的听觉、触觉比一般人要敏锐。随着个体年龄的增长和生活实践的丰富，人的感受性会逐渐发展。调味师的味觉、嗅觉比常人敏锐。

（二）知觉

1.知觉的概念知觉是人脑对直接作用于感官的客观事物整体属性的反映。日常生活中，人们很少产生孤立的感觉，例如，人们看到了红色，还要继续探究是红旗？是红花？还是红衣服？总是要把对事物的各种感觉信息综合起来，并根据自己的经验来解释事物。也就是说，我们通常是以知觉的形式来反映事物。

2. 知觉的种类

（1）空间知觉

指对物体的形状、大小、距离、方位等空间特性的反映。

（2）时间知觉

指对事物延续性和顺序性的反映。

（3）运动知觉

指对物体的静止和运动及运动速度的反映。

3. 知觉的特征

（1）知觉的选择性

是指在许多知觉对象中，对其中部分对象觉得特别清晰，其余的对象则作为背景而觉得比较模糊。

（2）知觉的整体性

知觉对象具有不同的属性，由不同的部分组成，然而人并不把这对象的不同属性、不同部分看作是孤立的，而是把它作为一个统一的整体来反映，这就是知觉的整体性。知觉的整体性表现在两个方面：一方面，当刺激只是客观事物的部分属性时，人能够根据知识经验补足其他的属性，进而形成整体的知觉影像；另一方面，当知觉刺激包含多个客观事物的属性时，所形成的整体知觉影像将超过各个客观事物属性相加的总和。

（3）知觉的理解性

在感知事物时，人们总是根据以往的知识经验来对事物进行理解和补充这就是知觉的理解性。如同一张 X 线片，医师能从中发现病灶，而非专业人员只能看到单纯的图像，不能理解其中的含义。

（4）知觉的恒常性

当知觉条件在一定范围内变化时，人对物体的知觉影像仍然保持相对不变，称为知觉的恒常性。视知觉的恒常性最明显。例如，评估一个人的高矮，距评估者远近距离不同，投射到视网膜上的视像大小相差很大，但评估者所受影响不大，仍能按他实际身高来知觉。

4. 感觉、知觉的区别和联系

（1）感觉、知觉的区别

①感觉反映的是事物的个别属性，知觉反映的是事物的整体属性及其相互关系；②感觉依赖个别感觉器官的活动，而知觉依赖多种感觉器官的联合活动。

（2）感觉、知觉的联系

①都是对直接作用于感觉器官的事物的反映，如果事物不再直接作用于我们的感觉器官，那么我们对该事物的感觉和知觉也将停止；②知觉是在感觉的基础上产生的，没有感觉，也就没有知觉。二者密不可分，常统称为感知觉。

知觉并不是感觉的简单相加，由于知觉过程中需要人的主观经验起作用，人们要借助已有的经验去解释所获得的当前事物的感觉信息，从而对当前事物做出识别。

（三）记忆

1.记忆的概念

记忆是过去经验在人脑中的反映。人们感知过的事物、思考过的问题、体验过的情感和从事过的活动等，都不同程度地保留在头脑中，在一定条件的诱发下而在脑中再现出来，这个心理过程就是记忆。从信息加工的观点看，记忆就是人脑对输入的信息进行编码、储存和提取的过程。

2.记忆的分类

（1）按照记忆内容

可分为以下4类。

形象记忆：是以感知过的事物形象为内容的记忆，包括视、听等多种感觉形象。

逻辑记忆：是对文字、概念、公式、命题、判断、推理等抽象内容的记忆。

情绪记忆：是以体验过的情绪、情感为内容的记忆。

运动记忆：是以各种动作、姿势、习惯和技能为主的记忆。

（2）按照记忆保持的时间

瞬时记忆：也称感觉记忆，指外界刺激停止以后，刺激物的影像仍然保持极短时间的记忆。一般为 0.25 ~ 2s。如果这些信息及时被加工，则进入短时记忆，否则即消失。

短时记忆：又称初级记忆，当瞬时记忆的内容引起个体注意后，就会转入短时记忆，一般只能保持20s左右，最长不超过 1min。短时记忆的容量非常有限，通常为 7±2 组块即 5 ~ 9 个项目。

长时记忆：又称二级记忆，是指信息保持时间在 1min 以上，甚至终生不忘的记忆。短时记忆的信息经过反复加工、强化能转化为长时记忆。长时记忆的存储容量非常大。

3.记忆的过程包括识记、保持、再认和再现

（1）识记

是外界信息输入大脑并进行编码的过程，是记忆的开端，是保持和回忆的前提。识记分为无意识记和有意识记。无意识记又称不随意识记，是指事前没有明确的目的、也无须意志努力的识记过程。有意识记是事先有明确的目的和计划，并经过一定努力、运用一定方法的识记，例如，护士记住某患者用药剂量，学生记忆外文单词等。

（2）保持

是对识记过的事物进行加工、巩固和保存的过程。它是信息存储、再认和回忆的必要条件。

（3）再认和再现

当以前感知过的事物或场景重新呈现时能够识别出来，这就是再认。当以前感知过的事物或场景不在眼前时大脑将它们的反映重新呈现出来，这是再现。

4. 遗忘

对识记过的事物不能再认和再现或错误地再认和再现。德国心理学家艾宾浩斯对遗忘的规律进行了系统研究，并将其规律绘制成曲线，称为"艾宾浩斯遗忘曲线"。该曲线说明遗忘在学习之后立即开始，而且最初遗忘得很快，以后逐步减慢，揭示了遗忘的进程是先快后慢的规律。

5. 记忆的品质检验

一个人记忆力的好坏，必须用敏捷性、持久性、正确性和备用性4个方面的品质来衡量。

（1）敏捷性

体现记忆速度的快慢，指一个人在一定时间内能够记住的事物的数量。要加强记忆的敏捷性，平时要加强锻炼，在记忆时要集中注意力，充分利用原有的知识，来获得新的知识。

（2）持久性

是指记住的事物所能保持时间的长得快，忘得也快，那就没有什么实际意义了。学习重复的次数越多，越不容易遗忘，超额学习50%效果最佳。

（3）正确性

是指对原来记忆内容性质的保持。一个人的记忆如果不具备正确性，记得又快又牢固，可就是记错了，显然这样的记忆也毫无用处。

（4）备用性：是指能够根据自己的需要，从记忆中迅速而准确地提取所需要的信息。人们进行活动的目的是储备知识，并使之备而有用，备而能用。记忆如果没有备用性，也就失去了存在的价值。

（四）思维

1. 思维的概念

思维是人脑对客观事物概括的、间接的反映。思维反映的是事物的本质属性、内在联系和发展规律，是认知过程的高级形式。

2. 思维的特征

（1）间接性

是指思维对客观事物的反映，并不是客观事物直接作用的结果。如，医师难以直接感知到患者心肌缺血，然而借助心电图描记的 ST 段下移和 T 波倒置，就能够间接地诊断出心肌缺血。

（2）概括性

是指思维不是对事物具体的、表面特征的认识，而是对事物共同的、本质特征的认识。如组织的炎症部位不同、表现各异，但大都有红、肿、热、痛的病理改变。红、肿、热、痛就是对各种化脓性炎症共同本质特征的概括认识。

3. 思维的分类

思维可以从不同角度进行分类。

（1）根据思维方式分类

动作思维：边动作边思考，思维以动作为支柱，根据实际操作解决直观具体的问题，是3岁以前幼儿的主要思维方式。

形象思维：是根据具体形象进行的思维，常借助鲜明、生动的表象和语言，是3~6岁儿童的主要思维方式。艺术家在文艺创作中经常运用。

抽象思维：是以抽象概念、判断和推理为形式的思维。它是人类特有的复杂而高级的思维形式。科学家总结出的规律、命题和推导出的法则、定理等都是抽象思维的结果。

（2）根据思维的指向性分类

聚合思维：也称求同思维，思维朝一个方向聚拢，进而形成唯一的、确定的答案。

发散思维：也称求异思维，同一个问题探求多种答案，最常见的就是数学中的一题多解或语文中的一词多义。

（3）根据思维的独立程度分类

习惯性思维：是经验证明的行之有效的程序化思维，不经思考按程序完成，既规范又节省时间。

创造性思维：重新组织已有的知识经验，沿着新的思路寻求新的成果，有创造想象参加的思维。

4.思维过程

（1）分析与综合

分析是指在头脑中把事物的整体分解为各个部分或各种属性，而综合则是在头脑中把事物的各个部分、各个特征、各种属性结合起来，形成一个整体。

（2）比较与分类

比较是指在头脑中确定各种事物的相同点和差异点的过程。通过比较找出事物的共同点和差异点。分类是指根据事物的共同点和差异点，把它们区分为不同种类的过程。

（3）抽象与概括

抽象是在思想上抽象出各种事物与现象的共同的特征和属性，舍弃其个别特征和属性的过程。概括是在思想上把抽象出的各种事物与现象的共同特征和属性综合起来，形成对一类事物的概括性本质属性的认识。

（五）想象

1.想象的概念

想象是对头脑中已有的表象进行加工改造，形成新形象的过程。想象的基本素材是表象，表象是记忆的一种形式，是指曾经感知过的事物在头脑中留下的形象。

2.想象的特征

想象虽然以表象为素材，然而不是表象的简单再现，而是对头脑中储存的表象进行加工改造、重新组合形成新形象的过程。因此，想象具有形象性和新颖性的基本特点。

3. 想象的种类

（1）无意想象

是指没有预定目的、不自觉产生的想象。如，人们看见天上的浮云想象出各种动物的形象，人们在睡眠时做的梦，精神障碍患者在头脑中产生的幻觉都是无意想象。

（2）有意想象

是有一定目的、自觉进行的想象。有意想象又可分为以下3类。

再造想象：根据言语的描述或图样的示意，在头脑中形成相应新形象的过程称为再造想象。例如，根据史书中的文字记载或他人的口头描述，在头脑中呈现出古人狩猎的场景，即属于再造想象。

创造想象：根据一定的目的、任务，在头脑中独立地创造出新形象的过程称为创造想象。例如，文学家的写作、科学家的创造发明等。

幻想：与人的愿望相联系并指向未来的想象称为幻想。科学的幻想是激励人们去创造的精神力量，是发明创造的先导。然而幻想若完全脱离现实就是空想，是不能实现的。

（六）注意

1. 注意的概念

注意是心理活动对一定事物的指向和集中。指向性和集中性是注意的两个特点。指向性是指心理活动有选择地朝向一定事物，并保持一定的时间。集中性是将心理活动聚集在所选择的事物上以保证反映得更清晰。

2. 注意的特征

（1）注意的稳定性

是指在同一对象或同一活动上注意持续的时间。狭义的注意稳定性是指注意保持在同一对象上的时间。广义的注意稳定性是指注意保持在同一活动上的时间。

（2）注意的广度

也称注意的范围，是指同一时间内能清楚地把握对象的数量。主要影响注意广度的因素有两个：一是知觉对象的特点；二是个人知觉活动的任务和知识经验。

（3）注意的分配

是指同一时间内把注意指向于不同的对象。注意的分配对人的实践活动是必要的，也是可能的。

（4）注意的转移

是指有意地把注意从一个对象转移到另一个对象，或从一种活动转移到另一种活动。注意的转移不同于注意的分散。

3. 注意的种类

（1）无意注意

是指没有预定目的，也不需要付出意志努力的注意。强度大、新颖、与众不同不断变化的事物，容易引起人们的无意注意，如，一声巨响、一道强光、一种鲜艳的颜色，霓虹灯的闪烁等刺激，都会立刻引起我们的注意。此外，引起无意注意的原因，也取决于主体的需要、兴趣、情绪等内部状态。

（2）有意注意

是指有预定目的，并需要付出意志努力的注意。例如，当我们决定要做某件事之后，在做事的过程中有意地把注意力集中在我们认为要干的事情上，同时排除各种无关刺激的干扰。因此，有意注意必须付出意志努力。

（3）有意后注意

是指有预定目的，但不需要付出意志努力的注意。有意后注意是在有意注意的基础上发展起来的，当对有意注意的对象产生浓厚兴趣或熟练到一定程度时，维持注意不再需要意志努力，有意注意就转变为有意后注意。例如，刚开始做某件工作时，由于对它不熟悉，不感兴趣，通常需要一定的努力才能把自己的注意保持在这件工作上。经过一段时间后，对这件工作熟悉了，有兴趣了，就可以不需要意志努力或不要求有明显的意志努力而继续保持注意。这就是有意注意转化为无意注意。

二、情绪、情感过程

（一）情绪、情感的概念

人对客观事物是否满足自己的需要而产生的态度体验称为情绪、情感。情绪、情感是以个体的愿望和需要为中介的，满足需要的客观事物会引起肯定的情绪和情感；违背需要的客观事物会引起否定的情绪和情感；与人的需要没有直接关系的客观事物，既无益也无害，一般不引起情绪和情感。

（二）情绪、情感的区别与联系

1.区别

（1）情绪与生理性需要相关联，情感与社会性需要相关联。（2）情绪发生早，人与动物共有；情感发生晚，人类独有。（3）情绪具有外显性、情境性、激动性、暂时性；情感具有内隐性、稳定性、深刻性、持久性。

2.联系情绪和情感

虽然不尽相同，但却是不可分割的。因此，人们时常把情绪和情感通用。通常来说，情感是在多次情绪体验的基础上形成的，并通过情绪表现出来；反过来，情绪的表现和变化又受到已形成的情感的制约。当人们干某项工作的时候，总是体验到轻松、愉快，时间长了，就会爱上这一行；反过来，在他们对工作建立起深厚的感情之后，会因工作的出色完成而欣喜，也会因为工作中的疏漏而伤心。由此，情绪是情感的基础和外部表现，情感是情绪的深化和本质内容。

（三）情绪的分类

1. 基本情绪

是人和动物共有的、先天的情绪，包括 4 种基本类型。

（1）快乐

是指盼望的目标达到时产生的情绪体验。快乐的程度取决于愿望满足的程度和意外的程度。快乐又可分为满意、愉快、欢乐、狂喜等。

（2）愤怒

是指由于其他人或事妨碍目标达到时产生的情绪体验。愤怒的程度取决于妨碍作用的大小和对其察觉的程度。愤怒可分为不满、愠怒、大怒、狂怒等。

（3）恐惧

是指企图逃避某种危险情景时产生的情绪体验，引起恐惧的重要原因是缺乏处理可怕情景的能力或缺少对付危险情境的手段。恐惧可分为惊讶、害怕、惊骇、恐怖等。

（4）悲哀

是指在失去自己所爱的人和物或自己的愿望破灭时所产生的情绪体验。悲哀的程度取决于失去对象的重要性。悲哀时人通过哭泣，可释放紧张。悲哀可分为失望、难过、悲伤、哀痛等。

2. 情绪状态

根据情绪发生的强度、速度、紧张度和持续时间的长短，把人的情绪状态分为 3 类。

（1）心境

是一种微弱而持久的情绪状态。心境具有弥散性，使个体对所有事物都有着同样的态度体验。例如，"感时花溅泪，恨别鸟惊心"。心境持续的时间有长有短，这取决于客观刺激和人格特征。如失去亲人引起长时间的郁闷；性格内向的人更易受刺激的影响。

（2）激情

是一种强烈的、短暂的、爆发式的情绪状态。通常是由对个体生活有重大意义的事件所引起。重大成功后的狂喜、惨遭失败时的绝望、面临不幸时的悲痛欲绝、生气时的怒发冲冠等都是激情状态。处在激情状态下，人的意识活动的范围通常会缩小，理智分析能力减弱，往往不能约束自己的行动，不能正确地评价自己行为的意义和后果，可能会引起出格行为，甚至酿成悲剧。

（3）应激

对某种意外环境刺激做出的适应性反应。突发事件、意外事故、过强的精神刺激都可导致应激状态。

（四）情感的分类

1. 道德感

是人们根据一定的道德标准，评价自己和别人的言行、思想、意图时产生的一种情感体验。当一个人做了好事而产生心安理得的情感体验，而做了坏事会产生羞愧、汗颜的情感体验。

2. 理智感

是在认识事物和追求真理的过程中产生和发展起来的一种情感体验,是人们学习知识、认识世界的一种动力。例如,科学研究中发现新线索,学习中有了新进展而产生的陶醉感,经历失败后获得成功的欣喜感等都属于理智感的范畴。

3. 美感

是根据一定的审美标准评价事物时所产生的情感体验。美是客观存在的,壮丽的山河、无边的草原、巧夺天工的雕塑、动人心弦的乐曲、端庄的举止、高尚的品格等都体现着美,然而反映过程中,受到人的主观条件的制约,一个人的生活经验、文化修养、立场观点以及个性特征等,都影响着他对客观美的反映。

（五）情绪调节与身心健康

情绪和情感会引起复杂的生理反应,涉及广泛的神经系统。良好的情绪调节能减轻焦虑等负性情绪体验,促进身心健康。不良的情绪调节,不利于身心健康。例如,长期压抑、悲伤容易引起呼吸系统疾病,情绪不表达出来会加速癌症恶化,愤怒、压抑与心血管、高血压发病率有密切关系等。

三、意志过程

1. 意志过程的概念

意志是有意识地支配和调节行为,通过克服困难,以实现预定目标的心理过程。意志总是表现在人们的实际行动之中。因此,意志也被称为意志行动。

2. 意志的特征

（1）有明确的目的性

意志行动是人们经过深思熟虑,对行动目的有了充分的认识之后所采取的行动,不是勉强的行动,也不是一时的冲动。

（2）与克服困难相联系

目的的确立与实现,通常会遇到各种困难,克服困难的过程就是意志的过程,克服困难是意志的核心内容。人的意志强弱主要是以所克服困难的大小为衡量标准。如果没有困难,一帆风顺,顺其自然,也就谈不上意志行动。

（3）以随意运动为基础

所谓随意运动是一种受主观意识调节的、具有一定目的和方向性的运动,是学会了的、较为熟练的动作。

3. 意志的品质

（1）自觉性

是指对行动的目的和意义有充分的认识,并能随时控制自己的行动,使之符合于正确的目的的心理品质，与自觉性相反的特征是受暗示性和独断性。

（2）果断性

是指一种明辨是非，迅速而合理地采取决定，并实现所做决定的品质。意志的果断性以正确的认识为前提，以勇敢和深思熟虑为条件，它还和智慧的批判性、敏捷性有着密切的联系。与果断性相反的是优柔寡断和武断。

（3）自制性

是指善于控制和调节自己的情绪和行为的品质。与自制性相反的品质是任性和怯懦。

（4）坚韧性

是指在行动中，百折不挠地克服困难，不达目的，誓不罢休，为实现预定目的坚持到底的心理品质，与坚韧性相反的是顽固性和动摇性。

第三节 人格

一、人格概述

（一）人格的概念

一、人格概述

人格是指人的心理面貌的总和，即经常表现出来的、比较稳定的、具有一定倾向的、独特的心理品质的总和。

人格"personality"最初来源于古希腊语"persona"，原意是指希腊戏剧中演员戴的面具，不同的人物角色戴不同的面具，体现不同的角色特点和人物性格。现代心理学沿用了面具的含义，改称为人格，指一个人在人生舞台上扮演的角色及其独特的精神面貌。

（二）人格的特征

1.独特性

人格是在个体生理因素的基础上，受外界环境影响逐步形成的。不同的遗传、生存及教育环境，形成了各自独特的心理特点，因此世界上找不到两个人格完全一样的人。

2.稳定性

人格是稳定的，在行为中偶然发生的、一时性的心理特征，不能称为人格。人格的稳定性并不排除人格的可变性，由于人格是在后天环境的影响下逐步形成，因此，会随着现实的多样和可变性而发生或多或少的变化。

3. 统合性

人格是由许多心理特征组成的，它们相互联系、相互制约，组成一个有机整体，具有内在一致性，受自我意识调控。人格内在的统一，促使人的内心世界、动机和行为之间保持和谐一致，这时人格健康，否则，会出现适应困难，甚至出现"分裂人格"。

4. 社会性

人格既具有生物属性，还有社会属性。一个人的世界观、价值观、兴趣和爱好与后天环境的作用密不可分，人格的形成离不开社会环境的影响。如果一个人只有生物属性而脱离人类的社会实践活动，将不可能形成人格。

（三）人格的结构

人格主要由人格心理倾向、人格心理特征和自我意识三部分构成。

1. 人格心理倾向

是人格中的动力结构，是人格结构中最活跃的因素，是人进行活动的基本动力。主要体现在心理活动的选择性、对事物的态度体验及行为的积极性上，对心理活动有明显的影响。人格心理倾向主要包括需要、动机、兴趣等。

2. 人格心理特征

是人格中的特征结构，是人格心理差异性的集中表现，是心理活动过程中表现出来的比较稳定的成分。它主要反映一个人的基本精神面貌，集中体现一个人心理活动的独特性，对人的言行举止有着显著的影响。人格心理特征主要包括能力、气质、性格三个方面，这三方面的结合，形成了人各自不同的特征。

3. 自我意识

是人格结构中的内控系统或自控系统，是一个人对自己以及自己与他人关系的意识，是一个多维度、多层次的心理系统。自我意识具有自我认知、自我体验、自我控制 3 个子系统，其作用是对人格的各种成分进行调控，确保人格的完整、和谐和统一。

二、人格心理倾向

（一）需要

1. 需要的概念

需要是有机体内部的某种缺乏或不平衡状态，它表现出有机体的生存和发展对于客观条件的依赖性，是有机体活动的积极性源泉。

（1）需要是有机体内部的不平衡状态：包括生理的和心理的不平衡。例如，血液中血糖成分的下降会产生饥饿求食的需要；社会秩序不好会产生安全的需要；孤独会产生交往的需要等。（2）需要是有机体对客观条件的依赖性引起的；需要总是指向能满足某种需要的对象或条件，即追求某种对象，并从对象中得到满足。没有对象，不指向任何事物的需要是不存在的。（3）需要是有机体行为动力的重要源泉：需要是有机体活动的基本动力，动力性是需要的根本特征。它促使人追求一定的目标，以行动求得自身的满足。同时，人的需要是在活动中不断产生和发展的，即在活动中需要不断地得到满足又不断地产生新的需要，进而使人的活动不断地向前发展。

2. 需要的分类

人的需要是多种多样的，按照起源分为自然需要和社会需要；按照对象分为物质需要和精神需要。

（1）自然需要和社会需要

①自然需要是机体的本能需要，包括饮食、运动、呼吸、排泄、休息、睡眠、配偶等需要，因此，又称生理需要，为人和动物所共有。②社会需要是后天习得的需要，包括对劳动、交往、成就、奉献、求知、社会赞许等需要。它源于人类的社会生活，反映人类社会的要求，并随着社会生活条件的不同而有所不同。

（2）物质需要和精神需要

①物质需要是人对物质对象的需求，包括对自然产物和社会物品的需要，例如，对空气、阳光、服装、房屋等需要就是物质需要。②精神需要是人所特有的需要，包括对知识、文化、审美、道德、交往、创造等方面的需要。

3. 马斯洛需要层次理论

美国著名的人本主义心理学家马斯洛认为，人的需要由五个等级构成。

马斯洛认为，这五种需要是与生俱来的，都是人最基本的需要，它们构成了不同的等级或水平，并成为激励和指引个体行为的力量。不同等级的需要相互联系，从低级需要到高级需要逐级上升，较高级的需要在较低级的需要得到满足之后出现。

（二）动机

1. 动机的概念

动机是激发和维持个体进行活动，并致使该活动朝向某一目标的心理倾向或动力。动机的特征有选择性和活动性，根据动机的选择性可以推测动机的方向和对象，根据动机的活动性可以推测动机的强度大小。

2. 动机的分类

按照起源可分为生物性动机和社会性动机，按照引起动机的原因可分为外部动机和内部动机。

（1）生物性动机和社会性动机

①生物性动机以有机体的生理需要为基础，例如，进食动机、睡眠动机和排泄动机。②社会性动机以社会性需求为基础，例如，成就动机、交往动机和学习动机。

（2）外部动机和内部动机

①外部动机是指行动的推动力，是外部因素引起的。例如，有的患者在医师的要求下才去康复训练。②内部动机是指人的行动出自本身的自我激发。例如，有的学生为了取得

好成绩而努力学习。

3.动机的功能

（1）激发功能

动机能激发有机体产生某种活动。例如，口渴者对水有关的刺激反应特别敏感，易激起寻觅活动。

（2）指向功能

动机使有机体的活动朝向一定的目标或对象。例如，一个学生想成为篮球运动员而经常去篮球场。

（3）维持和调整功能

动机维持活动的目标，并调节活动的强度和持续时间。如果活动达到了目标，活动将被终止；否则，活动将被维持或调整。

4.动机的冲突

在同一时间内，有一些性质和强度非常相似或相互矛盾的动机，致使人难以取舍，即形成动机冲突。常见的动机冲突有以下3种类型。

（1）双趋冲突

同时有两个具有同样吸引力的目标，引起同样程度的动机，两者必选其一所导致的心理冲突，如"鱼和熊掌不可兼得"。

（2）双避冲突

同时面临两件不受欢迎或令人讨厌的事物，引起同样程度的逃避动机，只有接受一个才能避开另一个，这样的选择所产生的心理冲突。如"前遇悬崖，后有追兵"。

（3）趋避冲突

指个体对同一事物或目标既向往又回避的矛盾心理所引起的心理冲突。如想吃鱼又怕鱼刺。

（三）兴趣

1.兴趣的概念

兴趣是指个体积极探究某种事物及爱好某种活动的心理倾向，表现为个体对某种事物的选择性态度和肯定的情绪体验。

2.兴趣的种类

根据兴趣的内容分为物质兴趣和精神兴趣，按照兴趣指向的目标分为直接兴趣和间接兴趣。

（1）物质兴趣和精神兴趣

物质兴趣主要是指人们对舒适的物质生活的渴望和追求。如华丽的服饰、高档的住房、豪华的汽车等。精神兴趣主要是指人们对精神生活的渴望和追求。如哲学、文学、艺术、体育等。

（2）直接兴趣和间接兴趣

直接兴趣是指人们对活动过程的兴趣。如对看电影、打篮球等活动本身的兴趣。间接兴趣主要是指人们对活动过程所产生结果的兴趣。如，一个护士对学习护理知识没什么兴趣，然而对学好护理将来能做白衣天使感兴趣。

3. 兴趣的品质

（1）兴趣的倾向性

是指一个人的兴趣所指向的是什么事物。人与人，由于年龄、环境、阶级属性不一样，兴趣的指向也存在很大的差异。如生活中对文学、对动物、对音乐感兴趣的人都有。

（2）兴趣的广阔性

是指一个人的兴趣范围。兴趣的范围因人而异，有的人兴趣广泛，对许多事情都兴致勃勃，积极探索；有的人兴趣狭窄，对什么事情都没有热情，生活单调。兴趣的广阔性与一个人的知识面密切相关。

（3）兴趣的持久性

是指兴趣持续的时间或稳定的程度，又称兴趣的稳定性。兴趣的持久性对一个人的学习和工作都很重要。只有稳定而持久的兴趣，才能促使人们深入钻研他们所感兴趣的事物，系统地掌握一门知识，取得事业的成功。

（4）兴趣的效能性

是指兴趣对活动产生作用的大小。兴趣效能分积极和消极两种，凡是对社会进步和个人身心发展起推动作用的兴趣，就是具有积极效能的兴趣；反之，就是具有消极效能的兴趣。

三、人格心理特征

（一）能力

1. 能力的概念

能力是人顺利地完成某种活动所必须具备的心理特征。能力总是和人的某种活动紧密相连并表现在活动中。

2. 能力的分类

（1）一般能力

通常称为智力，是在许多基本活动中都表现出来，且各种活动都必须具备的能力。例如，观察力、记忆力、抽象概括力、想象力都属于一般能力。

（2）特殊能力

是在某种专业活动中表现出来的能力。例如，工程师的机械操作能力、画家的色彩辨别能力、歌唱家的音乐表象能力等，这些能力对于完成相应的活动是必须具备的。

3. 能力发展与个体差异

（1）能力发展

能力发展的一般趋势大致是从 3 ～ 12 岁，智力的发展与年龄的增长几乎是同步的，之后随着年龄的增长，智力的发展呈负加速变化，在 20 岁左右达到顶峰，并一直维持到 35 岁左右，之后智力开始缓慢下降，到 60 岁后智力开始迅速衰退。

（2）能力的个体差异

主要表现在能力的水平、能力表现的早晚和能力结构等方面。例如，有人聪明，有人愚笨，这是能力水平上的差异。有人"少年早慧"，有人"大器晚成"，这是能力表现早晚的差异。有人长于想象，有人长于记忆，有人长于思维，这是能力结构方面的差异。

（二）气质

1. 气质的概念

气质是一个人典型的、稳定的心理活动的动力特征。同我们通常所说的"性情""秉性"和"脾气"很近似。气质主要表现为心理过程的强度、心理过程的速度和稳定性、心理活动的指向性。气质具有明显的天赋性，较多地受神经系统先天特性的影响。

2. 气质的类型

古希腊著名医学家希波克拉底认为，人体有血液、黏液、黄胆汁、黑胆汁 4 种体液，并根据这四种体液的多寡将人的气质分为多血质、黏液质、胆汁质和抑郁质 4 种类型。苏联生理学家巴甫洛夫的高级神经活动类型学说对气质形成的生理机制做了较为科学的解释。巴甫洛夫通过条件反射的实验研究发现，神经过程有 3 种基本特性，即强度、均衡性和灵活性，并根据神经过程的基本特性的不同组合，把人的高级神经活动分为 4 种类型，即活泼型、安静型、兴奋型和抑制型。这与希波克拉底提出的 4 种气质类型是吻合的，存在对应关系。

3. 气质的意义

（1）气质与价值观

气质不能决定人的智力水平和社会价值，只能促使人格带有一定的动力色彩。任何一种气质类型都有优点和缺点，就一个人的社会价值和成就来说，气质无好坏之分。

（2）气质与职业选择

不同的职业对于从业者有着不同的要求。例如，护士需要敏锐的认知和细心，善于抑制自己的情绪等气质特点。选择气质特征合适的人员从事某项工作，可提升工作效率，减少失误。

（3）气质与健康

不同的气质类型对身心健康有不同的影响。例如，胆汁质的人情绪不稳，易冲动，而抑郁质的人内心体验深刻，易伤感，均不利于身心健康。

（三）性格

1. 性格的概念

性格是指人对现实的态度和行为方式中所表现出来的比较稳定、具有核心意义的心理特征。

（1）性格表现在一个人对现实的态度和他的行为方式中

人对现实稳定的态度和人的习惯化的行为方式是统一的。正是人对现实的态度和与之相应的行为方式的独特结合，构成了一个人的独特性格。

（2）性格是一个人比较稳定的心理特征

人的性格不是一朝一夕形成的，然而一经形成就比较稳定，并且表现在他的日常行动之中。人的一时性的、偶然性的表现不能代表他的性格特征。

（3）性格是具有核心意义的心理特征

人格的差异主要不是表现为气质、能力的差异，而是表现为性格的差异。性格具有直接的社会价值，性格决定着能力的发展方向，性格可以改造气质。

2. 性格的特征

（1）态度特征

是指人对待事物态度方面的性格特征，是性格最重要的组成部分。包括对社会、集体、他人、自己、工作、学习和劳动的态度。例如，诚实与虚伪，谦虚与自负等。

（2）情绪特征

是指人们在情绪活动时在强度、稳定性、持续性以及稳定心境等方面表现出来的个别差异。如有的人行为受情绪影响较大，有的人则能够控制情绪。

（3）意志特征

是指人对自己意志活动的自觉调节和调节水平方面的性格特征，受人的理想、信念和价值观的制约。如有的人沉着镇定，果断勇敢；有的人张皇失措、胆小怯懦等。

（4）理智特征

是指人在感觉、知觉、记忆、思维和想象等认知方面的性格特征。如在解决问题时，有人倾向冒险，有人倾向保守；有人积极创新，有人墨守成规。

3. 性格的类型理论

（1）功能优势学说

英国心理学家培因和法国心理学家李波根据智力、情绪、意志3种心理功能何者占优势，将性格划分为理智型、情绪型和意志型。理智型者处理问题深思熟虑，不感情用事；情绪型者不善于思考，感情用事；意志型者目标明确，行为主动。

（2）内外倾向学说

瑞士心理学家荣格根据力比多的活动方向，将人的性格分为外向型和内向型。外向型表现为心理活动倾向于外部，对外部事物关注，为人开朗、活泼奔放、情感外露、做事当机立断、不拘小节、善于交际、独立性强；内向型表现为心理活动倾向于内部，表现为沉静，做事谨慎，深思熟虑，反应缓慢，适应环境比较困难，顾虑多，交际面窄，较孤僻。

（3）独立顺从学说

美国心理学家威特金根据人的信息加工方式的不同提出了场依存、场独立学说，将人的性格分为独立型和顺从型。独立型的人有坚定的个人信念，善于思考，遇到紧急情况镇定自若，喜欢把自己的意志强加于人；顺从型的人从众，容易受人暗示，通常屈从于权势，总是听从别人的安排，不善于适应紧急情况。

四、自我意识

（一）自我意识的概念

自我意识是指个体对自己作为主体和客体存在的各方面的意识。它具有复杂的心理结构，是一个多维度、多层次的心理系统，担负着人的内心世界以及内部和外部世界之间的协调任务。

（二）自我意识的结构

自我意识是由自我认知、自我体验和自我控制组成的自我调节系统，作用是对人格的各种成分进行调控，确保人格的完整、统一、和谐。

1. 自我认知

是对自己的洞察和理解，是自我意识在认知上的表现，包括自我观察和自我评价。自我观察是指对自己的感知、思想和意向等方面的觉察。自我评价是指一个人对自己的想法、期望、品德、行为及人格特征的判断与评估。自我评价是自我调节的重要前提。对自己的评估过高或过低，都可能造成自己在人际关系方面的不适应。

2. 自我体验

是伴随自我认识而产生的内心体验，是以自我评价为基础的自我意识在情绪上的表现，包括自尊、自信、自爱、自卑、自傲、自我欣赏等。自我体验的调节作用可概括为以下3个方面：第一，使认识内化为个人的需要和信念；第二，引起和维持行动；第三，制止自己的行为。

3. 自我控制

是实现自我意识调节的最后环节，是自我意识在意志上的表现，是个体的自觉过程。自我控制主要表现为个人对于自己行为的监督和调节使之达到自我的目标，包括自我监控、自我激励、自我教育等成分。

第四章　心理应激与心身疾病

第一节　心理应激

一、心理应激的概念与理论模式

应激（stress）或称为压力，是个体察觉各种刺激对其生理、心理及社会系统威胁时的整体现象，所引起的反应可以是适应或适应不良。应激是多学科关注的概念，医学、心理学、社会学、人类学均以此为重要研究课题。下面简要介绍应激概念发展过程中的里程碑事件和重要的理论模式及工作应激理论，便于理解与护理工作相关的应激。

（一）应激概念的发展

1. 坎农的稳态与应急

20世纪20年代，美国哈佛大学著名的生理学家坎农（Cannon）提出了稳态学说和应急概念。他发现有机体可通过各种自我调节机制，在变化着的内外环境中保持动态平衡，这个过程称为内稳态或自稳态。当机体遇到严重的内外环境干扰性刺激使其自稳态被打破时，机体的交感神经—肾上腺髓质系统就会被激活，因交感神经兴奋使各个器官系统产生整体性的生理反应。坎农将此时所出现的整体反应称为应急（emergency）反应，即战或逃（fight or flight）反应。坎农的稳态与应急概念显示了其对环境与健康之间关系的系统论认识特征，与后来的各种应激研究息息相关。

2. 塞里的"一般适应综合征"与应激

加拿大著名病理生理学家塞里（Selye）提出了著名的"一般适应综合征"和应激概念，标志着现代应激研究的开始。塞里经过观察不同患者和大量的动物实验发现，许多处于不同疾病状态的个体都会出现食欲下降、体重降低、乏力等全身不适症状，因此认为在每一种疾病或有害刺激下机体均会出现这种相同的特征性和涉及全身的生理病理反应过程。在各种不同的严重干扰性刺激下，机体会通过一些非特异性反应过程来进行适应，而与刺激的种类无关。塞里将机体在不同刺激作用下出现的一系列非特异性的适应反应称为应激，并将这种非特异性的变化称为一般适应综合征（general adaptation syndrome，GAS），并提出GAS是机体通过下丘脑—垂体—肾上腺轴（H-P-A轴）对有害刺激所做出的防御反应的普遍形式。塞里将 GAS 分为警戒期、阻抗期和衰竭期 3 个阶段。

（1）警戒期（alarm stage）

是机体为了应对有害刺激而唤起体内的整体防御功能，也称动员阶段。机体察觉威胁，激活交感神经系统和 H-P-A 轴，引起体内的应急反应和应激反应。

（2）阻抗期（resistance stage）

如果有害刺激持续存在，机体通过提高体内的结构和功能水平以增强对应激原的抵抗。此期机体仍试图去适应所受到的挑战，然而所需的生理资源可能逐步趋向枯竭。

（3）衰竭期（exhaustion stage）

如果有害刺激持续时间太久，或者有害刺激过于严重，机体则丧失所获得的抵抗能力而转入衰竭阶段。此期间用来对抗应激的生理、心理能量已被耗竭，机体需要得到休息与补充能量。若机体不再有可供动员的能量储备来对抗不良刺激，则可造成严重疾病，甚至死亡。

塞里的工作在应激研究历史上具有重要地位，此后许多应激研究都是在此基础上进行修正、充实和发展的。

3. 拉扎勒斯的应激、认知评价和应对

20 世纪 60 ~ 80 年代，认知理论越来越被人们所关注，以拉扎勒斯（Lazarus）为代表的心理学家提出认知评价和应对方式在应激中具有重要的中介作用。拉扎勒斯指出，应激的发生并不伴随着特定刺激或特定反应，而是发生于个体察觉或评估一种有威胁的情境时。应激刺激或生活事件虽然是应激原，但应激反应是否出现以及如何出现，却取决于当事人对事件的认识。此后，拉扎勒斯等又进一步研究了"应对方式"在应激中的中介作用，进而将应激研究引向了应激（应激原和应激反应）、认知评价和应对方式等多因素之间的关系。

（二）应激的理论模型

应激的理论模型是用来解释应激发生、发展过程的理论体系。借助理论模型，可以更好地理解应激的概念。

1. 应激反应模型

应激反应模型（response-based model of stress）强调不同应激刺激引起共同的应激反应，包括生理、心理、行为反应，而对引起应激反应的其他因素关注不多。具有代表意义的是塞里的一般适应综合征。

2. 应激刺激模型

应激刺激模型（stimulus-based model of stress）强调引起应激的不同刺激，特别是心理社会刺激，包括探讨刺激物的性质、种类及作用机制等，而对应激刺激导致的应激反应，特别是对生物反应的关注不多。

3. 应激心理模型

强调个体的认知评价及应对策略在适应应激情境中的重要性。在众多的应激心理模型中，具有代表性的是认知—现象学—交互作用模型（CPT）。该理论倡导者多是一些心理学家，代表人物是 Lazarus 和 Folkman。CPT 模型有 3 个重要观点：①认知观点，强调个体的经验，以及所体验到的事件意义。此为决定应激反应的主要中介和直接动因，即应激是否发生以及怎样发生，都依赖于个体的认知评价。②现象学观点，强调与应激有关的特定时间、地点、事件、环境，以及人物的具体性。③相互作用观点，强调应激是通过个体与环境之间存在的特定关系而产生，只有个体认为自身无力对付环境需求时才会产生应激体验。

在 Lazarus 等的应激理论基础上，我国学者姜乾金等结合自身和国内相关研究结果，提出了应激过程模型，对于更好地理解应激具有重要作用。依据过程模型，心理应激（psychological stress）被定义为：个体在应激原作用下，通过认知、应对、社会支持和个性特征等中间因素的影响，最终以心理—生理反应表现出来的多因素作用的适应过程。这一定义把应激看作是个体对环境威胁或挑战的一个连续的适应过程，既不是简单的刺激，也不是简单的反应，而是受多种中介因素如认知评价、应对方式、社会支持和个性特征影响的动态过程。从生物—心理—社会医学模式的角度，应激过程模型的认识论更接近"整体观"和"系统论"。该定义也有助于对某些疾病发生的病因做出解释。

（三）工作应激理论

工作应激又称为职业应激（occupational stress），是指在工作环境中，在威胁工作行为的应激原长期持续作用下，个体产生的一系列生理、心理和行为反应的过程。良性应激能有效激发人们的行为，有助于个体身心潜能的调动，提升工作效率；不良应激是令人不愉快的、超出个人承受能力的长时间高水平的应激，使人的心理与行为活动发生紊乱。目前，对护理工作良性应激的研究较为有限，因此，本节所指的护理工作应激主要是指后者。有关工作应激的理论主要有以下 3 种。

1. 传统理论

该理论是从社会水平上对各个独立的与应激有关的概念进行确认和测量，把引起应激的环境条件和个性特征看作是分离的、静态的。如 Holt 根据该理论，把引起应激的环境条件分为工作负担、角色模糊、角色冲突、工作单调、缺乏对工作的控制等因素。该理论忽视了环境与个性之间的交互作用。

2. 个体—环境匹配理论

是工作应激研究领域中运用最多的理论之一。该理论认为，引起应激的因素不是单独的环境因素或个人因素，而是个人与环境相联系的结果。工作应激是个体能力与工作要求不匹配引起的，只有当个人与环境相匹配时，才会出现较好的适应能力。个体—环境匹配理论将引起应激的工作环境和个人特点结合起来考察，相对以前的理论无疑是一个巨大的进步，能更全面更准确地解释工作应激产生的原因。然而，Lazarus 指出，个体—环境匹配理论还是过于简单，即使是与环境匹配很好的个体，在特殊情况下也会产生应激。例如被人误解、职位或薪水等得不到提升等。

3. 工作需求—控制模式

工作需求—控制模式由 Karasek 提出，亦属于工作应激研究中应用最广泛的理论之一。该理论认为，有两种工作环境影响了工作者的健康水平和工作质量，它们分别是工作需求和工作控制。工作需求包括工作量和工作时间，工作控制包括个人的决策力量和技巧运用。工作应激来源于两者之间的联合作用和交互作用。工作者在高需求—低控制的工作环境中应激最大，而在低需求—高控制的工作环境中应激最小。高需求—高控制的工作是积极的工作，低需求—低控制的工作则是消极的工作。然而该理论忽略了应激产生过程中的一些中介因素。Karasek 和 Theorell 对该模式进行了重新定义，加入了社会支持变量，形成了工作需求—控制—社会支持模式。该理论认为，工作者在高需求、低控制、低社会支持的工作环境下，工作应激最大。

二、心理应激过程

根据心理应激过程模型，逐一介绍应激原、应激中介因素及应激反应。

（一）应激原

能够引起个体产生应激的各种因素均称为应激原（stressor）。简而言之，应激原就是各种生活事件，即人们在日常生活中面临的各种各样的问题，如家庭成员的死亡、人际冲突等。

1. 应激原的分类

（1）根据应激原来源分类

①内部应激原

是指产生于有机体内部的各种需求或刺激，包括生理方面的如头痛、发热、肢体伤害等，以及心理方面的如追求完美、悔恨、矛盾冲突等。

②外部应激原

是指产生于有机体外部的各种需求或刺激，包括自然环境和社会环境两个方面。前者如空气污染、噪声、天气炎热等，后者如人际关系紧张、工作不顺心、夫妻感情不和等。

（2）根据应激原属性分类

①躯体性应激原

是指直接作用于躯体引起应激的刺激物，包括理化因素、生物因素和疾病因素等，例如冷、热、噪声、机械损伤、病毒、细菌、放射性物质等均属于躯体性应激原。

②心理性应激原

主要是致使个体产生焦虑、恐惧和抑郁等情绪反应的各种心理冲突和心理挫折。心理冲突（mental conflict）是一种心理困境，是由于个人同时有两种或两种以上动机而无法同时获得满足而引起的。动机冲突的形式常见的有双趋冲突、双避冲突和趋避冲突。心理挫折是指个体在从事有目的的活动过程中遇到无法克服的障碍或干扰，致使个人动机无法实现，个人需要不能满足的一种情绪状态。如，因患重病而不能工作、婚事遇到父母反对、经济困难不能上学等。

③社会性应激原

是人类生活中最为普遍的一种应激原，日常生活中各类大小事件，诸如战争、动乱、天灾人祸、亲人亡故、子女生病、家庭冲突等都属于社会性应激原，与人类的许多疾病有着密切的关系。

④文化性应激原

是指一个人从熟悉的环境到陌生的环境中去，由于生活方式、语言环境、价值观念、风俗习惯等的变化所引起的冲突和挑战。文化性应激原对个体的影响是持久且深刻的。

（3）根据个体对应激原的认知评价分类

①丧失性应激原

是指危害已经发生，并使个体丧失原所有物的应激性事件，如残疾、退休、丧偶等。

②威胁性应激原

是指对个体构成威胁，可能造成伤害或丧失的应激性事件，如汽车迎面驶来、即将手术等。

③挑战性应激原

是指被认为有利于个体成长发展的应激性事件，多伴有愉快的情绪体验，如结婚、生育、升职等。

对应激原的认知因人而异，如乔迁新居对多数人而言是愉快的，属于挑战性应激原；有的人却因乔迁使生活方式改变而感到焦虑，此时乔迁新居便转为威胁性应激原。

2. 护理工作中的应激原

国内、外许多研究表明，由于护理工作负荷大、责任重、工作中人际关系错综复杂等，属于工作应激高发的职业。护理工作中的应激原与其工作环境和工作经历有着重要关系。通常而言，在重症监护病房（ICU）、急诊科而心血管病房，由于患者住院时间较长、效果缓慢、病情复杂多变等，使护士工作负荷加重，紧张程度高，从而面临更多的工作应激原；刚工作不久的护士，由于缺乏工作经验，在工作中时常遇到挫折，进而会面临更多的应激原；对于工作经历较长的护士，工作负荷加重、责任较大，以及工作与家庭之间的冲突可能是其面临的主要应激原。

3. 应激原与健康的关系

应激原（或生活事件）是造成心理应激并可能损害个体健康的主要刺激物。其对个体心身健康的影响早已被人们关注，并且在某种程度上促进了医学模式的转变。国内外许多研究都报道了应激原（或生活事件）与某些疾病的发生、发展和转归的相互关系。研究发现，个体在经历社会环境和人际关系的挫折时，通常会出现各种类型的疾病，且负性生活事件，尤其是丧偶、家庭成员的死亡等与健康和疾病的关系尤为密切。

（二）应激过程的中介因素

应激原是否能引起应激反应与刺激因素的强度和类型有关，也与个体的认知评价、应对方式、社会支持和个性特征等应激过程的中介因素有关。

1. 认知评价（cognitive appraisal）

是指个体根据自身情况对应激原的性质和意义做出的推断与评估。Lazarus 和 Folkman 将个体对应激原的认知评价过程分为初级评价和次级评价。初级评价是个体在某一事件发生时进行的认知活动，主要是判断该事件是否与自己有利害关系。当应激原被个体认为是无关或良性刺激，就不会引起应激反应；反之，则会引起反应。如晋级考试对渴望晋升的人来说是应激性事件，对于不想晋升的人来说则是无关事件。一旦做出有关系的判断，随即对事件是否可以改变做出判断，即对个人能力的评估，就是次级评价。伴随着次级评价，个体会进行相应的应对活动。当个体认为某个应激原是可以控制的时候，多采用问题式应对方式来处理应激原；反之，多采用情感式应对方式来面对应激原。认知评价在心理应激的发生和强度方面发挥着重要作用，同样的应激原，由于认知评价不同，引起的应激反应可以截然不同。

此外，认知评价并非完全独立的中介因素。一方面认知评价受到诸多因素，特别是人格特征和社会支持的影响；另一方面认知评价又影响着其他因素，其中应对方式受认知评价影响较为明显。由于对应激原的认知评价直接影响个体的应对活动和心身反应，因此是应激反应过程中的关键中介因素之一。

在护理工作应激的研究中，需要进一步探讨护士对于工作应激的认知评价，从自身角度去积极应对应激原，减少应激反应。

2. 应对（coping）

又称应付，是影响应激反应和健康的重要应激中介因素。20 世纪，心理学家将"应对"从一个适应过程、一种行为的观点，提升为人的认知活动和行为的综合体。目前通常认为，应对是个体对生活事件，以及因生活事件而出现的自身不平衡状态所采取的认知和行为措施。

（1）应对方式的分类

应对是多维度的概念，应对方式有多种不同的分类方法。

按应对的主体角度不同，应对方式可分为心理活动应对（如再评价）、行为操作应对（如回避）和躯体变化应对（如叹气放松）3 类。目前，多数检测应对的量表兼有这几个方面的应对条目内容。

按应对是否有利于缓解应激的作用，进而对健康产生有利或不利的影响，应对方式可分为积极应对和消极应对两类。

按应对的指向性不同，应对方式可分为问题关注应对（problem-focused coping）和情绪关注应对（emotion-focused coping）。前者指向应激原，针对事件或问题，倾向于通过有计划地采取行动，寻求排除或改变应激原所致影响的方法，以处理导致应激的情境本身。后者指向自身，针对自身的情绪反应，倾向于采用过度进食、用药、饮酒、远离压力等行为回避或忽视应激原成处理由应激所致的情感问题。目前，多数检测应对的量表兼有这两方面的应对条目内容。

不同的应对方式对应激反应的产生和发展起着促进或限制的作用，进而影响个体的心身健康。在实际生活中，人们在面对应激时，往往采用多种类型的应对方式。如果面对众多的应激原能够采取适当而有效的应对方式，就能够降低个体的应激水平，增进健康；如果应对无效，就会产生各种应激反应，进而损害个体的心身健康。

（2）应对与应激的关系

与应激相关的应对研究，近十余年被国内所重视。然而，有关应对概念、与其他心理社会因素的关系、在应激过程中的地位和作用等问题尚无统一认识。姜乾金等通过对国际上各种应对问卷的综合分析，发现应对的内容非常丰富，涉及从生活事件到应激反应的全过程；且应对概念与其他应激因素如认识、社会支持等概念相互交叉、相互影响。

应对受其他应激相关因素的影响，生活事件属性的不同会影响应对方式，如连续的负性生活事件可能使个体的应对方式倾向于消极。认知评价也会影响应对方式，认知评价直接决定个体采用问题关注应对还是情绪关注应对，且个体的认知策略如再评价本身就是一种应对策略。社会支持在一定程度上可以改变个体的应对方式，如路遇歹徒袭击时，是否有强大的同伴伴随可以影响个体的应对策略。个性特征在一定程度上决定应对活动的倾向性即应对风格。不同个性特征的个体在面临应激时采用不同的应对策略，如完美主义者在"再评价"应对中可能做出更多的不良推理和消极判断，具有暴发性人格特质的人在紧急事件面前可能容易失去有效的应对能力等。应激反应同样影响应对方式，如长期慢性应激可使个体进入无助状态，失去积极应对环境的能力，此时任何细小的生活事件刺激，都可能使其因失去应对能力而产生严重后果。此外，应对方式还与个体的性别、年龄等特征有关。

护理工作应激的相关研究表明，如果护士能够采取一些较为积极的应对方式，如主动与别人讨论问题、向他人寻求帮助、多着眼于问题解决、多想事情积极有利的一面等，其工作应激水平会较低；反之，如果习惯采取一些消极的应对方式，如回避问题、否认问题存在、自责、幻想、嗜好烟酒、怨天尤人，只考虑事物消极的一面，其工作应激水平会较高。当然，偶尔采取回避问题、否认问题等应对方式，也会暂时降低应激水平。

3. 社会支持（social support）

是指个体与社会各方面包括亲属、朋友、同事和同伴等社会人，以及家庭、单位、党团、工会等社团组织所产生的精神和物质上的联系程度。人总是生活在一定的社会环境中，与社会环境的接触、交流及获得的社会支持，对于个体的成长、生存等均有重要意义。通常认为社会支持能为个体提供精神与物质等多方面的支持，是应激过程中个体"可利用的外部资源"，具有减轻或缓冲应激的作用。在众多的社会联系中，配偶及家庭成员是个体社会支持最重要的来源，其次是朋友和同事。社会支持以感知到的主观感受与体验为主，尽管感知到的未必就是真的，然而仍能够对遭遇应激的个体起到积极作用。研究表明，个体感知到的社会支持与实际获得这些社会支持所能达到的效果是一致的。

个体的社会支持程度与其他应激因素存在交互关系，如许多生活事件本身就是社会支持方面的问题；认知因素可影响社会支持的获得，特别是影响主观支持的质量；社会支持与个性有一定的联系等。

有效的社会支持可以缓解护士的工作应激状态。如护士与患者及其家属关系和谐，医护之间、护士之间的相互理解和帮助，以及来自上级的支持和社会上的尊重等，可以在一定程度上缓解护士的高应激状态；反之，如果护士各方面的关系协调不好，面临众多的应激原而又缺乏相应的社会支持时，应激水平就升高。来自护士家人的理解和帮助也是一种重要的社会支持，可以降低其应激水平。当护士面临应激时，可以向家人、亲友敞开心扉倾诉，寻求其帮助和支持。

4. 个性特征（personality）

个性又称人格。个性特征与应激原、认知评价、应对方式、社会支持和应激反应等因素之间均存在相关性。

（1）个性与应激原

不同个性特征影响个体对应激原的感知，如敌意性较高的人，通常更多地感知其遭受来自人际冲突的应激原。研究结果显示，个性特征与生活事件量表分值之间，尤其是产生主观事件的频度，以及对负性事件的判断方面存在相关性。

（2）个性与认知评价

个性特征可影响个体对应激的认知评价，如态度、价值观和行为准则等个性倾向性，以及能力和性格等个性心理特征因素，都可以不同程度地影响个体在应激过程中的初级和次级评价，从而间接地影响应激反应。例如特质焦虑水平很高的个体，容易将一些正常情境评价为一种威胁或挑战。

（3）个性与应对

不同个性特征的个体具备不同的应对风格，即在一定程度上决定个体在面临应激时其应对活动的倾向性。

（4）个性与社会支持

个性特征可间接影响客观社会支持的形成，同时也影响其主观感知到的社会支持，以及对社会支持的利用度水平。如性格外向的人往往拥有更多的社会支持网络，并且自信地认为社会支持网络会为其提供所需要的支持；而神经质性较高或者富有敌意者，多对自己能够得到所需要的帮助不抱希望。

（5）个性与应激反应

个性特征差异会对个体应激反应的形成和程度产生影响。同样的生活事件，对于不同个性的个体可以引起完全不同的心身反应结果。针对护士的相关研究表明，A 型性格的护士往往会产生更多的应激反应。性格外向的护士倾向于主动寻求新颖、变化的活动，对单调、重复性的护理工作缺乏耐心，容易产生应激反应；性格内向的护士倾向于回避变化较多的活动，较易忍受单调、重复性的护理工作，因此不易出现应激反应。此外，好胜心强的护士往往会由于期望值过高，以及害怕暴露自己弱点与缺陷而遭遇更多的应激原。

（三）应激反应

应激反应（stress reaction）是指应激原引起的机体非特异性适应反应，包括生理、情绪、认知和行为等方面的反应，通常称为应激的心身反应。应激通过各种心理和生理反应等影响个体的健康水平。

1. 应激的生理反应

应激的生理反应以神经解剖学为基础，通过神经系统、内分泌系统和免疫系统等途径，即心身中介机制（psychosomatic mediating mechanism），对全身各个器官和系统产生影响。这3条中介途径其实是一个整体，如，过强的应激原长期持续地作用于人体，则可引起持续严重的生理功能紊乱，最终发生心身疾病。

（1）应激反应的心理—神经中介机制

主要通过交感神经—肾上腺髓质轴进行调节。机体在急性应激状态时，应激刺激被中枢神经接受、加工和整合，后者将神经冲动传递到下丘脑，使交感神经—肾上腺髓质轴激活，释放大量肾上腺素和去甲肾上腺素，使中枢兴奋性增高，从而导致心理、躯体和内脏的功能改变。具体表现为：心理上的警觉性和敏感性增强；骨骼肌系统的兴奋导致躯体张力增强；交感神经兴奋，引起一系列内脏生理变化，如心率加快、心肌收缩力增强、心排血量增加、血压升高、瞳孔扩大，血液重新分配，使心、脑和肌肉获得充足的血液，肝糖原分解、血糖升高，脂类分解加强、血液中游离脂肪酸增多等，为机体适应和应对应激提供充足的功能和能量准备。必须指出，如果应激原刺激过强或持续时间太久，可造成副交感神经活动相对增强或紊乱，表现为心率缓慢、心排血量减少、血压下降、血糖降低，造成眩晕甚至休克等。

（2）应激反应的心理—神经—内分泌中介机制

通过下丘脑—腺垂体—靶腺轴进行调节。塞里曾用GAS来概括下丘脑—腺垂体—肾上腺皮质轴被激活所引起的生理反应，描述了GAS3个不同阶段的特点。当应激原作用强烈或持久时，冲动传递到下丘脑引起促肾上腺皮质激素释放因子（CRH）分泌，通过垂体门静脉系统作用于腺垂体，促使腺垂体释放促肾上腺皮质激素（ACTH），进而促进肾上腺皮质激素特别是糖皮质激素的合成与分泌，进而引起一系列生理变化，包括血糖升高、抑制炎症、蛋白质分解、增加抗体等。此外，应激刺激还可以通过下丘脑—垂体系统激活甲状腺和性腺等激素系统。

实验表明，应激状态下分解代谢类激素，如肾上腺皮质激素、髓质激素、甲状腺激素和生长激素的分泌都增加，而合成代谢类激素如胰岛素、睾丸素等分泌减少，而恢复阶段的变化正好相反，进而为机体适应环境提供了一定的物质基础。

（3）应激反应的心理—神经—免疫中介机制

目前已认识到，免疫系统并非一个功能自主的单位，在应激反应过程中，免疫系统与中枢神经系统进行着双向性调节。通常认为，短暂而不太强烈的应激不影响或略增强免疫应答，中等强度的应激可增强免疫应答，高强度的应激则明显抑制细胞免疫功能。但是，长期较强烈的应激会损害下丘脑，造成皮质激素分泌过多，使内环境严重紊乱，导致胸腺和淋巴组织退化或萎缩，抗体反应抑制，巨噬细胞活性下降，嗜酸性粒细胞减少和阻滞中性粒细胞向炎症部位移动等一系列变化，最终造成免疫功能抑制，降低机体对抗感染、变态反应和自身免疫的能力。

2.应激的心理行为反应

可以涉及心理现象的各个方面，然而与健康和疾病关系最直接的是应激的情绪反应。这里重点介绍应激的认知反应、情绪反应和行为反应。

（1）应激的认知反应

应激引起的认知反应可以分为积极性和消极性两种。适当的应激水平可以引起个体积极的认知反应，包括警觉水平提高、注意力集中、观察更加细致、记忆效果更佳、思维更加敏捷等。如果应激水平较高或长时间处于高应激状态下，就会引起个体消极的认知反应，包括注意力范围缩小，注意力更容易分散，难以较长时间地保持聚精会神的状态；短期和长期记忆力减退，记忆范围缩小，对非常熟悉事物的记忆和辨别能力下降，经常遗忘正在思考或谈论的事情；反应速度变得无法预料，实际的反应速度降低；组织能力和长远规划能力退化，错觉和思维混乱增加，客观公平的评判能力降低等。消极的认知反应可能促使个体产生动机冲突，挫折增多，激发不良情绪，形成负性情绪与认知功能下降的恶性循环。长期陷于其中会影响个体的自我评价，致使其自我价值感降低，表现为自卑、悲观、不自信，忧虑、多疑、缺乏自我控制和自我调节能力，应用不成熟的心理防御机制，通过歪曲现实改变认知。

（2）应激的情绪反应

个体在应激时产生的情绪反应及其强度受很多因素的影响，且差异很大。应激常见的情绪反应如下。

①焦虑（anxiety）

是个体预期将要发生危险或不良后果时所表现的紧张、恐惧和担心的情绪状态，是最常出现的情绪性应激反应。适度的焦虑可以提高人的警觉水平，激活交感神经系统，提高人对环境的适应和应对能力，是一种保护性反应。而过度或不适当的焦虑是有害的，会削弱个体的应对能力。

②恐惧（fear）

是个体面临危险，企图摆脱已明确、有特定危险对象和情景时的情绪状态，通常产生回避行为。恐惧时，伴有交感神经兴奋，肾上腺髓质激素分泌增加，全身动员。由于个体感到没有信心和能力战胜危险，只有回避或逃跑。过度或持久的恐惧会对人产生严重的不利影响。

③抑郁（depression）

是一组消极悲观的情绪状态，常与"丧失"有关，表现为悲观失望，无动力、无活力、无精力、无兴趣，自我评价降低，自责，失眠，食欲障碍，绝望，严重者可有自杀企图和行为。

④愤怒（anger）

是与挫折和威胁有关的情绪反应。个体由于有目的的活动受到阻碍，自尊心受到伤害，为了排除这种阻碍或恢复自尊，常可激起愤怒。愤怒时交感神经兴奋，肾上腺素分泌增加，出现心率和呼吸加快，血压上升，心排血量增加，肝糖原分解，并多伴有攻击行为。

应激情绪反应有积极和消极之分。适度的应激水平可使人保持适度的紧张和焦虑，有助于任务的完成。然而应激水平过高，身体和心理的紧张迅速增加，人变得非常焦虑和恐惧，甚至出现抑郁状态，导致疑病症增加，自我评价迅速降低，无能力、无价值感增强等。

（3）应激的行为反应

伴随应激的心理反应，机体在外观行为上也会发生改变，这是为缓解应激对个体自身的影响、摆脱紧张状态而采取的应对行为策略，以顺应环境的需要。应激常见的行为反应如下。

①逃避与回避

是个体为了远离应激原而采取的行为。逃避（escape）是指已经接触到应激原后又采取远离应激原的行动；回避（avoidance）是指事先知道应激原将出现，在未接触应激原前就采取行动远离它。目的均为摆脱情绪应激，排除自我烦恼。

②退化与依赖

退化（regression）是个体受到挫折或遭遇应激时，放弃成年人应对方式，而使用幼儿期的方式应付环境变化或满足自己的欲望。退化行为主要是为了获得别人的同情、支持和照顾，以减轻心理压力和痛苦。退化行为必然会伴随产生依赖的心理和行为。依赖（dependence），即事事处处依靠别人的关心和照顾，而不是靠自身努力去完成本应自己去做的事。退化和依赖多见于病情危重经抢救脱险后的患者，以及慢性病患者。

③敌对与攻击

其共同心理基础是愤怒。敌对（hostility）是内心有攻击的欲望，表现为不友好、谩骂、憎恨或羞辱别人。攻击（attack）是在应激下个体以攻击方式做出反应，攻击对象可以是人或物，也可以针对别人或自己，如某个孩子不愿意服从父母的安排，表现为掐自己的胳膊或拍打自己的头部等。

④无助与自怜

无助（helplessness）是一种无能为力、无所适从、听天由命、任人摆布的行为状态，通常是个体经反复应对不能奏效，无法控制应激情境时产生，其心理基础包含一定的抑郁成分。无助使人不能主动摆脱不利的情境，对个体造成伤害性影响，务必加以引导和矫正。

自怜（self-pity），即自我怜悯、惋惜，其心理基础包含对自身的焦虑和愤怒等成分。自怜多见于独居、对外界事物缺乏兴趣者，其遭遇应激时常常独自哀叹、缺乏安全感和自尊心。倾听他们的倾诉并提供适当的社会支持，可改善其自怜行为。

⑤物质滥用

个体在心理冲突或应激情况下会以习惯性的饮酒、吸烟，或是服用某些药物等行为来转换其对应激的行为反应方式。尽管明知物质滥用对其身体无益，然而仍希望借此达到暂时麻痹自己、摆脱烦恼和困境之目的。

3.护理工作相关的应激反应

处在应激工作环境下的护士会出现各种应激反应。国外调查发现，处于应激状态下的护士除缺勤较多、工作满意度下降外，还表现为在工作中缺乏自信、敏感多疑、紧张、焦虑、抑郁、情绪不稳定，以及与同事间关系紧张等，并容易出现生理功能障碍，如胸闷、血压升高、头痛、胃肠道症状，以及睡眠紊乱等。如果长期处于高应激工作状态下，护士可能产生职业倦怠现象。职业倦怠是美国临床心理学家弗鲁顿伯格在20世纪70年代研究职业压力时提出的概念，描述助人行业的工作人员长期工作压力得不到有效缓解，因此产生的心理与生理上的疲惫、工作能力下降、工作热情丧失、对他人日益冷漠、工作成就感低等一系列消极表现。因此，需要政府、社会、医疗机构，以及护士自身的共同努力，从合理配置护理人力资源、降低护士工作负荷、改善工作环境、给予社会心理支持、提高护士应对能力等方面综合管理，以降低护士的应激水平，提升身心健康水平。

4.应激反应与健康的关系

应激反应与健康的关系可从以下两个方面来理解。

一方面，应激反应是机体为应付外界环境的挑战做出的一种适应性改变，具有积极意义。当应激原出现时，机体通过提高交感神经兴奋性、增加激素分泌、加快能量代谢、提高心跳频率、升高血压等方式来应对应激原带来的挑战。当外界威胁不存在时，机体的各种应激反应会自动解除，各项生理功能指标可恢复至正常水平。此外，通过对应激原及时做出反应的锻炼，使人形成健康的体格和积极的人格，从而有益于对各种环境的适应，但仅适用于急性应激原，且应激强度不是很大的情况。

另一方面，当突然面对超强的刺激或持久的劣性刺激时，个体的健康就会受到损害。超强刺激是指一些个体无法预料且突发的、难以承受的高强度社会生活事件，如亲人突然亡故、发生强烈地震等。个体面对突如其来的超强刺激时会产生强烈的情绪反应，并伴有极其剧烈的生理变化。若超过个体所能承受的极限，机体就会丧失适应能力，进而发生内部器官的器质性变化，罹患心身疾病。持久的劣性刺激会引起个体不良的情绪反应，如果不良情绪长期得不到疏导和宣泄，可导致个体的身心状态长期失衡，进而造成其神经系统特别是自主神经功能失调，久之导致身体器官或组织的病理性改变，诱发心身疾病。此外，应激状态的持续存在和发展还会致使个体出现应激相关的心理障碍，如急性应激障碍、创伤后应激障碍或适应障碍等。

第二节　心身疾病

一、心身疾病的概念和分类

心身疾病（psychosomatic diseases）或称心理生理疾病，是指一些与心理、社会因素密切相关疾病的总称。此类疾病的发生、发展和转归均程度不同地受到心理—社会因素的影响，临床表现以躯体症状为主，伴有病理学改变。国内调查发现，心身疾病约占各种疾病患者的 1/3，患病率从青年期到中年期呈上升趋势，年龄＞65 岁及年龄＜15 岁的人群患病率最低，女性患病率显著高于男性。

（一）心身疾病的概念

德国精神病学家 Heinroth 提出了"心身概念"，美国心身医学研究所将心身疾病定义为：由环境心理应激引起或加重躯体病变的疾病称为心身疾病。目前，心身疾病的概念分为广义和狭义两种。广义的心身疾病是指心理—社会因素在发病、发展和转归过程中起重要作用的躯体器质性疾病和躯体功能性障碍。狭义的心身疾病仅指躯体器质性疾病，如原发性高血压、溃疡病等。而躯体功能性障碍，则被称为心身障碍（psychosomatic disorders），如神经性呕吐、偏头痛等。可见广义的心身疾病包括了狭义的心身疾病和狭义的心身障碍。

心身疾病是以躯体症状为主的一类疾病，需要与心理障碍、单纯性躯体疾病相区别：

①心身疾病不是心理障碍，心理障碍通常是指神经症、人格障碍、精神分裂症等各种精神障碍，其病因与心理因素有关，但无明显的躯体症状和阳性体征，更无组织形态学等病理改变；②心身疾病亦非单纯性躯体疾病，虽然心身疾病以临床躯体症状为主要表现，且伴有病理学改变，但单纯性躯体疾病的病因均较明确，与心理因素不直接相关。

（二）心身疾病的分类

心身疾病种类甚多，分布于全身各系统，主要为受自主神经支配的器官与系统。关于心身疾病的分类，国内外学者意见不一，目前较常用的分类方法如下。

1. 按器官系统分类

（1）消化系统

胃和十二指肠溃疡、溃疡性结肠炎、肠道激惹综合征、神经性厌食、神经性呕吐等。

（2）心血管系统

原发性高血压、冠心病、心律失常、心脏神经症等。

（3）呼吸系统

支气管哮喘、过度换气综合征等。

（4）皮肤

神经性皮炎、荨麻疹、瘙痒症、湿疹、斑秃、银屑病、多汗症等。

（5）内分泌代谢系统

甲状腺功能亢进、突眼性甲状腺肿、糖尿病、低血糖症、肥胖症、更年期综合征等。

（6）神经系统

紧张性头痛、偏头痛、抽搐、痉挛性斜颈、自主神经功能失调等。

（7）泌尿与生殖系统

遗尿症、激惹性膀胱、月经失调、经前紧张综合征、功能失调性子宫出血、性冷淡、不孕症等。

（8）骨骼肌肉系统

类风湿关节炎、肌痛、颈臂综合征、腰背部肌肉疼痛等。

（9）其他

癌症、术后肠粘连、口腔炎等。

2. 按躯体病变状态分类

采用此分类方法的学者认为，躯体病变状态主要分为躯体功能性病变和器质性病变，因此心身疾病也可依此分为两大类。

（1）心身症

是指由心理—社会因素引起躯体功能性改变的一类临床疾病。此类疾病尽管以功能性病变为主，但亦有躯体症状和一定程度的病理生理改变，基本处于心身病临界状态。常见心身症包括心脏神经症、冠状动脉痉挛、偏头痛、贲门或幽门痉挛、神经性厌食、心因性呼吸困难、心因性胸痛、过度换气综合征等。

（2）心身病

主要是指由心理—社会因素引起、伴有明显躯体器质性病理改变的一类疾病，如原发性高血压、冠心病、消化性溃疡、过敏性结肠炎、甲状腺功能亢进、糖尿病、原发性青光眼、神经性皮炎等。

因此持此分类观点的学者认为，在一定条件下，功能性病变为主的心身症可演变为以躯体器质性病变为主的心身病。

二、心身疾病的发病机制

心身疾病的发生、发展是社会、心理、生理等致病因素在不同程度和时间上相互作用的结果，其发病机制仍处在学说或理论阶段，目前主要的代表理论包括以下几个方面。

（一）心理动力理论

该理论以精神分析学说为基础，强调个体在潜意识层面对压力的处置通常是转换，通过防御机制将压力改头换面，以心理或生理症状重新表现。Alexander 早期认为，个体特异的潜意识动力特征决定了心理冲突引起特定的心身疾病。如哮喘发作被解释为是试图消除被压抑的矛盾情绪（如与母亲隔离引起的焦虑），而以躯体症状来表达；原发性高血压是源于患者对自己攻击性潜意识的压抑等。后期经修正提出心身疾病发病三要素：未解决的心理冲突、身体器官的脆弱易感倾向、自主神经系统的过度兴奋。Dunbar 则认为人格类型与心身疾病具有特殊关系，并推断具有奋力工作、紧张和雄心勃勃人格特征的个体易患冠心病。后来一些研究者证实了 A 型行为与冠心病的因果关系。

（二）心理生理学理论

该理论受 Cannon 和 Selye 等生理学家的影响颇深。根据心理生理学研究，心理—神经、心理—神经—内分泌和心理—神经—免疫学是心理—社会因素造成心身疾病的 3 个心理生理中介机制。不同个体可对心理—社会因素产生不同的生物学反应，而不同生物反应过程涉及不同器官组织，因此不同疾病可能存在不同的心理生理中介途径。同时，心理生物学研究经观察与分析，认为不同心身疾病也可能与特定的心理—社会因素相关。然而心理生物学研究还注意到心理—社会因素对不同遗传素质个体的致病差异，并确认个体素质易感性在疾病发生中的重要作用。

（三）学习理论

该理论以行为学习理论为基础，认为某些社会环境刺激可引发个体习得性心理和生理反应，心身疾病是获得性学习的结果，如情绪紧张时呼吸加快、血压升高等。因个体素质、特殊环境因素的强化或泛化，可使人们的习得性心理和生理反应稳固而演变成症状和疾病。紧张性头痛、过度换气综合征、高血压等心身疾病都可用此理论解释。尽管学习理论对疾病发生机制的解释缺乏较详尽的具体研究证据，但此理论对指导心身疾病的治疗与康复具有重要意义。

三、心身疾病的诊断和治疗原则

（一）心身疾病的诊断

心身疾病的诊断，是指综合评价人群躯体和心理两个方面健康状况的过程，对患者实施一般临床诊断的同时，还需要全面地评定其心理状态。

1. 心身疾病的诊断要点

目前心身疾病的诊断标准和方法不尽相同，根据生物—心理—社会的医学模式，人类任何疾病均受这 3 个方面因素的影响，故心身疾病的诊断需要兼顾个体的躯体、心理和社会 3 个方面。在《国际疾病分类》第 10 版（ICD-10）中，将传统的心身疾病分别纳入不同分类，归为"神经症性、应激相关及躯体形式障碍"（F4），还有一些内容分散在"伴有生理紊乱及躯体因素的行为综合征"（F5）及其他分类中。心身疾病作为整体概念，各疾病之间也有共同的诊断要点，主要包括以下几个方面。

（1）存在明确的心理—社会刺激因素

这一点对于心身疾病的诊断尤为重要。在心身疾病的发生、发展过程中，一定要有心理—社会因素的刺激，这种刺激要么时间较长，要么强度较高，或者两者兼备，其长期作用最终造成了心身疾病。

（2）心理—社会刺激与个体疾病的发生有密切的时间关系

通常来说，应该是先有不良刺激，然后才有心身疾病的发生。

（3）心身疾病的演变过程与心理—社会刺激因素呈现为正比关系

即刺激因素越强烈，持续的时间越久，心身疾病的表现就会越重。

（4）个体具有一定的遗传素质、性格特点或心理缺陷

这类个体因为自身的特点，致使心理状态不稳定，容易受到外界刺激的影响。

2. 心身疾病的诊断程序

（1）病史评估

除采取与临床各科病史采集相同的方式，还应注意收集患者的心理、社会资料，如个体的心理与行为特点、个性特征、人际关系、家庭支持等，并分析其中与心身疾病发生和发展相关的因素。

（2）身体评估

除基本的体格检查，还应注意患者在体检过程中的心理行为反应方式，如是否过分敏感、拘谨等。

（3）心理评估

对初步疑为心身疾病者，应结合其病史资料，采用访谈、行为观察、心理测量及其他必要的心理生物学检查方法，对其进行较系统、全面的检查，以确定心理—社会因素的性质和内容，以及在疾病发生、发展和转归中的作用。

（4）综合分析

依据上述各项患者评估结果，结合心身疾病阳性体征，判断其是否为心身疾病、何种心身疾病、哪些心理社会因素具有重要作用，以及可能的作用机制等。

（二）心身疾病的治疗原则

心身疾病的治疗应采取综合防治的原则，即在躯体治疗的同时，重视心理治疗的应用，坚持身心同治的原则。心理治疗的目标主要是协助患者消除心理—社会刺激因素，改变认知模式和生活方式，缓解躯体症状。

1. 躯体治疗

躯体治疗是心身疾病的基本治疗，包括各类疾病的药物治疗、手术治疗和物理治疗等。

2. 心理治疗

多种心理治疗方法都对心身疾病具有较好的疗效。行为治疗在现代临床医学中广泛用于治疗各种心身疾病。例如，生物反馈疗法对原发性高血压病、溃疡病、支气管哮喘等心

身疾病具有显著疗效；系统脱敏疗法、放松疗法可帮助患者消除或减轻焦虑与紧张情绪。精神分析治疗用于治疗某些心身疾病，如支气管哮喘、功能性胃肠功能紊乱、心脏自主神经症、持续躯体形式疼痛障碍等，能够减少或减轻临床症状；认知疗法适用于多种心身疾病；森田疗法、气功疗法也是失眠、慢性疼痛、性功能障碍等的重要治疗手段之一。

3. 精神药物治疗

精神药物治疗的目的在于减轻患者焦虑、抑郁等心理症状，调节自主神经系统功能，为心理治疗提供较好的条件。常用抗焦虑药物包括地西泮、氯氮等；常用抗抑郁药物有多塞平、阿米替林、百忧解等；调节自主神经功能可用谷维素等。

4. 环境治疗

是指利用环境调整和有利的环境因素，促进心身疾病患者病情好转和巩固的治疗方法。与患者的心身疾病密切相关的心理社会因素往往来自周围环境，如家庭、单位或邻里等，环境的改变和调整，可使冲突缓解，关系协调，进而有效改善患者的心身症状。

四、常见的心身疾病及其心理社会特征

心身疾病的病因学研究证实，人们的个性特点与行为方式既是其发病原因，又可影响其疾病转归。因此掌握常见心身疾病患者的人格特征、行为方式和社会环境特点，对防治疾病十分重要。

（一）冠心病

冠心病是最常见的心身疾病，是目前成人死亡的第一大原因。大量研究表明，人格特征、心理应激及生活方式等心理—社会因素，在冠心病的发生、发展过程中具有重要影响。

1. 人格特征

Friedman 与 Rosenman 首先提出 A 型行为类型者易患冠心病，其后许多大样本前瞻性研究也证实，冠心病患者中 A 型行为者 2 倍于 B 型行为者。A 型行为与冠心病病情加剧也有关系，研究结果表明，冠心病的 A 型者继发心肌梗死的概率约 5 倍于非 A 型冠心病患者。

A 型行为（TABP）者主要特点如下：①过分的抱负与雄心勃勃；②过高的工作标准，常对自己的工作成就不满；③富于感情，情绪易波动；④有闯劲和进取心，且表现好斗；⑤过分的竞争性和好胜心；⑥时间紧迫感与匆忙感；⑦变幻不定的敌意；⑧习惯做紧张的工作，休息时间也难以得到放松；⑨不耐烦，急于求成；⑩常同时进行多种思维活动和工作安排。此外，言语与动作的节奏快等。

2. 生活事件与心理应激

社会生活中的各种应激因素，如亲人死亡、人际关系不良等，常被视为冠心病的重要病因。有研究表明，与冠心病相关的常见应激原包括夫妻关系不和睦、与子女关系紧张、工作不顺心、事业受挫与失败、离婚、丧偶等。近期研究表明，强烈持续的心理应激可伴

机体儿茶酚胺过量释放，心肌内钾离子减少，血压升高，局部心肌供血下降，致使有冠心病素质或原有心肌供血不足者发生冠心病。

3. 生活方式

吸烟、饮酒过量、运动不足、高脂与高胆固醇饮食、过食、肥胖等，既为冠心病的易感因素，也是冠心病预后不良、治疗困难的主要因素。

4. 社会环境

冠心病发病率与社会环境中不同的社会结构、社会分工、经济条件、社会稳定程度均有一定相关。有研究表明，社会发达程度高、脑力劳动强度大、社会稳定性差等均为冠心病高发的原因。

了解冠心病病程中心理—社会因素的影响，对防治冠心病的发生和发展具有重要意义，有利于医护人员为冠心病患者采取综合性医护措施。如，指导患者改变严重影响疾病转归的行为方式，提高其对心理应激的应对能力和承受能力；帮助其调整不当的生活方式和饮食习惯等，促进患者的康复。

（二）原发性高血压

原发性高血压是最早被确认的一种心身疾病，近年来发病率呈上升趋势。目前普遍认为，此病由综合性因素所致，心理、社会与行为因素与其发生有着密切关系。

1. 人格特征

一般认为，容易激动、具有冲动性、求全责备、刻板主观、不善表达情绪、压抑但又难以控制情绪者易患原发性高血压。有研究认为，具有此类人格特征者遇到慢性应激性刺激时，常压抑自己的情绪，但又难以自控其情绪，致使长期的心理不平衡，伴随着机体自主神经系统功能紊乱，易促使高血压发生。此外，A型行为者也易发生原发性高血压。

2. 生活事件与心理应激

长期慢性应激性事件刺激更易引起原发性高血压，失业、离婚、长期生活不稳定、在噪声环境中生活的个体发病率较高。研究发现，在应激情绪反应中，焦虑时以收缩压升高为主，愤怒和敌意时以舒张压升高为主。愤怒发泄时，可致血中去甲肾上腺素浓度升高，而强制压抑敌意或愤怒，血液中去甲肾上腺素和肾上腺素浓度更为增高，因此压抑敌意或愤怒情绪可能是个体原发性高血压发生的重要原因。此外，经常情绪不稳定可使血压反复波动，最终形成原发性高血压。

3. 生活方式

研究证明，原发性高血压发病与高钠饮食、超重、肥胖、缺少运动、吸烟、酗酒、生活不规律等因素有关，而这些不良行为因素又直接或间接地受心理—社会因素的影响。

4. 社会环境

流行病学调查发现社会结构变化、社会环境，以及生活方式的变化等均与原发性高血压的发生有关。随着工业化、都市化进程的加快，原发性高血压呈现增加趋势。从事注意力高度集中、精神紧张而体力活动较少，以及对视、听觉形成慢性刺激的职业人群，容易发生原发性高血压。

针对原发性高血压，除酌情用药外，心理行为治疗也具有明显疗效，特别是对于临界或轻型高血压患者，心理行为治疗可作为其基础治疗。心理行为治疗主要包括以下两个方面。

（1）情绪宣泄

及时帮助患者宣泄愤怒、敌意等情绪，切忌强行压抑，指导患者保持心情开朗，避免过度喜怒，尽量回避可能使血压升高的应激情绪。

（2）放松治疗或生物反馈疗法

帮助患者掌握身心放松和自我控制血压的方法，以提高机体对各种紧张状态的耐受力。

此外，协助患者调整观念，增强其自身社会适应能力，保持情绪平和，对其疾病的治疗也十分有益。

（三）消化性溃疡

消化性溃疡也是一类常见的心身疾病。消化性溃疡尤其是十二指瘤肠溃疡与心理—社会因素的密切相关早已被人们所认识。

1. 人格特征

国外应用艾森克人格问卷进行严格配对的研究表明，消化性溃疡患者更多具有内向（E分低）和神经质（N分高）的特点，表现为保守、依赖、顺从、过度自我抑制及不能表达自己的敌对情绪等。患者遇到挫折时情绪易波动，特别容易愤怒或忧郁，但又惯于克制，不良情绪虽然被其压抑，却可致更强烈的自主神经系统反应，是消化性溃疡的重要诱发因素。

2. 生活事件与心理应激

研究发现，溃疡病患者经历了较多的生活事件，主要包括以下几个方面：①严重的精神创伤，尤其是在毫无心理准备的情况下，遭遇失业、丧偶、离异、自然灾害或战争等重大生活事件或社会环境的改变；②持久的不良情绪反应，如长期家庭矛盾、人际关系紧张、事业发展不利等所致失落感；③长期紧张刺激，如不良工作环境、缺乏休息等。有学者认为，个体出现应激反应时可使胃酸分泌增加，进而抑制黏膜上溃疡面的愈合过程，产生胃、十二指肠溃疡。近年有研究发现，消化性溃疡患者发病前血液中胃蛋白酶原水平较高，并被视作发生十二指肠溃疡的重要生理基础，具有高胃蛋白酶原血症的个体，在心理、社会因素"扳机"作用的激发下，比普通个体更容易发生溃疡病。

治疗消化性溃疡，需要采取包括心理治疗在内的综合治疗措施。采用认知治疗方法，帮助患者分析不利其疾病治疗的心理—社会应激因素及改变固化的不良认知方式，建立正确的自我观念，适度宣泄不良情绪。运用生物反馈治疗等方法帮助患者自我放松，消除心理压力。指导患者调整不良的生活方式与饮食习惯，建立规律的生活习惯，避免过度劳累。溃疡病患者若伴有抑郁症状，可用抗抑郁药物治疗消化性溃疡。

（四）支气管哮喘

支气管哮喘较早被列入经典的心身疾病。尽管近年来支气管哮喘的"变态反应机制"逐步被阐明，但心理—社会因素仍被认为是诱发或加重其发作的重要影响因素。

1. 人格特征

患者的人格特征表现为顺从、随和、工作有恒心负责，其心理防御机制不成熟的一面表现为被动、敏感、懦弱。哮喘患儿多表现过分依赖，希望受人照顾。有学者认为，母亲对孩子要求过高或过分保护的不良母子关系，可致此病的形成或发作。此外，因哮喘病程较长，发病时患者体力支出过度致体质虚弱，影响其正常的学业和社交活动，使患者易产生抑郁或自卑情绪，因而表现敏感、多疑、冲动等行为特点。

2. 生活事件与心理应激

研究发现，半数以上患者可找到引起其哮喘发作或加重的心理社会应激事件，如，心爱玩具被破坏、亲子关系冲突、家庭不和、亲人死亡、意外事件、环境突然改变等。实验证明，心理应激可引起支气管平滑肌收缩和哮喘症状，暗示和条件反射也可影响气管阻力的增减，如由花粉所致的外因性哮喘患者，仅看见花粉图片时即可出现哮喘发作。

早在100多年前人们就已认识心理治疗对支气管哮喘的作用，催眠疗法治疗支气管哮喘已使用多年；系统脱敏治疗可减轻哮喘的发作程度（症状）；放松训练治疗也能减轻发作症状或减少用药剂量；生物反馈治疗可控制呼吸道的阻力，缓解发作症状；使用安慰剂等暗示疗法同样可有效缓解支气管哮喘。

（五）癌症

癌症的病因十分复杂，尚未完全明了。近年来已有研究证实心理—社会因素在癌症的发生和转归中具有一定作用。

1. 人格特征

研究表明，过分谨慎、细心、忍让、追求完美、情绪不稳而又不善于宣泄负性情绪等个性特点，易使个体在相同的生活环境中遭遇生活事件，在相似的应激事件中也易产生更多的失望、悲伤、忧郁等情绪体验。此个性特点近年来被证实与癌症的发生有关，行为医学界概括其为 C 型行为，有人称其为"癌前性格"。

2. 生活事件与心理应激

大量研究证实，负性生活事件与癌症的发生有关。癌症患者发病前的生活事件发生率较高，丧偶、近亲死亡、离婚等家庭不幸事件尤为显著。这些生活事件的发生可刺激机体出现心理应激，影响心血管系统、神经系统、内分泌系统、免疫系统等，进而影响癌症的发生和发展。此外，不良情绪可抑制人体的免疫功能，影响免疫系统识别、消灭癌细胞的"免疫监视"作用。

此外，某些心理行为特征也会影响癌症患者的生存期。Stoll 研究发现，平均生存期显著延长的癌症患者具有以下心理行为特点：①始终抱有希望和信心；②及时表达或发泄负性情感；③积极开展有意义、有快乐感的活动；④能与周围人保持密切联系。

因此，结合癌症患者的心理行为反应，及时给予患者情绪支持和心理行为治疗，帮助患者增强信心，对改善心身反应过程和提高其生活质量具有重要意义。

第五章　临床各系统疾病患者的心理反应

患者的心理状态受疾病本身的影响，反过来又会影响疾病的发生与发展。古希腊医学家希波克拉底曾说过："了解什么样的人患了病，比了解一个人患了什么病更为重要"。因此，在护理工作中不能只关心患者所患疾病，应首先了解患者的概念和患者的角色，充分尊重患者的权利和义务，更应该知晓患者的心理需要，理解患者的心理反应，进而帮助患者尽快战胜疾病，恢复健康。

第一节　患者和患者角色

一、患者的概念

患病的个体即为患者（patient），又称为病人。患病包括机体组织器官的器质性病变和生理功能的损害、个体主观体验的病感，以及社会功能异常3个方面。广义的"患者"概念，是指患有各种躯体疾病、心身疾病、各种心理障碍或神经精神性疾病的人，不论其求医与否，均可统称为患者；狭义的"患者"概念则包括有求医行为、被社会认可和有特定社会文化背景的认同这3个基本条件时，才称为患者。本章患者是指患有疾病，有求医和治疗行为的社会人群。一旦成为患者，便具有了患者的权利，同时也必须履行患者的义务及相应的行为规范。

二、患者的角色

角色（role）源于戏剧术语，本意是指在戏剧表演中，演员在舞台上的言谈举止要符合所扮演者的身份和社会地位。20世纪20年代，美国心理学家Mead首先将角色一词引入社会心理学，称为社会角色（social role），是指与个体的社会地位和身份相一致的行为模式、心理状态，以及相应的权利和义务。个体在生活中要承担多重社会角色，每一种社会角色都有其各自的特征及相应的权利和义务。患者角色（patient role）又称患者身份，是一种特殊的社会角色，是指被医生和社会确认的患病者应具有的心理活动和行为模式。当个体进入患者角色后，便会被期望有与患者角色相应的心理和行为，拥有特殊的权利和必须承担的义务。

（一）患者角色的特征

当个体进入了患者角色后，其原有的社会角色就部分或全部地被患者角色所替代。美国著名社会学家帕森斯（Parsons）将患者角色的特征概括为以下4个方面。

1. 免除或部分免除社会职责

即患者可以从常规的社会角色中解脱出来，免除或部分免除其原有的社会责任和义务，免除职责的程度取决于患者疾病的严重程度。

2. 对陷入疾病状态没有责任

个体患病是不以人的意志为转移的，是超出个人控制能力的一种状态，通常也非患者所愿，患者无须对所患的疾病负责。

3. 恢复健康的责任

患者有接受治疗和努力康复的义务，需要有尽快恢复健康的动机和行动，努力使自己痊愈，以承担自己的社会角色和义务。

4. 寻求医疗帮助的责任

很大程度上患者需要依靠他人的帮助才能恢复健康，患者应主动寻求可靠的医疗技术的帮助，必须与医护人员合作，共同战胜疾病。

（二）患者的权利和义务

患者角色享有的特殊权利包括：①享受治疗护理的权利；②对疾病诊治的知情同意权；③隐私保密的权利；④监督自己医护权益实现的权利等。患者角色应承担的相应义务包括：①及时就医；②遵守医嘱；③积极配合医护工作；④遵守医疗机构的规章制度；⑤尊重医护人员等。

三、患者的角色转换和适应

角色转换（transition of patient role）是指个体承担并发展一个新角色的过程，是一个失去原来的社会—心理平衡达到新的社会—心理平衡的艰巨的适应过程。当个体从社会角色转变为患者角色，或从患者角色恢复到正常社会角色的过程中存在一个适应的问题，患者角色的适应情况可影响患者的康复，因此，帮助患者适应其患者角色很重要。患者在角色转换过程中，有角色适应和角色适应不良两种类型。

（一）患者角色适应（role adaptation）

患者角色适应，是指患者的心理和行为与患者角色的要求基本符合，表现为比较冷静、客观地面对现实，积极接受治疗，遵行医嘱，主动采取各种措施促进恢复健康，疾病痊愈后能及时地从患者角色再转换到原来的社会角色。患者角色适应的结果有利于疾病的康复。

（二）患者角色适应不良

患者角色适应不良，是指患者不能顺利地完成角色转换的过程，主要表现为患者不能很好地履行与自己角色相应的责任和义务，进而影响疾病的康复过程。常见的角色适应不良主要有以下几个方面。

1. 角色行为缺如（role scarcity）

是指患者未能进入患者角色，表现为意识不到患有疾病，或否认病情的严重程度。某些疾病会影响就业、入学或婚姻等，致使患者处于某种现实矛盾中而不愿接受和承担患者角色；一些癌症患者否认疾病的存在而拒绝接受治疗，这可能由于患者使用了"否认"的心理防御机制，以减轻心理压力。

2. 角色行为冲突（role conflict）

是指个体在适应患者角色过程中与其病前的各种社会角色发生心理冲突而引起行为的不协调，使患者焦虑不安、烦恼，甚至痛苦。冲突的程度随个体的疾病种类及病情轻重而不同。此外，个体原有社会角色的重要性、紧迫性，以及个体的个性特征等因素都会影响其心理冲突的激烈程度和角色转变的进程。

3. 角色行为减退（role reduction）

是指患者已进入患者角色，由于某些原因，又重新承担起本应免除的社会角色的责任，致使患者角色行为减退。例如，一位患病住院的母亲不顾自己身体尚未康复而毅然出院，去照料患病的女儿；某些需要继续治疗的慢性病患者因为家庭经济拮据，中断治疗去工作等。此时，患者不顾病情而从事力所不及的活动，会影响疾病的治疗和康复。

4. 角色行为强化（role intensification）

角色强化多发生在由患者角色向正常的社会角色转化时，尽管疾病已渐康复，但患者依赖性加强、自信心减弱，对承担原来的社会角色恐慌不安，安心于已适应的患者角色。这可能是因为患者角色满足了患者的某些心理需要，如受到关注等；某些患者则因惧怕回到充满矛盾和挫折的社会角色中，采用"退化"的防御机制来应对现实环境。

5. 角色行为异常（role abnormal）

患者对疾病缺乏正确认识，无法承受患病的挫折和压力，表现出厌倦、悲观、绝望、冷漠、拒绝治疗，甚至产生自杀或攻击行为。这种异常行为多见于患不治之症或慢性病长期住院治疗者，若不能得到及时有效的疏导，不仅对病情不利，而且甚至可能发生意外事件。

6. 角色认同差异（role identification difference）

医护人员通常从理性的角度看待患者，强调患者行为要符合患者身份，应该履行患者角色赋予的义务。而患者往往较多地强调自己的权利，忽略其应该承担的义务，因此，很容易与医护人员发生冲突。

很多患者都会出现患者角色适应不良的情况，要求医护人员熟悉和重视，在对患者进行治疗护理的同时，要注意创造良好的治疗环境，促使患者尽快适应角色转变；并且随着疾病的好转，使患者在躯体康复的同时，从心理上摆脱这种角色，恢复其正常的社会角色功能。

四、患者角色转换的影响因素

对于患者来说，适应角色转换非常不易，许多患者开始时不安心于患者角色，需要其在病情演变和治疗护理过程中逐渐适应。患者角色的转换和适应受许多因素的影响，主要有以下 3 个方面。

（一）疾病情况

患者所患疾病的性质、严重程度、病程发展、疗效等都会影响患者角色的转换和适应。明显的疾病症状能够促使患者及时就医，尽早适应患者角色。

（二）患者的社会心理特征

患者的年龄、性别、文化程度、职业、个性特征、医学常识水平、家庭经济状况等也是影响患者角色适应的重要因素。

（三）医疗机构情况

医疗保健机构的情况如医护人员的水平、态度、医疗环境等也会影响患者的角色适应。医院的规章制度对患者也是一种约束，对患者的角色适应也有一定的影响。

了解患者角色转换过程的影响因素，有助于帮助患者尽早适应患者角色，以积极的心理状态和行为方式配合治疗和护理，也有利于医疗部门顺利地开展卫生保健服务，控制和降低疾病对个体、家庭和社会的影响。

第二节　患者的心理需要与心理反应

一、患者的心理需要

患者既有正常人的一般需要，又产生了与疾病相关的各种心理需要。由于患者对自身的生理、安全、爱与归属的关注提升到重要位置，因此，其需要的重点与健康者有明显的不同。患者的心理需要会以各种方式表现出来，护理人员若能及时识别并帮助其满足，将更好地改善护患关系，促进患者的康复。患者的心理需要主要包括以下几个方面。

（一）生存的需要

个体的基本生存需要，如饮食、呼吸、排泄、睡眠及躯体舒适感等，在身体健康时都很容易满足，但患病后这些需要的满足则受到阻碍或威胁。疾病的不同种类及严重程度对生存需要的影响程度不同，如吞咽障碍患者对食物需要的满足会受到很大影响。此外，患者生存需要还包括解除疾病痛苦和恢复身体健康。

（二）安全的需要

安全感是患者最普遍、最重要的心理需要。除了疾病本身威胁着患者的生命安全，在诊治过程中，患者还会面临一些影响其安全的因素，如交叉感染、药物的不良反应、手术和有创性检查等，因此，患者会格外重视自身的生命安全和医疗过程的安全。医护人员应尽力避免可能影响患者安全感的行为，在对患者实施诊疗护理措施前，应耐心细致地解释，以增强其安全感。

（三）尊重的需要

疾病可能致使患者的自理能力部分或全部丧失，生活起居需要依赖别人。患者自感成为别人的负担，自信心降低，自尊受损，因此对尊重的需要增强。此外，患者还希望医护人员在制订和执行医疗护理方案时尊重其个人的自主权，保护其隐私，尊重其人格。如果尊重的需要未被满足，患者会产生自卑感，甚至出现不满和愤怒。故而，医护人员应多与患者交流，平等对待每一位患者，态度亲切，称呼礼貌，尊重患者的知情同意权，保护患者的隐私。

（四）爱和归属的需要

患者患病住院后，脱离了原来的工作和家庭环境，因生活规律和习惯的改变、人际群体的改变，使患者产生极强的陌生感。患者需要尽快地熟悉环境，并与病友沟通，被新的群体接纳和认可，在情感上有归属感。加之疾病的痛苦和折磨，接受各种检查和治疗的担忧等，患者通常比任何时候都渴望得到亲友及医护人员的关心、理解和支持。医护人员应热情接待患者，详细介绍医院环境和科室人员，鼓励患者之间多接触，努力营造温暖、接纳的氛围。

（五）信息的需要

首先，患者患病后需要了解与自身疾病相关的信息，如病因、病程、诊断、治疗方法，以及预后等。如果不能获得这些信息，患者就会感到紧张、焦虑，甚至恐惧。其次，患者还需要获得医院这一特定环境的信息，如医院的规章制度、治疗设备等情况。此外，患者还希望保持和原来环境的接触，了解家人、亲友等方面的信息，以及工作和单位的信息等。总之，患者需要得到来自医院、社会、家庭等方面的信息刺激和情感支持。因此，医护人员应该为患者建立畅通的信息渠道，满足患者对信息的需求，使患者更好地配合治疗。

（六）刺激的需要

患者住院后其生活空间缩小了，一切活动都被限制在病房里，以往的工作、学习、生活和习惯都处于被动状态下，难免产生单调乏味感，出现厌烦情绪。此外，由于疾病的困扰，更易产生度日如年感。因此，患者不仅需要宽松和谐的医疗环境，同时还需要适当的活动刺激，以调节和改善心境。医护人员可根据医院的实际情况，提供必要的获得刺激的条件，如组织和安排恰当的娱乐活动和保健活动等，以丰富患者的业余生活，促进患者的康复。

二、患者常见的心理反应

人的生理与心理是相互联系、相互影响的，患者因疾病致使的生理功能发生改变的同时，其认知、情感、意志行为等心理活动过程也会发生一系列的变化，甚至影响到患者的人格特征。个体由于疾病状态和医疗活动的影响，出现与健康状态下有所不同的心理现象，称为患者的心理反应。患者的心理反应既有个体差异，也有共性的，具有规律性的变化。对这些共性问题的分析将有利于把握患者心理反应的一般规律，进而为心理干预打下基础。患者常见的心理反应有以下几种表现。

（一）认知功能变化

由疾病引起的生理和心理应激会直接或间接损害患者的认知功能，甚至造成认知功能障碍。例如，许多脑血管疾病患者会出现不同程度的认知功能损害，血糖的波动可直接影响糖尿病患者的注意力、定向力、记忆和思维，隔离室或监护室的重症患者，甚至可出现思维紊乱和幻觉等。

1. 感知觉异常

患者的注意力从外部世界转向自身的体验和感受，感觉与知觉的指向性、选择性及范围都相应地发生了变化，可能产生以下几种改变。

（1）感觉过敏

患者不仅对正常的声音、光线、温度等外界刺激过于敏感，还会出现与躯体改变程度不相符合的疼痛、牵拉、挤压、肿胀等躯体不适感，甚至对自身的呼吸、心跳、胃肠蠕动等都异常敏感。

（2）感觉迟钝

患者某些感觉的感受性在患病后会降低，如对食物的香味感觉迟钝，食之无味。

（3）时空知觉异常

出现时间感知错乱时，患者会分不清白天和夜晚，或感觉时间过得非常慢，有度日如年的感觉；出现空间感知错乱时，患者感觉床铺摇晃，甚至天旋地转。

（4）幻觉

有些患者甚至会产生幻觉，如截肢后患者出现的"幻肢痛"，感到已经不复存在的肢体有牵拉感、疼痛感等异常感觉。

2. 记忆减退

患者存在着不同程度的记忆力损害。除脑器质性病变所致的记忆力减退外，许多躯体疾病如慢性进行性肾衰竭、糖尿病等都可能伴发明显的记忆减退，患者表现为不能准确回忆病史、难以记住医嘱等。

3.思维受损

患者的思维活动会受到一定的影响，表现为判断能力下降，遇事犹豫不决或草率决定，或猜疑心理明显，常影响患者对客观事物的正确判断。如，对各种检查敏感，以为自己患有特殊疾病；对治疗敏感，怀疑诊治效果的好坏；对医护人员的举止言行敏感，认为他们对自己病情或其他方面有所隐瞒。

（二）情绪活动变化

在患者的各种心理变化中，情绪反应是其体验到的最常见、最重要的心理反应。临床上患者常见的情绪反应有焦虑、抑郁、恐惧、愤怒和孤独感等。

1.焦虑（anxiety）

是个体感受到威胁或预期要发生不良后果时所产生的情绪体验，包括担心、紧张、不安等成分。焦虑是综合性医院患者最常见的情绪反应。患者产生焦虑情绪的原因是多方面的，如疾病初期对疾病的病因、转归、预后不明确；对有一定危险性的检查和治疗（如手术）担心其安全性和可靠性，甚至有些患者对疾病诊治和护理的各个环节都心存疑虑；医院的陌生环境、医护人员的严肃神情或监护室的紧张氛围，尤其是目睹危重患者的抢救过程和死亡情景；与家人分离，牵挂亲人，以及担心家庭经济负担等，这些都易让患者产生焦虑。

适度的焦虑可以使患者关注自身健康，对疾病的治疗和康复具有积极的意义，然而严重焦虑或持续性焦虑会影响治疗过程及效果。护理工作的关键是区分患者焦虑的程度，及时识别其高度焦虑或持续性焦虑反应，根据患者焦虑的原因，采取针对性的心理干预措施，减轻患者的心理负担和焦虑程度。

2.抑郁（depression）

是一种由现实丧失或预期丧失而引起的消极情绪，是以情绪低落为主要特征的情绪状态。患者因失去健康或因组织器官或社会功能的损害，而产生抑郁情绪。抑郁情绪多见于危重患者、预后不良或治疗不顺利、不理想的患者；患者的个性、性别、年龄及家庭因素等也会影响抑郁的发生，如女性的抑郁发生率约比男性高1倍；老年患者由于身体衰弱、经济困难，以及缺少社会支持等，其抑郁情绪更加明显。

轻度抑郁可能表现为闷闷不乐、心境不良、悲观失望、自信心降低、兴趣减退等；严重抑郁可表现为睡眠障碍、无助、冷漠、绝望、食欲和性欲减退、兴趣丧失，甚至轻生。长期严重的抑郁状态对患者是不利的，会降低患者的免疫力，影响临床的治疗效果，甚至引发新的疾病。护理人员应评估患者的抑郁状态，为患者提供安全的环境，给予心理支持，提供有希望的治疗信息；通过解释和开导，帮助患者有效应对，树立治病的信心和勇气；鼓励病友之间的接触和交往，改善其社会交往，鼓励家属提供积极的社会支持；严重的抑郁患者需要单独陪护，应请心理或精神科医生进行治疗干预，避免患者发生自杀行为。

3.恐惧（fear）

是个体无力摆脱某种危险，或不良后果时出现的负性情绪。恐惧与焦虑不同，焦虑时危险尚未出现，焦虑的对象不明确或是有潜在威胁的事物，而恐惧有明确的对象，是现实中已发生或存在的人或事物。引起患者恐惧的原因是疾病引起的一系列不利影响，如，担心误诊、误治，害怕疾病的不良后果，担心治疗时的痛苦和药物的不良反应、手术的后遗症，以及患病后的工作能力受影响等。临床上最常见的是手术患者和儿童患者易产生恐惧情绪。

恐惧对正常人群是一种保护性的防御反应，但持续时间长、过度的恐惧会对患者的康复产生不利影响。护理人员需识别患者的恐惧情绪，认真分析其恐惧的原因和促成因素，针对患者的具体情况，给予支持性心理治疗，同时向患者提供必要的信息，说明可能给患者带来的痛苦和影响，以减少猜疑和恐惧，改变患者的认识，减轻其恐惧情绪。

4. 愤怒（anger）

是个体在实现目标过程中遇到障碍，受到挫折时所产生的一种情绪反应。引起患者愤怒的原因很多，如个人身体状况差或所患疾病较严重；由于患病阻碍了患者原有的理想、抱负的实现；医疗条件限制导致疗效不佳，认为医护人员服务态度差、技术水平低等。严重的愤怒可导致攻击行为的发生，攻击的对象可能是家人、医护人员，甚至患者自己。避免和消除患者的愤怒情绪，一方面有赖于加强医院的科学管理，提高服务质量和水平；另一方面需要增加医患之间的良好沟通。护理人员应正确对待患者的愤怒情绪，给予适当的引导和疏泄，避免与患者发生争吵；通过关心和耐心解释，平息其愤怒的情绪。此外，还要向家属说明患者愤怒反应的原因，使患者能得到家人和周围人的体谅和关心。

5. 孤独感（loneliness）

又称为社会隔离。患病使患者离开了熟悉的生活环境，在医院的陌生环境中接受治疗，行为受到各种限制，与外界的联系突然中断，这些都会使患者产生孤独感。此外，住院后由于病房生活单调乏味，各种信息减少，也会增加患者的孤独感。社会信息的剥夺和对亲人依恋的需要无法满足，是患者产生孤独感的主要原因。严重的孤独感可伴有凄凉、被遗弃感，可使老年患者变得冷漠、退缩。护理人员应多与患者交流，帮助患者尽快熟悉医院环境；在条件允许的情况下，允许亲友经常探视或陪护，向患者提供必要的社会信息和适当的文化娱乐活动。

（三）意志行为变化

患者治疗疾病的过程是一个以恢复健康为目的的意志行为活动，其间疾病本身及诊断、治疗带来的不适与疼痛、不良生活方式的改变等，都是对患者意志的考验，患者会产生一系列的意志行为变化。

1. 意志变化

配合医护人员进行诊断、治疗和康复，改变与疾病相关的不良行为或生活习惯，对患者而言都是挑战，这些挑战可激发许多患者的意志努力，也可能引起一些患者意志的不良变化。在疾病诊疗的过程中，有的患者缺乏坚韧性，遇到困难或病情稍有反复就动摇，失去继续治疗的信心；有的患者缺乏自制力，感情用事、脆弱、易激惹；有的患者对自己的决定和行为缺乏调控性，表现为盲从、被动、缺乏主见，对他人依赖性增加。在患者的意志活动变化中，最显著的是产生依赖心理。如果患者过度依赖，则应积极给予干预。

2. 依赖行为

依赖是患者进入患者角色后产生的一种退化或幼稚的心理和行为模式。患病后家人、亲友的关心照顾，以及医护人员根据病情对患者活动的限制都会增加患者的依赖性，患者总希望获得更多家庭和社会的支持；有些患者对自己日常行为和生活管理的自信心不足，被动性增加，能胜任的事情也不愿去做，事事都要依赖他人；有些患者因生活自理能力下降，也容易致使其产生依赖行为。过分的被动依赖行为不利于患者主观能动性的发挥。因此，在疾病康复过程中，护理人员应鼓励患者增强意志和自信，主动自理，发挥积极主动性。

3. 退化行为

是指个体重新使用原已放弃的行为或幼稚的行为来处理当前遇到的困难，表现出与年龄和社会角色不相符的行为举止。患病后患者常会出现退化行为，如感觉身体不适时会呻吟、哭泣，甚至喊叫，以引起周围人的关注；高度以自我为中心，认为自己应该是大家关注和照顾的中心；兴趣变得有限，只对与自身有关的事情有兴趣，以及全神贯注于自己的机体功能等。有学者认为，退化行为可以为患者保存能力与精力，有利于疾病的康复。然而在病情好转时，护理人员应该引导患者逐步恢复正常的社会行为。

4. 不遵医行为

医治疾病不仅是医护人员的工作，患者积极主动地配合也至关重要。遵医行为是指患者为了预防、治疗疾病而与医嘱保持一致的行为。与遵医行为相反的便是不遵医行为，不遵医行为会给整个治疗带来困难、产生不良后果，损害患者的健康。年龄大、文化程度低的患者对医嘱理解有偏差，疾病较轻的患者觉得无所谓，医患关系紧张、医嘱复杂等因素都与患者的不遵医行为有关。因此，医护人员与患者应建立良好和谐关系，使患者产生信任，用药前向患者做好解释和说明，向患者提供充分的信息，以提升其遵医率。

（四）人格特征变化

人格是比较稳定的，通常不会随时间和环境而发生变化。但在某些特殊情况下，如罹患难以治愈的慢性疾病、恶性肿瘤、截肢等严重疾病时，可能会导致患者的世界观、人生观和价值观等发生改变，从而引起人格特征的暂时或长久的变化。患者可表现为独立性降低、依赖性增强，被动、顺从、缺乏自尊或自我概念紊乱等。某些疾病因导致严重的体像改变时，患者可能改变其原有的一些思维模式和行为方式，使人格发生明显的改变。

因此，护理人员应帮助患者正确认识和评价自己，提高对自我形象的认识，增强自信，接受患病事实，适应和接纳自身的改变。

三、患者心理反应的影响因素

（一）认知因素

患者通常根据已有的疾病知识和经验，对所患疾病进行认知评价，而认知评价结果在一定程度上决定了其心理反应的性质、程度和内容。当被评价为危及生命的重病时，必然导致患者强烈的心理反应；被评价为轻微疾病时，则其心理反应可不明显。患者对疾病的认知差异与个人知识、社会环境、文化程度等相关。

（二）性格因素

不同性格的个体对待疾病的态度和出现的心理反应不相同，有些人病情轻微，却小病大治，无病呻吟；有的人身患重疾，却能泰然处之。性格开朗、乐观坚强、生活态度积极、意志坚强的个体，患病后能很好地面对现实，积极参与治疗，心理反应较轻，并容易从消极的情绪状态中摆脱出来；性格懦弱、意志薄弱、神经质性格特征的个体，患病后心理反应较重，且持续时间很长。

（三）社会文化因素

个体生活在一定的社会文化环境中，不同的文化背景使其对疾病的反应各不相同。如对于疼痛的反应，英国绅士采取忍受的态度，保持镇静；意大利人则认为疼痛影响他的安宁和正常生理活动，必须立即解除疼痛。此外，医患关系、病友关系、亲友关系良好时，可能会减轻患者的心理反应；反之，将加重其心理反应。

第三节　临床各科疾病患者的心理反应特点

临床各科疾病种类繁多，病因复杂，病情轻重不一，病程长短各异。不同疾病患者的心理反应有不同特点，即使同一种疾病，在不同发展阶段，患者的心理反应也存在很大差异。以下介绍临床常见疾病患者的心理反应特点。

一、慢性病患者的心理反应特点

慢性疾病是指病程超过 3 个月、症状相对稳定、通常缺乏特效治疗的疾病，如，原发性高血压、冠心病、糖尿病、慢性阻塞性肺病等。慢性病的发病率在我国呈逐年上升趋势，已经成为危害人类健康的主要疾病。慢性病患者的心理反应特点主要有以下几个方面。

（一）主观感觉异常

慢性病患者常将注意力转向自身，感觉异常敏锐，对自身细微变化感受性明显提高，尤其对疾病症状反应的感受，而对其他事物则很少关心。

（二）抑郁心境

慢性病长期迁延不愈，需要长期治疗和巨大的经济支出，给患者的生活和工作带来了不良影响。致使患者感到自己患病给家庭和他人带来负担，由此感到沮丧、失望、自卑和自责，对生活失去热情，对治疗缺乏信心，悲观失望，甚至产生轻生念头。

（三）疑虑心理

慢性病病因复杂、病程长，需要长期治疗，且常常只能对症治疗，难以根治。患者常因对疾病缺乏正确认识，或因疗效不明显而怀疑治疗方案或医生的医疗水平。有些患者病情稍有反复或出现新的症状即胡乱猜测，担心是否又染上其他预后不良疾病，甚至无端怀疑患有不治之症；也有些患者会反复要求会诊或改变治疗方案，甚至自行更换药物，进而影响治疗效果。

（四）依赖心理

慢性病患者长期患病治疗和休养，已逐步习惯于依赖医护人员的治疗和他人照顾。"继发性获益"的机制强化了患者在心理上对疾病的适应，行为上表现出较强的依赖性，强烈地需要他人关注，心理变得脆弱，出现社会退缩，回避复杂的现实问题，使患者角色强化。此时，其患者角色作用便极易成为患者身心康复的巨大障碍，甚至妨碍其疾病的良好转归。

慢性病患者的综合治疗需要一个科学合理的计划。首先，对患者实施健康教育，帮助患者进行自我健康管理，包括学习与疾病有关的常识、饮食管理和运动锻炼等；其次，对患者进行心理健康疏导，对已出现的心理问题加强干预，可给予支持性心理治疗和情绪管理等。

二、急危重症患者的心理反应特点

急危重症可由多种原因引起，如心搏骤停、急性心功能衰竭、呼吸衰竭、肾衰竭、多器官功能衰竭、大出血、休克、脑疝、各种急性中毒和各种意外造成的严重躯体损伤等。急危重症大多起病急、病情危重，需要紧急处理，患者的心理反应往往非常强烈。临床观察表明，不同病种急危重症患者的心理反应有以下共同特点。

（一）焦虑、恐惧

初入院或进入监护室后 1~2 天，患者大多出现明显的焦虑和恐惧、睡眠障碍。原因包括：①疾病因素，由于起病急骤，病情发展迅速，自觉症状明显，给患者产生了巨大的心理压力，如心肌梗死带来的剧痛，会使患者产生强烈的濒死感而出现对死亡的恐惧，消化道出血患者看到自己大量呕血时精神极度紧张等。②环境因素，患者进入急诊抢救室或重症监护室接受治疗，这个特殊的环境会使其产生很大的心理压力。神志清醒的患者目睹紧张的抢救过程或死亡情景、医护人员严肃的表情、抢救室各种医疗设备等，都会产生恐惧心理。③治疗因素，由于诊断及抢救的需要，患者在短时间内要接受许多不熟悉的医疗护理操作及特殊检查,如血气分析、动静脉插管等,给患者带来痛苦,使其感到紧张和恐惧。

（二）否认

患者进入监护室后第2天即可出现否认心理,第3~4天达到高峰。患者否认自己有病,或仅承认患病事实,但否认入住监护室的必要性。调查显示,约50%的急危重症患者出现否认心理。短期的否认可以缓解患者过度紧张焦虑的情绪,若长期存在否认心理则不利于其适应疾病过程和康复。

（三）孤独、抑郁

约30%的患者在入住监护室的第5天后出现孤独、抑郁等情绪反应。可能的原因有:患者认为病情已成定局,身体状况、社会功能将会受损无疑;与外界隔离,与同室病友间因病情严重缺少交流;医护人员与其交流时间较少,家属探视时间有限等。这些因素均会使患者出现孤独、悲观、沮丧和抑郁心理,有的甚至出现自杀倾向。

（四）愤怒

意外受伤者因感觉委屈而愤怒;患不治之症者抱怨命运不佳而愤怒;持续疼痛者因难以忍受痛苦而产生愤怒情绪。患者可表现为烦躁、敌意、行为失控、吵闹哭泣等。

（五）依赖

有些患者经过精心治疗和护理后转危为安,病情稳定,被允许离开监护室时,然而因担心疾病复发而不能得到及时救护,或因患者对已经熟悉的监护室环境和医护人员产生依赖,不愿意撤离。

医护人员的心理素质和技术水平对急危重症患者的心理反应起关键作用。医护人员积极、快速和有序地抢救和治疗患者,可减轻或消除患者的紧张恐惧心理,增加患者和家属的安全感。医护人员要理解和尊重急危重症患者的各种情绪和行为反应,耐心安慰和鼓励患者,向其提供相关信息,有助于患者正确对待疾病,积极配合各种检查和治疗。

三、手术患者的心理反应特点

手术是一种有创性的医疗手段,任何手术对躯体都是一种创伤,有的手术危险性还比较大,患者因此会产生各种各样的心理反应。患者的心理活动会影响手术效果及术后的康复,护理人员应及时准确地了解和掌握手术患者共同的心理反应特点,采取积极有效的预防和干预措施,以消除其消极心理。

（一）手术前患者的心理反应特点

1. 焦虑和恐惧

是手术前患者最常见的心理反应。患者一般表现为紧张不安、忧心忡忡、焦躁、失眠多梦等,严重焦虑者可出现心慌、胸闷、气促、手抖、出汗等。患者术前焦虑、恐惧的原因主要有:害怕术中疼痛,担心手术发生意外,担忧术后并发症、术后疗效、康复等问题。

急诊手术和择期手术患者的心理反应不尽相同。严重外伤患者实施急诊手术时，因面临死亡的威胁，患者求生欲望强烈，对手术的恐惧退居次要地位，通常能以合作的态度等待手术；择期手术的患者，会随着手术日期的临近，对手术的恐惧与日俱增，甚至超过了对疾病本身的担心程度。

研究表明，患者术前的焦虑和恐惧将直接影响手术的效果，可能导致失血量大、术后伤口愈合慢、易出现并发症等。Janis 认为术前焦虑程度与术后效果存在倒"U"字形的函数关系，即术前焦虑水平很高或很低者，术后的心身反应严重且恢复缓慢；术前焦虑水平适中者，术后恢复效果往往最佳。高水平焦虑患者，因降低其痛阈及对疼痛的耐受性，致使患者在术中及术后感受到更强烈的疼痛及心理上的痛苦，导致其对手术效果感觉不佳；术前焦虑水平低或无焦虑的患者，因采取回避或否认的心理防御机制，对手术的危险性、术后可能出现的并发症，以及术后康复的艰巨性缺乏应有的心理准备，进而影响其术后的康复。术前焦虑水平适中的患者，在心理上对手术及其带来的各种问题有正确的认识和充分的准备，能较好地适应手术和术后各种情况，使其术后感觉较好，躯体恢复也较为顺利。

2. 依赖心理

手术是创伤性医疗手段，具有风险性，因此，患者把自己的健康寄托到医护人员身上，一切听从医护人员的安排。同时非常渴望能有医疗技术较好的医生为自己做手术，以确保其生命安全，期待护理人员能精心照顾自己，因此对医护人员产生了很强的依赖性。

（二）手术中患者的心理反应特点

手术中患者的心理反应主要是对手术过程的恐惧和对生命安危的担忧。手术时，患者置身于陌生的环境中，话语不多的紧张气氛、手术中金属器械的碰撞声、对切口及出血情况的想象、内脏牵拉引起的疼痛等，均可使患者紧张和恐惧。局部麻醉和椎管内麻醉的患者，手术过程中患者始终处于清醒状态，对手术过程的各种信息高度关注，并以此来推测自己病情的严重程度，以及手术是否进展顺利。因此，医护人员术中出现的不恰当言语是导致患者不良心理反应的重要原因。

（三）手术后患者的心理反应特点

手术后仍是患者心理问题比较集中的时期。多数患者由于疾病痛苦解除会产生轻松感，即使有躯体不适和疼痛反应，仍然能积极配合治疗和护理。有些患者可因手术创伤引起疼痛和不适、部分生理功能丧失或体像改变、手术效果未达到患者的预先期望等因素的影响，而产生严重的心理反应。一般手术前心理反应水平高的患者，术后仍维持水平较高的心理反应。

1. 意识障碍

多在术后 2 ~ 5 天出现意识混乱或谵妄，持续 1 ~ 3 天消失。意识障碍临床表现轻重不一，轻者表现为定向不全、理解困难、应答缓慢、近事记忆障碍；重者出现恐惧、激动不安、错觉和幻觉、被害妄想，甚至可发生意外伤人或自伤。手术所致创伤、失血、电解质紊乱、内分泌障碍、继发感染等均可诱发术后意识障碍。

2. 抑郁状态

一些手术会造成机体生理功能丧失或体像的改变等，致使患者产生心理丧失感，多见于乳房、卵巢、子宫、睾丸切除术，截肢、器官移植术等。患者因术后容貌、体像、性功能改变，以及躯体的完整性遭到破坏，而产生沮丧、失落和悲观等心理反应。

3. 烦躁、依赖心理

手术创伤引起患者疼痛和周身不适，不能自主活动等，使其出现烦躁、情绪紧张、心情不佳。有些患者术后则出现依赖性增强、行为退化，表现为不敢活动、对疼痛敏感，反应强烈，不愿自理生活。

四、传染性疾病患者的心理反应特点

急性传染性疾病起病急骤、发展迅速、病情凶猛，对他人和社会构成巨大威胁，患者往往未能安排好工作和家庭生活，就被隔离、治疗和抢救，如急性传染性非典型肺炎（SARS）。慢性传染性疾病具有传染性、迁延不愈、可能恶化等特点，如肺结核病、慢性乙型病毒性肝炎、艾滋病等。因此，这类患者具有特定的心理和行为改变。

（一）恐惧、焦虑

急性传染性疾病传播速度快、病程短、死亡率高，从发病到死亡常常是十余天的时间，而且对身边最亲近的人构成巨大威胁，使患者内心产生强烈的恐惧感。慢性传染病由于疾病长期迁延不愈，对他人的传染性持续存在，患者既担心会传染家人、同事或亲友，也担心疾病的恶化，由此也会长期处于慢性焦虑和恐惧之中。

（二）自卑感

由于疾病的"传染性"特点，对他人和社会具有威胁性，患者的很多行动会受到法律和道德的限制，有些患者不能从事自己喜爱的工作，不能参加一些集体活动，甚而招致周围人的回避与歧视等。因此，患者觉得低人一等，产生深深的自卑感。如果经常处于被歧视的状态，个别患者可因极度的自卑情结转而对社会的敌视报复。

（三）孤独感

急性传染病因其巨大的传染性，患者被隔离于特定治疗场所，亲人的探视受到严格限制，医护人员需在特殊的保护措施下方能与患者接触，正常的交往渠道几乎被阻断，会使患者感到莫大的孤独。如一位 SARS 患者所言："自从我得病后，家人不敢来看我，朋友也不与我联系了，真的感到很孤独、很沮丧，好像被社会抛弃了。"慢性传染病患者，由于自卑心理或周围人的偏见，使其社交活动显著减少，因此会感到不同程度的孤独感。

五、器官移植患者的心理反应特点

以肾移植为代表的器官移植，开创了医学发展的新纪元，随之肝、心等器官移植也相继获得成功。随着器官移植技术的日趋成熟、高效免疫抑制剂的应用、患者术后生存时间的延长，器官移植已成为治疗器官功能衰竭的有效手段。器官移植术前，患者既存在期待与希望的心理，又存在焦虑、抑郁和恐惧等情绪。器官移植术后，器官接受者可产生生理和心理的排斥反应。患者的心理反应集中表现在对植入器官的心理排斥和心理同化上，可分为3个阶段，即异体物质期、部分心理同化期、完全心理同化期。

（一）异体物质期

多见于手术后初期。患者强烈地感觉到有一个原本不属于自己的组织进入了体内，觉得这个器官与自己整个机体功能不协调，自己的体像和完整性遭到破坏，为自身的生命安全担忧，并为失去原有的器官感到失落、悲伤，部分患者的心理排斥反应还受供者与受者关系的影响，如果活着的供者与患者原先有矛盾，有的患者从心理上会厌恶这一器官。有的患者可能因感到依赖别人的器官生存而产生罪恶感。

（二）部分心理同化期

患者逐步习惯植入的器官，异体印象逐渐消退，减少对其过分的关注。

（三）完全心理同化期

患者已能自然地将植入器官视为身体的一部分，除非被问及或检查，通常不会关注其存在。有报道称，当患者了解到供者的详细情况后，其人格特点可因之发生戏剧性变化。如女性患者移植了男性的肾以后，心理活动变得男性化；反之亦然。有时患者还会出现无意识模仿供者性格特征的倾向。

六、癌症患者的心理反应特点

癌症患者的发病率和死亡率正在逐年上升，已成为当前最主要的死因之一。尽管现代医学对癌症的诊断和治疗有了很大的进步，但是多数癌症仍然因转移和复发而难以治愈，使人们往往谈"癌"色变。研究显示，心理—社会因素和癌症的发生、发展密切相关，且癌症患者的不良心理反应和应对方式对其病情的发展和生存期有显著的影响。当患者得知癌症的诊断后，会出现显著的心理变化，其心理反应大致可分为4期。

（一）休克——恐惧期

当患者突然得知自己患癌症时，心理反应剧烈，表现出震惊和恐惧，同时会出现躯体反应，如心慌、眩晕或晕厥等，甚至出现木僵状态。

（二）否认——怀疑期

当患者从剧烈的情绪震荡中冷静下来后，常借助否认的心理防御机制来应对由癌症诊断所带来的紧张和痛苦。患者开始怀疑医生的诊断是否正确，并到处求医和检查，希望能否定癌症的诊断，期待奇迹的发生。

（三）愤怒——沮丧期

当癌症得到确诊时，患者的情绪变得易激惹、愤怒、暴躁，会出现攻击行为，饮食、睡眠等生活习惯受到破坏；同时，患者又会表现出悲哀、沮丧等抑郁情绪，甚至感到绝望，有的患者甚至出现自杀倾向或行为。

（四）接受——适应期

患病的事实无法改变，患者最终会接受和适应罹患癌症的事实，情绪逐渐平静，然而多数患者很难恢复到病前的心境，常陷入长期的抑郁和痛苦中。

癌症治疗过程中所产生的不良反应常会对患者构成暂时或持久的心理冲击。如化疗所致的恶心、呕吐，使患者感到焦虑和恐惧；脱发使患者感到苦恼，自尊下降，进而产生社会退缩，不愿与人接触等。

七、临终患者的心理反应特点

生老病死是人类自然发展的客观规律，临终是生命过程的最后阶段。临终患者由于疾病的折磨，对生的依恋，对死的恐惧，使其心理活动和行为极其复杂。美国精神病学家、著名的临终关怀学创始人罗斯（Ross）在访谈、观察和研究了 400 多名临终患者后，提出了临终患者心理活动的 5 阶段理论。

（一）否认期（denial）

多数患者得知自己的疾病已进入晚期，最初的心理反应就是否认突如其来的"噩耗"。患者不承认、不接受自己患有无法逆转的疾病的事实，表现为怀疑诊断出了差错，存有侥幸心理，四处求医，希望证实先前的诊断有误。这是患者面临严重心理应激时的心理防御机制，有其合理性，暂时的否认可以起到一定的缓冲作用，以免当事人过分痛苦。患者的这种心理反应通常持续数小时或数天，但个别患者会持续否认直至死亡。

（二）愤怒期（anger）

随着病情的发展，疾病的症状越来越明显，当不良信息被证实后，患者会感到焦虑、愤怒、怨恨和自制力下降。患者的愤怒源于其恐惧和绝望感，愤怒的指向可能是怨恨命运的不公、抱怨各种治疗无效果，也可能因各种家庭牵挂而怨恨自己。愤怒的对象通常是家人、亲友和医护人员，患者对周围一切挑剔不满，充满敌意，不配合或拒绝治疗，甚至出现攻击行为。

（三）协议期（bargaining）

患者经历否认、愤怒后，逐步意识到愤怒、怨恨于事无补，只能加速病程。因此，患者开始接受和逐步适应痛苦的现实，尝试用合作的态度和良好的表现来换取延续生命或其他愿望的实现。求生的欲望促使患者与疾病抗争，此时，患者情绪比较平静，积极配合治疗和护理，非常合作和顺从，希望通过医护人员及时有效的救助，疾病能够得到控制和好转，希望能延缓死亡的时间，期待奇迹出现。

（四）抑郁期（depression）

随着身体状况日益恶化，患者逐渐意识到自己生命垂危，产生强烈的失落感和无奈感，加之频繁的检查和治疗、经济负担的压力和病痛的折磨，使患者感到万念俱灰，产生极度的悲哀和绝望，表现为悲伤、退缩、情绪低落，终日沉默寡言，对周围事物漠不关心。此时，患者有一种强烈的孤独感、失控感、忧郁愁闷，希望多见亲戚与朋友，安排好后事，留下遗言。

（五）接受期（acceptance）

这是临终患者的最后阶段。患者已接受死亡即将来临的现实，并努力理解和实现自己生命的意义，不再焦虑和恐惧，表现安宁、平静和淡漠。此刻，患者对死亡已有充分的准备，已经处理好想要解决的事宜，等待与亲人的最终分别。

Ross 关于 5 阶段临终患者的心理理论具有重要价值，突破了人们对于死亡研究的禁忌，使人们开始科学地、理性地研究死亡现象。这 5 个心理反应阶段，因人而异，有些患者可能不会经历上述的某个特定阶段，有些患者可能会交替体验几个阶段，有些患者可能始终停留在否认期。医护人员应该知晓临终患者的心理反应特点，尽力满足临终患者的心理需要，帮助减轻临终患者躯体和心理上的痛苦，提高其生活质量，维护其尊严，促使他们安然地度过生命的最后时刻。

第六章　精神分裂症及其他精神病性障碍

第一节　精神分裂症

精神分裂症是一组病因未明的精神病，多起病于青壮年，常缓慢起病，具有思维、情感、行为等多方面障碍及精神活动不协调。通常意识清晰，智能尚好，但部分患者在疾病过程中可以出现认知功能损害。一般病程迁延，呈反复加重或恶化，部分患者最终可出现精神衰退。

一、患病情况

精神分裂症发病高峰男性为 15 ~ 25 岁，女性稍晚，50% 患者曾企图自杀，10% 的患者最终死于自杀。

长期以来，人类对精神疾病的病因及发病机制的探索一直没有停止，在精神分裂症方面亦如此，我们把这些基于探索精神分裂症病因和病理机制研究的主要证据和形成的假说归纳如下：

（一）致病因素

1. 遗传因素

①家系调查研究发现，分裂症近亲患者的患病率比一般人群高 10 倍，而且血缘关系越近，患病率越高。②双生子研究发现，单卵双生比双卵双生的患病率高 4 ~ 6 倍。③寄养子研究发现，分裂症患者的子女寄养到正常家庭，仍有较高的患病率。

目前认为分裂症的遗传分式多数为多基因遗传，即分裂症是许多基因的积累作用所致，没有显性、隐性遗传那样明显的遗传规律，但有一个遗传阈值，超过这个阈值，才能显现疾病；如有人认为是遗传易感性和环境因素共同作用的结果。

2. 心理素质和个性

①心理素质（气质）：指个体神经系统的解剖、生理、生化等特点所形成的不同信息容量与综合分析等机能，因此，构成了神经系统一定的兴奋性和稳定性，表现为不同的（反应强度、速度、觉醒程度和情绪）应激能力、承受能力和适应能力。②个性：指先天素质和后天习惯性综合形成的个体精神活动模拟。分裂症有特殊的个性，孤僻少语、怕羞、敏

感、沉溺于幻想等。（3）年龄因素：分裂症多发于青春期，可能与内分泌有关。青春期性腺发育逐渐成熟，自主神经不稳定，情绪易激动，对外界应激因素敏感。（4）社会心理因素：社会调查显示，分裂症发病率低阶层是高阶层的9倍，推测可能与物质条件差、心理负担重、心理应激多有关。国内调查发现，分裂症病前有精神刺激因素者占40%～80%，尽管目前没有证据表明就是病因，但精神因素在分裂症的发生过程中可能起到一定的诱发或促发作用。

（二）神经病理解剖及医学影像学

（1）典型病例尸解发现，大脑额叶、中前额叶脑组织萎缩。（2）脑部CT发现30%～40%患者脑室扩大，脑结构异常。（3）PET研究资料发现，患者额叶、基层节和颞叶代谢率下降，其功能活动低下。

（三）神经生化研究

1.多巴胺假说

20世纪60年代提出了分裂症的多巴胺假说，即认为分裂症患者中枢多巴胺活动亢进。经典抗精神病药物均是通过阻断多巴胺受体发挥治疗作用。研究还发现传统抗精神病药物的效价与D2受体的亲和力有关，这些证据支持多巴胺假说。

2.5-HT假说

有学者就提出分裂症，可能与5-HT代谢障碍有关的假说。最近10年来，非典型抗精神病药物的临床广泛应用，再次使5-HT假说在分裂症发病机制中找到支持证据。

非典型抗精神病药物氯氮平、利培酮、奥氮平、喹硫平等，除了对中枢DA受体有拮抗作用外，还对5-HT受体有很强的拮抗作用。这些非典型抗精神病药物拮抗作用5-HT受体的作用多大于传统抗精神病药物，其抗精神病作用往往优于传统抗精神病药物，此支持5-HT假说。

3.氨基酸类神经递质假说

中枢谷氨酸（兴奋性递质）功能不足，可能是分裂症病因之一。

4.神经发育病因学假说

有些学者认为，由于遗传的因素和母孕期或围产期感染或损伤，在胚胎期大脑发育出现了某些病理改变。

二、临床表现

从精神分裂症不同分型及整个病程中所表现出来的症状看，其表现是差别很大的五维症状：阳性症状、阴性症状、攻击敌意、认知损害、情感症状。

（一）阳性症状

阳性症状是指在正常精神活动中不该出现而出现的症状，最常见的阳性症状有幻觉、妄想、被动体验和思维形式障碍。

1. 幻觉

精神分裂症最突出的感知觉障碍是幻觉，有时可以相当顽固，其特点是内容荒谬，脱离现实。最常见的是幻听，主要是言语性幻听。患者诉说听见邻居、亲人、同事或陌生人说话，其内容使患者不愉快；具有特征性的是听见几个声音在谈论患者，彼此争吵，或以第三人称评论患者。如，一位50多岁的女患者出门买菜，听到一个声音讲"大破鞋又出门了"，患者听后十分气愤，掉头回家，声音马上又说"装洋蒜"。幻听也可以是命令性的，如威胁患者不许吃饭或命令患者跳车。有时声音重复患者的思想，患者想到什么幻听就重复什么（思维鸣响）。

2. 妄想

是精神分裂症最常见的症状之一。此症以关系妄想、被害妄想最多见。精神分裂症的妄想具有发生突然，内容离奇，逻辑荒谬的特点。所涉及的范围有不断扩大和泛化的趋势。如最初患者认为与自己有矛盾的某个人针对他，逐渐扩展到同事、朋友、亲人，甚至陌生人。周围人的一举一动都是针对他的，所到之处都在议论他，报纸、广播、电视都含沙射影地说他。自然界的变化，如刮风下雨，甚至窗前飞来小鸟也是暗示要发生什么。患者对妄想的内容多不主动暴露。

妄想按其起源与其他心理活动的关系可分为原发性妄想和继发性妄想。原发性妄想是精神分裂症的特征性症状，对诊断有重要价值。此时妄想的产生并不以感知、意识、情感或其他精神障碍，或患者的特殊心理状态为基础，一旦出现，患者立即深信不疑。原发性妄想包括突发妄想、妄想知觉（患者突然对正常知觉体验赋以妄想性意义）、妄想心境或妄想气氛。如，患者从外地旅行回来，一下车就感到环境气氛发生变化，周围人的神色异常并用特殊的眼光看他，行人从旁边走过，回头看他一眼都是信号。

3. 被动体验

正常人对自己的精神和躯体活动有着充分的自主性，即能够自由地支配自己的思维和运动，并在整个过程中时刻体验到这种主观上的支配感。然而精神分裂症患者常会出现精神与躯体活动自主性方面的问题，即患者丧失了自主支配感，感到自己的躯体运动、思维活动、情感、冲动都受别人或外力控制、干扰或支配，有一种被外力强加的被动体验，感到身不由己。

4. 思维形式障碍

患者在意识清楚的情况下，思维联想过程缺乏连贯性和逻辑性，因而与之深入交谈困难。由于原发的精神活动损害，患者在交谈中忽视常规的修辞、逻辑方法，在言语的流畅性和叙事的完整性方面往往出现问题，具体可有以下表现：

（1）离题与出轨

患者在交谈时经常游移于主题之外，特别是在回答医生的问题时，句句说不到点子上，但句句似乎又沾点边儿，令听者抓不到要点（思维散漫）。病情严重者言语支离破碎，根本无法交谈（思维破裂）。

（2）过度具体化

有的患者说话绕圈子，不正面回答问题，或者对事物做一些不必要的、过度具体化的描述，令人费解，如，问患者做什么工作，答"我在单位做数数的工作"，实际上是做会计工作。

（3）过度抽象化

与上述情况相反，有的患者不恰当地使用符号、公式、自造的字（语词新作）、示意图表达十分简单的含义。

（4）逻辑倒错

患者言谈令人费解的另一个原因是逻辑关系混乱。如一位患者述："我脑子乱哄哄的，都是因为我太聪明了。我的血液里全是聪明，又浓又稠。我必须生个孩子，把我的聪明分给他一半，我才能好。要不然我就得喝可乐，把我的聪明冲淡一点。"（患者把抽象的"聪明"视为可被"可乐稀释"的具体物质）。

（二）阴性症状

阴性症状指正常精神活动减退或缺失所带来的表现，包括情感平淡、言语贫乏、意志缺乏、无快感体验等。

1. 情感迟钝或平淡

患者表情呆板、缺乏变化，自发动作减少，缺乏体态语言，在谈话中很少或几乎根本不使用任何辅助表达思想的手势和肢体姿势，语调单调，缺乏抑扬顿挫，很少与交谈者有眼神接触，多茫然凝视对方。丧失了幽默感及对幽默的反应，检查者的诙谐很难引起患者会心的微笑；对亲人冷淡，漠不关心。如，亲人远道来探视，患者视若路人，不能唤起患者任何情感上的共鸣。随着疾病的发展，患者的情感体验日益贫乏，甚至对那些使一般人感到十分痛苦的事件都表现淡漠，丧失了对周围环境的情感联系（情感淡漠）。情感淡漠、情感反应与思维内容以及外界刺激不配合，是精神分裂症的重要特征。

2. 思维贫乏

语量贫乏，缺乏自主言语，回答问题时异常简短，多为"是""否"，很少加以发挥。应答可延长很长时间。虽然语量足够，内容却含糊，过于概括，传达的信息量十分有限。

3. 意志减退

患者生活懒散，不修边幅、不注意个人卫生。在坚持工作、完成学业、料理家务等方面有很大困难，处于一种随遇而安的状态，对自己的现在和未来均没有任何计划和打算；或者虽有计划，却从不实施，活动减少，可以连续坐几个小时而没有任何自发活动，有的患者自称"就喜欢在床上躺着"。

4. 兴趣减退与社交缺乏

除了自己的病态体验，患者很少再有感兴趣的事，对娱乐活动甚至性活动的兴趣都有下降，即使有这些活动，乐趣也明显减少。多独处一隅，倾向于社会隔绝，没有朋友，也没有交友愿望。不仅难以与他人建立亲密关系，与家庭成员关系也日渐疏远。

（三）情感症状

这种病症主要包括患者情感的不协调、情感倒错、矛盾情感、情感平淡或淡漠等。可表现为表情的变化减少或面部表情完全没有变化；自主活动减少；对外界可以引起各种情感变化的刺激的反应减少或完全没有反应；患者可以对周围的人和自己漠不关心；情感淡漠往往伴随意志活动的明显减退。

精神分裂症情感障碍中另外一个值得注意的情感问题就是抑郁情绪。精神分裂症的抑郁症状早在 20 世纪初就有学者报道，据初步统计，有 25% ~ 30% 的精神分裂症患者有抑郁症状。抑郁症状可以出现在精神分裂症早期，或和其他精神症状同时出现，或出现在疾病的后期。抑郁症状是导致患者出现自杀行为的主要原因之一。

（四）行为症状

1. 冲动攻击行为

患者可以在精神病症状的支配下出现反复谩骂、威胁或破坏性行为。患者通常延迟满足困难，可以强人所难，坚持立即满足其要求，当需要或渴望被延迟满足时，患者也可出现挑衅、暴力或冲动行为；而且精神分裂患者的情绪表达常常不稳定、不适当或控制不良，在情绪失控状态下也可企图或直接实施暴力行为。

2. 紧张综合征

以患者全身肌张力增高而得名，包括紧张性木僵和紧张性兴奋两种状态，两者可交替出现，是精神分裂症紧张型的典型表现。木僵时以缄默、随意运动减少或缺失以及精神运动，无反应为特征。严重时患者保持一个固定姿势，不语不动、不进饮食、不自动排便，对任何刺激均没有反应。在木僵患者中，可出现蜡样屈曲，患者的肢体可任人摆布，即使被摆成不舒服的姿势，也较长时间似蜡塑一样维持不变。如，将患者的头部抬高，好像枕着枕头，称之为"空气枕"。木僵患者有时可以突然出现冲动行为，即紧张性兴奋。

3. 行为障碍

患者可表现为退缩、无故发笑、独处、发呆或出现冲动行为。有的患者还可出现表情和姿势的作态或出现紧张性木僵、被动服从、刻板言语和动作等。此外，患者的自杀行为是值得高度注意的问题。据报道，精神分裂症患者中 50% 左右的人有自杀观念，有 10% ~ 15% 的患者出现自杀行为。精神分裂症患者出现自杀观念和行为是由于抑郁情绪，幻觉和妄想等精神症状的影响也是重要的原因之一，例如，患者可在命令性幻听的支配下采取自杀行动。

（五）认知症状

认知功能是指感知、思维、学习等方面的能力，认知功能是健全的中枢神经系统的基本功能。认知功能一般包括智力、超前计划的能力、对外界环境正确做出反应的能力、从周围环境获取经验的能力、对外界可能发生的事件的预见能力等。Klaepelin 就对精神分裂症的认知功能障碍的表现进行过描述。近年来，国外有学者统计表明，有 85% 左右的精神分裂症患者有认知功能障碍。因此可以认为，认知功能障碍是精神分裂症的常见症状之一。精神分裂症的认知功能障碍主要表现在以下方面：

1. 智力的损害

智力测验表明，尽管精神分裂症患者智商（IQ）的绝对值一般均在正常范围，但较正常人群低，或低于患者自己患病以前的水平。在近年来的一些调查中发现，精神分裂症患者的智力存在着多方面的损害，这种损害一般发生在患病后的最初 2 年内或首次发病过程中，而在疾病以后的发展过程中患者 IQ 变化不大。

2. 学习与记忆功能的损害

研究表明症状较轻的精神分裂症患者有短时记忆的损害，如语词记忆的损害、视觉记忆的损害、言语学习的障碍、数字记忆的损害等。症状严重程度与发病年龄、病程、住院次数、停药次数等均无直接联系。此外，有研究认为精神分裂症患者出现记忆损害的原因可能与颞叶结构的某些改变有关。

3. 注意的损害

精神分裂症患者的主动注意和被动注意功能均有不同程度的受损，具体表现在不能集中注意力从事各种活动，尤其是脑力活动，因此患者接受外界信息受到影响，可具体表现为学习成绩下降、工作效率下降等。此外，由于患者的被动注意能力受到影响，可表现为对外界刺激的敏感性下降，注意的转移速度减慢等。

4. 运动协调性的损害

对精神分裂症儿童的回顾性研究表明，精神分裂症患者患病前已经有运动发育的迟滞，表现在：①学习走路较晚；②学习讲话较晚，并且比一般人群存在更多的困难；③与一般人群比较，有较多的非常规的行为，如挤眉弄眼、上肢的抖动或动作过大等。当发病以后，患者则有运动的始动性下降、运动的速度减慢以及眼球运动的跳跃和不规则等。此外，精神分裂症患者所出现的刻板动作、刻板言语以及作态等也被认为是运动协调性受损的表现。运动协调性损害并非出现在所有的患者。

5. 言语功能的损害

精神分裂症患者的言语功能损害表现在患者与别人进行交谈或进行写作时，总是使用较偏的词汇，或用词不当，或用词不确切，或在交谈中不能紧扣主题，给人以"东拉西扯"或"难以沟通"的印象，有的人会将这种情况作为思维障碍的表现来加以描述，如，思维散漫或思维破裂等，然而细致的精神检查表明上述现象并不是思维障碍的表现。在精神分裂症的部分亲属中，可以观察到同样的情况。此外，语词新作以及由于思维贫乏所产生的语词贫乏也属于言语功能受损的表现。

三、临床分型

（一）偏执型

是精神分裂症最常见的一个类型。其临床表现突出一个"疑"字，以相对稳定的妄想为主，通常伴有幻觉，情感、意志、行为障碍不突出。较少出现显著的人格改变和精神衰退。

此类型占患者的一半以上。发病较晚，多在 30 岁以后，多为青壮年或中年，起病缓慢，初期敏感多疑，逐渐发展为妄想。妄想范围有逐渐扩大的趋势，关系妄想、被害妄想最多见，其次是自罪、影响、中毒和嫉妒妄想。大多数患者多种妄想同时存在。有幻觉，以言语性幻听最多见，其内容大多是令患者不愉快的或批评命令性质的，有真性或假性，也可有其他性质的幻觉，如幻嗅、幻触、内脏幻觉，但较幻听少。

患者的幻觉和妄想内容多离奇抽象，脱离现实。情感行为常受幻觉和妄想支配。患者不暴露自己的思维内容。部分患者在发病数年后，在相当长的时间内部分工作能力保存，不易早期发现。病程发展较其他型缓慢，系统治疗可获较好疗效。

诊断要点：符合精神分裂症诊断标准，以妄想为主，常伴有幻觉，以听幻觉多见。

（二）青春型

其临床表现突出一个"乱"字，占住院患者的 8%，多在青春期急性或亚急性起病，病情进展快，常在 2 周内达到高峰。主要表现为言语增多荒谬离奇，想入非非，内容凌乱甚至破裂。情感喜怒无常，变化莫测，极不协调。行为幼稚愚蠢奇特，常有兴奋冲动。本能活动亢进，也有意向倒错。幻觉生动，妄想片段不固定。此型发展较快，有自发缓解，但很快复发。药物维持治疗可减缓复发。

诊断要点：符合精神分裂症诊断标准，常在青年期发病，以思维、情感、行为障碍为主。例如明显的思维松弛、思维破裂、情感倒错、行为怪异。

（三）单纯型

其临床表现突出一个病态的"懒"字，占住院患者的 1% ~ 4%，起病于青少年，缓慢进行性发展，特点是日益加重的孤僻、被动、活动减少、生活懒散、行为退缩，对学习生活的兴趣越来越少，对亲人冷淡，日益脱离现实生活，幻觉、妄想不明显。早期多表现类似"神经衰弱"的症状，如主观的疲劳感、失眠、工作效率下降等，逐步出现日益加重的孤僻退缩、情感淡漠、生活懒散、兴趣丧失、社交活动贫乏、生活毫无目的。疾病初期常不会引起人们的重视，甚至会误以为患者"不求上进""性格不够开朗"或"受到打击后意志消沉"等，通常在病程多年后才就诊，治疗效果较差。

诊断要点：①以思维贫乏、情感淡漠或意志减退等阴性症状为主，无明显的阳性症状。②社会功能明显受损，趋向精神衰退。③起病隐袭，缓慢发展，病程至少 2 年，常在青少年期起病。

（四）紧张型

其临床表现突出一个病态的"僵"字，以明显的精神运动紊乱为主要表现。占住院患者的7%，近年有减少趋势，表现紧张性兴奋和紧张性木僵，交替出现或单独发生。典型表现是紧张综合征。

1.紧张性木僵

突出地表现为运动抑制，轻者动作缓慢，少语少动或长期保持一个姿势不动。重者终日卧床，不食不动，缄默不语，对周围刺激不起反应，口水不咽不吐，任其流下。可见肌张力增高、蜡样屈曲、违拗、模仿言语动作等，偶有幻觉妄想，可持续数周或数月，意识清楚。

2.紧张性兴奋

以突然发生的运动性兴奋为特点。冲动，不可理解，言语单调刻板，如，突然起床砸东西，伤人毁物，可持续数日数周。自发缓解较其他类型常见。

诊断要点：符合精神分裂症诊断标准，以紧张综合征为主，其中以紧张性木僵较常见。

（五）未分化型

有相当数量的患者无法归入上述分型中的任一亚型，临床上有时会将其放到未分化型中，表明患者的临床表现同时具备一种以上亚型的特点，然而没有明显的分组特征。目前临床较多见。

四、诊断与鉴别诊断

做出分裂症的鉴别诊断绝非易事，复杂而多变的临床相，跌宕起伏的病程，混杂其中的社会、心理因素，缺乏知情者提供可靠的病史，精神现状检查被动不合作，都导致了诊断上的困难。

精神分裂症（ICD-10）诊断要点

尽管无法分辨出严格地标示病理性质的症状，但出于实践的目的，有必要将上述症状分成一些对诊断有特殊意义的并常常同时出现的症状群。

（1）思维鸣响，思维插入，思维被撤走以及思维广播。（2）明确涉及躯体或四肢运动，或特殊思维、行动或感觉的被影响、被控制或被动妄想；妄想性知觉。（3）对患者的行为进行跟踪性评论，或彼此对患者加以讨论的幻听，或来源于身体某一部分的其他类型的听幻觉。（4）与文化不相称且根本不可能的其他类型的持续性妄想，如具有某种政治身份，或超人的力量和能力（例如能控制天气，或与另一世界的外来者进行交流）。（5）伴有转瞬即逝的或未充分形成的无明显情感内容的妄想，或伴有持久的超价观念，或连续数周或数月每日均出现的任何感官的幻觉。（6）思维断裂或无关的插入语，导致言语不连贯，或不中肯或词语新作。（7）紧张性行为，如兴奋、摆姿势，或蜡样屈曲、违拗、缄默及木僵。（8）"阴性"症状，如显著的情感淡漠、言语贫乏、情感反应迟钝或不协调，常导致社会退缩及社会功能的下降，但必须澄清这些症状并非由抑郁症或神经阻滞剂治疗所致。（9）个人行为的某些方面发生显著而持久的总体性质的改变，表现为丧失兴趣、缺乏目的、懒散、自我专注及社会退缩。

五、病程和预后

精神分裂症具有不断发展，逐步加重的趋势。病程类型主要有持续进行和间接发作两种。前者病程不断发展，精神症状日益加重。间接发作的病程在精神症状急剧出现一段时间后间隔以缓解期这是基本正常，或可以遗留一定病症。部分患者随着病程的进展，幻觉妄想等阳性症状逐步消退，而精神衰退症状如言语内容贫乏、情感淡漠、孤僻内向、意志缺乏、认知障碍明显社会功能严重受损。E.Bleuler 对 500 例额精神分裂症初次发病后进行 15 年随访观察，发现病人的转归有痊愈、轻度缺损、明显缺损和衰退四种，每种约占 1/4。随着各种治疗特别是药物治疗的进展，偏执型与急性紧张型预后相对较好，青春型在治疗方面也能获得较好缓解，单纯性预后最差。WHO 的精神分裂症跨文化国际协作研究资料表明，发展中国家（印度、尼日利亚等）病人的预后较发达国家（英国等）为好，推测预后与家庭背景、职业、社会经济文化、家庭与社会支持系统有关。

六、治疗与康复

（一）药物治疗

精神分裂症的药物治疗具有关键作用，尤其是近 10 多年来新型抗精神病药物的问世与研发，使精神分裂症的治疗和预后大有改观，目前分裂症药物治疗痊愈与基本痊愈率高达 60%。

抗精神病药物按作用机制可分为经典药物与非经典药物两类。经典药物又称神经阻滞剂，主要通过阻断 D2 受体起到抗幻觉妄想的作用，按临床特点分为低效价和高效价两类。前者以氯丙嗪为代表，镇静作用强，抗胆碱能作用明显，对心血管和肝功能影响较大，锥体外系不良反应较小，治疗剂量比较大，后者以氟哌啶醇为代表，抗幻觉妄想作用突出，镇静作用很弱，心血管及肝脏毒性小，但锥体外系不良反应较大。

近年来问世的非经典抗精神病药物通过平衡阻滞 5-HT 与 D2 受体起到治疗作用，不但对幻觉妄想等阳性症状有效，对情感平淡、意志减退等阴性症状也有一定疗效。代表药物有利培酮、奥氮平、喹硫平、氯氮平等。

精神分裂症药物治疗应系统而规范，强调早期、足量、足疗程的全程，一旦明确诊断应及早开始用药。药物应达到治疗剂量，一般急性期治疗期为 2 个月。有些患者、家属甚至医生担心药物不良反应通常采取低剂量用药，症状长期得不到控制，达不到应有的治疗效果，治疗应从低剂量开始，逐渐加量，高剂量时密切注意不良反应，门诊患者用药剂量通常低于住院患者，一般情况下不能突然停药。

维持治疗对于减少复发或再住院具有肯定的作用。每一次发作维持治疗 1 ~ 2 年，第二次或多次复发者维持治疗时间应更长一些，甚至是终生服药。维持治疗的剂量应个体化，通常为急性治疗期剂量的 1/2 ~ 2/3。美国精神分裂症结局研究组的研究结论是，经典抗精神病药物维持治疗剂量不应低于 300 mg/ 日（以氯丙嗪折算），否则预防复发的效果会降低。非经典抗精神病药物维持剂量比急性期治疗量适当减少，但具体减少到何种程序，缺乏成熟的模式。

不管是急性期还是维持治疗，原则上单一用药，作用机制相似的药物原则上不宜合用。对于出现抑郁情绪、躁狂状态、睡眠障碍的患者可酌情选用抗抑郁剂、心境稳定剂、镇静催眠药，有锥体外系反应可合用盐酸苯海索（安坦）。

（二）物理治疗

（1）无抽搐电休克治疗（MECT）。（2）经颅磁刺激治疗。

（三）心理治疗

心理治疗可以改善患者的精神症状，提高自知力，增加治疗依从性，也可改善家庭成员间的关系，进而促进患者与社会接触。

行为治疗可以改善患者某些精神症状，纠正某些功能缺陷，提高人际交往技能，确保社会功能。

家庭治疗可以使家庭成员，发现存在已久的沟通方面的问题，有助于宣泄不良情绪，简化交流方式，建立支持系统，提高治疗依从性，避免不良刺激，使患者早日回归社会。

（四）康复治疗

康复治疗分为医院康复和社区康复两类，具体内容包括药物康复、社会心理康复，功能训练，全面康复，回归社会。

第二节　偏执性精神障碍

本组障碍的特点显示出一种或一整套相互关联的妄想，妄想通常持续终生。妄想的内容变异很大，常为被害、疑病或夸大性的，但也可与诉讼或嫉妒有关；或表现为坚信其身体畸形，或确信他人认为自己有异味或是同性恋者。典型病例缺乏其他精神病理改变，但可间断出现抑郁症状，某些患者可出现幻嗅和幻味。清晰和持久的听幻觉（说话声）、精神分裂症性症状（如被控制妄想和明显的情感迟钝）以及脑疾病的确凿证据均与本诊断不相容。但只要不是典型的精神分裂症性幻听，并且只占临床总体表现的一小部分，则偶尔和短暂的听幻觉（尤其是老年患者）并不排除本诊断。起病常在中年，但有时可在成年早期（尤其是确信身体畸形的病例）。妄想的内容及出现时间常与患者的生活环境有关，如少数民族出现之被害妄想。除了与妄想或妄想系统直接相关的行为和态度外，情感、言语和行为均正常。

一、病因学

本病原因不明。起病年龄通常在 30 岁以后，女性偏多，未婚者多见。病前性格多具固执、主观、敏感、猜疑、好强等特征。一般认为本病是在个性缺陷基础上遭受刺激而诱发，由于自负和敏感，对所遭遇的挫折歪曲地理解而逐步形成妄想；而在妄想的影响下则容易与环境发生冲突，反过来又强化其妄想。生活环境的改变如移民、服役、被监禁及社会隔绝状态，可能会诱发妄想性障碍。老年人中出现的感官功能缺陷，如失聪、失明，也易伴发妄想症状。

二、临床表现

本病发展缓慢，多不为周围人所觉察而逐步发展为一种或一整套相互关联的妄想，内容可为被害、嫉妒、诉讼、钟情、夸大、疑病等。妄想多持久，有时持续终身。一般很少或不伴有幻觉，也不出现精神分裂症的典型症状，如被控制感、思维被广播等。除了与妄想内容相关的异常情感和意向行为外，患者其他的个人行为基本没有损害，人格保持相对完整。病程和严重程度要求持续性病程，至少达 3 个月。社会功能严重受损和自知力丧失。如症状标准符合但病程不足时，则考虑急性短暂性精神障碍的诊断。

被害妄想往往与诉讼妄想相伴随。患者认为社会中存在针对他的恶势力，有计划地迫害他，为达目的不择手段、不惜代价。患者不断扩大自己的对立面，从最初的对手扩展到一个部门乃至整个社会，谁不相信他讲的话，谁就是被敌人收买了。为此患者会一次次、一级级上告，不达目的誓不罢休。

嫉妒妄想多见于男性。他们无端怀疑配偶的忠贞，千方百计搜集所谓证据，逼迫配偶"招供"、写"保证书"，然而所有这一切只会令情况更加恶化。有时患者会在妄想支配下产生伤害行为。

钟情妄想多见于未婚中年女性。她所认定的爱人多具有较高的社会地位、名声，也有妻室。患者坚信对方通过各种暗示传达爱意，并认为只有自己才能给对方带来真正的幸福。

三、诊断与鉴别诊断

妄想是最突出的或唯一的临床特征，妄想存在必须至少 3 个月，必须目前为患者的个人观念，而非亚文化观念。可间断性地出现抑郁症状甚至完全的抑郁发作，但没有心境障碍时妄想仍持续存在。不应存在脑疾病的证据；没有或偶然才有听幻觉；无精神分裂症性症状（被控制妄想，思维被广播等）的病史。

包含：偏执狂、偏执性精神病、偏执状态、妄想痴呆（晚发性）、关系妄想。

不含：偏执型人格障碍、心因性偏执性精神病、偏执反应、偏执型精神分裂症。

四、治疗和预后

研究显示偏执性精神障碍一般不会导致人格严重受损或改变，然而妄想情况可渐进发展。大多数患者可以继续工作。

治疗的目的是建立有效的医患关系，防止问题复杂化，如经评定患者有危险性，须予住院治疗，尽管有时抗精神病药物可以抑制症状，但尚无充分数据表明存在一种针对性药物。治疗的长期目的之一即是将患者的思绪从妄想中转移到更有建设性、更令人愉快的领域。这一目的虽然非常合理，但实践起来有一定的难度。

（一）药物治疗

以抗精神病药物治疗为主。如患者拒绝或不配合治疗，可以选择长效制剂注射治疗。如果妄想已造成患者严重的攻击行为和社会功能的丧失，或危及社会和他人的安全时，应住院治疗。抗精神病药物的使用应从小剂量开始，逐步增加至治疗量，尽可能单一用药，疗程要长，至少 2 年，甚至终身服药。

1. 第一代抗精神病药物

第一代抗精神病药物在偏执性精神障碍的治疗中均可使用。常用的药物有氯丙嗪（治疗剂量 200 ~ 600 mg/d）、奋乃静（治疗剂量 20 ~ 60 mg/d）、氟哌啶醇（治疗剂量 6 ~ 20 mg/d）。也可使用长效制剂，如癸氟哌啶醇（治疗剂量 50 ~ 150 mg，每 2 ~ 4 周肌肉注射 1 次）。

2. 第二代抗精神病药物

目前第二代抗精神病药物常作为本病的首选药物，临床上常用的有氯氮平（治疗剂量 200 ~ 600 mg/d）、利培酮（治疗剂量 2 ~ 8 mg/d）、奥氮平（治疗剂量 5 ~ 20 mg/d）、喹硫平（治疗剂量 300 ~ 750 mg/d）、阿立派唑（治疗剂量 10 ~ 30 mg/d）、齐拉西酮（治疗剂量 80 ~ 160 mg/d）、氨磺必利（治疗剂量 400 ~ 800 mg/d）。同时使用氯氮平时应注意监测血白细胞。

（二）其他治疗

个人的支持性心理治疗和家庭治疗在妄想性障碍的治疗中是有必要的。对那些症状非常严重且对药物疗效不佳的患者可采用电抽搐治疗。

第三节　急性短暂性精神障碍

本病包括一组具有下列共同特点的精神障碍：①起病急骤；②以精神病症状为主，包括片段妄想、片段幻觉，或多种妄想、多种幻觉、言语紊乱、行为紊乱或紧张症；③多数患者可缓解或基本缓解。

有的患者临床表现以精神分裂症症状为主，如果病程不超过1个月，临床可诊断为分裂样精神病。

有的患者在旅途中发病，病前有明显精神应激、过度疲劳、过分拥挤、慢性缺氧、睡眠缺乏、营养水分缺乏等综合因素作用。常可出现意识障碍、片段的妄想、幻觉或行为紊乱。在停止旅行和充分休息后的数小时或数周内自行缓解。

一、急性短暂性精神障碍的病因

由外部刺激所导致急性短暂性精神障碍是最常见于心因性精神障碍，发病因素与个体的社会因素、心理因素、身体因素、道德因素密切相关。

（一）社会因素

随着现代科技的迅速发展，都市人口密集，各种噪声、空气和水源的污染，生活节奏的加快，交通拥挤，竞争激烈，住房困难，待业，下岗，自然灾害，人际关系矛盾增多，所有这一切均易令人焦虑、紧张，成为精神障碍的重要根源。

（二）心理因素

心理因素与精神障碍密切相关，有的外国学者认为正常和异常行为都是意识与无意识欲望驱动或本能矛盾冲突的结果。心理障碍或者心理疾患主要是由于本我欲望要求和超我控制间潜意识矛盾冲突而产生焦虑和情绪防御反应的结果。这种矛盾冲突是从婴儿期就开始的，根据生物本能欲望要求对社会约束的强烈反抗斗争。为了减缓本我与超我间的矛盾冲突所带来的焦虑，自我发展了各种防范焦虑的手段即心理防御机制。那些能设法通过发展有效的应对策略（或防御机制）来把心理冲突减少到最小限度的是心理健康的人。而有意无意地过度运用单个或集中防御机制，以致主宰了个体的人格以其发展或损害了他的有效功能，则会导致产生某种心理异常或精神障碍。

（三）道德因素

张口骂人，动手打人，夸张的表演等也涉及人格问题。

二、预防与治疗

（1）尽快脱离刺激源；（2）可以做深呼吸、活动腰腿四肢有助于调整心理状态；（3）可以少量服用镇静药物舒缓紧张、焦虑、惊恐状态。

第四节 分裂情感性精神障碍

一、概述

分裂情感性精神病是指一组精神分裂症和心境障碍两种疾病同时存在，或只差几天，症状又同样典型，常有反复发作的精神障碍。

（一）临床表现

临床特点：①有典型的抑郁或躁狂病象，同时具有精神分裂症症状。这两种症状同时存在，或先后在发病中出现。②病程呈间歇发作，症状缓解后不留明显缺陷。起病较急，发病可存在应激诱因。③病前个性有明显缺陷，部分患者可有分裂症、躁郁症家族史。④发病年龄以青壮年多见，女性多于男性。

（二）诊断要点

只有在疾病的同一次发作中，明显而确实的分裂性症状和情感性症状同时出现或只差几天，因此该发作既不符合精神分裂症，也不符合抑郁或躁狂发作的标准，此时方可做出分裂情感障碍的诊断。本术语不适用于仅在疾病的不同发作中分别显露出精神分裂症及情感性症状的患者。例如，精神分裂症患者在精神病性发作的余波中往往出现抑郁症状（见于精神分裂症后抑郁 F20.4）。有些患者出现反复的分裂情感性发作，可为躁狂型或抑郁型，也可为两型之混合。另一些患者可在典型的躁狂或抑郁发作之间插入一到两次的分裂情感性发作，对于前一种情况，分裂情感性发作是恰当的诊断；而后者只要在其他方面临床相典型，则偶然出现的分裂情感性发作并不能推翻双相情感性障碍或反复发作性抑郁障碍的诊断。

二、治疗原则和方案

（一）分裂情感性躁狂的治疗

分裂情感性躁狂的治疗最常用的精神药物是氯氮平、氯丙嗪、利培酮或奥氮平。此外，锂盐或卡马西平、丙戊酸钠对部分双相性分裂情感障碍的患者可单独或合并使用。有资料提示，氟哌利多醇和锂盐合用，血锂浓度上升，可致使明显的神经系统中毒症状。为了较迅速地控制兴奋，可加用苯二氮䓬类药物，如氯硝西泮。

（二）分裂情感性抑郁的治疗

通常认为，抗精神药物和抗抑郁药物合并使用，对精神病抑郁是一个可供选择的方案。有作者提出，此型用抗精神病药物治疗，临床上观察到抑郁症可随精神病性症状的改善而消失。如精神病性症状消失后，抑郁症状仍存在，且排除非神经阻滞剂的不良反应后，可采用抗抑郁剂治疗，逐步加量。用量与治疗原发抑郁相同。MECT 也可在顽固性病例中应用。

维持治疗：在急性症状缓解后，需要进行维持治疗。锂盐对分裂情感性抑郁的作用不如分裂躁狂型，抗精神病药物使用的原则同分裂躁狂型。在维持治疗阶段如出现抑郁发作，可联合使用抗抑郁药物。这一阶段的治疗方案同精神分裂症后抑郁，逐渐加大抗抑郁药物至治疗量。当分裂情感障碍症状消失后，如，精神病性症状持续存在，长期的神经阻滞剂治疗需要考虑。

（三）病程和预后

国外将该病分为分裂躁狂型和分裂抑郁型两型。研究预后时分别与精神分裂症和躁狂型或抑郁型相比较。复习文献资料后指出本病预后较精神分裂症好，较情感性精神病差。最早有作者提出过，分裂情感性躁狂型预后和躁狂症相接近，而抑郁型的预后和重度抑郁明显不同，然而并未为以后的资料所肯定。

Loryell 等认为慢性化是本病预后的指征，不论是分裂躁狂型还是抑郁型。

纵向调查的资料对确定预后有帮助。有资料提出，如持续的精神病性症状而缺乏情感性症状是预后不良的指征。Loryell 概括文献中其他预后不良的指征：病前适应能力差，青少年、成年时期适应能力差，慢性化病程，以及临床相中以持久的精神病性症状为主。作者认为，上述指征适用于分裂情感性抑郁型和躁狂型两者。

第七章 应激相关障碍

第一节 概述

应激可以定义为个体能力（或心理资源）不足以应对环境要求而引起的生理、心理或行为的失衡状态。

应激源是对个体而言涉及实际或威胁性的死亡或严重伤害，或者对自身或他人身体完整性构成威胁的创伤性事件。个体对创伤事件的反应必须包含极度害怕、无助感或惊骇。应激源各种各样，主要包括以下几种：

一、严重的生活事件

如严重的交通事故；亲人突然死亡，特别是配偶或子女；遭受歹徒袭击，被强奸或家庭财产被抢劫等创伤性体验。

二、重大自然灾害

如特大山洪暴发、突发的大面积火灾、地震等威胁生命安全的伤害。

面对应激性事件时，个体会出现情绪和躯体的反应，如担忧、心跳加快、口干、食欲下降、活动减少等。然而，并非大多数遭受异乎寻常的应激的人都会出现精神障碍。个体的易感性、对应激的应对能力、应激源的性质和严重程度、当时的处境、既往的经历等均会影响个体对应激的反应。

而且，面对应激性生活事件时，并不是所有的反应都是异常的，如悲伤是对亲友离世的正常反应。对于车祸这样的突发事件，个体会出现焦虑、茫然不安等反应，但不久就会恢复如常。然而若上述反应过于严重、持续时间过长就属于异常反应。根据美国DSM-IV诊断标准，对应激性事件的反应分为3组：急性应激障碍、创伤后应激障碍、适应障碍。

第二节 急性应激障碍

急性应激障碍（Acute Stress Disorder，ASD）为创伤事件发生的当时和之后出现的反应，持续至少 2 天，但不超过 4 周（超过此时间，诊断更改为创伤后应激障碍）。

一、临床表现

与创伤后应激障碍相似，本病除有持续的重新体验创伤、回避和警觉性增高的症状外，还存在分离症状。表现为麻木或与环境的疏远感，对周围环境的觉察能力降低（处于迷惘中）、现实解体、人格解体和分离性遗忘的表现。

二、病因学

事件的性质：短暂但严重的事件，如车祸、火灾、地震；事实上（或威胁性）的强奸或其他身体攻击等伤害；突然发现罹患严重疾病，如肿瘤。

个体的素质、既往的经历、应对方式对发病也有影响。

三、诊断和鉴别诊断

（一）诊断

根据 DSM-Ⅳ 诊断标准，需符合以下标准：①严重的创伤经历；②至少存在 3 项急性分离症状；③至少有 1 项再体验的症状；④明显地回避；⑤明显地过度警觉；⑥症状持续至少 2 天，最多 4 周，且在创伤后 4 周内出现。

（二）鉴别诊断

（1）创伤后应激障碍没有 ASD 的分离症状，其余症状相同，然而临床表现的时间持续超过 1 个月。（2）适应障碍不符合"创伤"事件标准，症状谱广，表现为焦虑、抑郁、品行问题等。（3）分离性障碍没有明确的应激源，也没有 ASD 的再体验、回避和警觉性增高的症状表现。

四、治疗

（一）心理治疗

1. 认知行为治疗

认知行为治疗综合了各种干预方法，如焦虑处理训练、认知重建、暴露治疗以及治疗性的家庭作业等。主要以一对一的方式提供给遭受重大灾难的个体，作为早期干预的手段，通常在创伤2周后实施，1个疗程为4~5次，对ASD患者的再体验和抑郁症状具有明显效果。

2. 紧急事件应激晤谈（CISD）共分为7个步骤（7期）

①导入期：组织者对参加者讲述晤谈程序，回答可能的相关问题，强调晤谈不是心理治疗，而是一种减少创伤事件所致的正常应激反应的方法。②事实期：每位参加者依次描述事件发生时的所在、所见、所闻及所为，重现整个事件。③感受期：参加者依次描述其对事件的认知反应。④反应期：参加者依次描述其对事件的感受，进行情感的宣泄和加工。⑤症状期：组织者询问参加者是否有躯体或心理症状，如果有，识别是否为创伤事件导致，目的是识别参加者希望分享的应激反应，开始将情感领域转向认知领域。⑥干预期：介绍异常和正常应激反应，提供应激管理的技巧。⑦再进入期（资源动员期）：组织者总结晤谈过程，回答问题，评估需要随访或转介的人员，所需时间约2小时。该方法已经被广泛应用，然而随机对照研究的荟萃分析并不支持其可以预防创伤事件后出现PTSD的效果。

（二）药物治疗

三环类抗抑郁药、5- 羟色胺再摄取抑制药和苯二氮䓬类药可能对某些临床症状有效。

五、预后和结局

部分患者可以完全缓解，部分将发展为创伤后应激障碍。

第三节　创伤后应激障碍

创伤后应激障碍（PTSD）是对严重的应激事件强烈的、迁延的或者延迟性的异常反应。以不自主地再体验应激性事件的片段，并伴有警觉性增高、对有关事物的回避为特征。此类应激源包括自然灾害，如洪水、地震，以及人为灾难，如重大火灾、严重交通事故、战争、强奸或者对身体有严重伤害的事件。几乎所有经历此类事件的人都会感到剧烈的痛苦。创伤性事件是PTSD诊断的必要条件，然而不是PTSD发生的充分条件。流行病学研究发现，经历创伤性事件后，只有部分人最终发展为PTSD患者。

一、流行病学

由于创伤性事件自身的特点不同，PTSD的患病率研究中采用的诊断标准、筛查标准、资料收集距离灾害发生事件的间隔、取样和病例检出方法等不同，各研究间PTSD的患病率存在很大差异。

美国退伍军人及其他高危人群中PTSD的患病率为3%~58%；Buffalo大坝坍塌的受

害者的终身患病率为 59.4%，14 年后的现患率仍高达 25.0%。美国社区样本中的终身患病率为 1% ~ 14%。

国内还没有 PTSD 的社区流行病学报告。汪向东等报道中国张北地震受灾人群 3 ~ 9 个月后 PTSD 的发病率分别为 18.8% 和 24.4%。黄国平等首次对国内女性服刑人员的精神创伤进行调查，发现 90% 至少经历 1 件创伤性事件，60% 为 3 件或以上的多重创伤；PTSD 现患率为 10.6%，占有创伤经历的仅 11.7%，表明大多数经历创伤的人并不发展为 PTSD。

二、病因和发病机制

（一）应激源

诊断 PTSD 的必要条件是存在异乎寻常的应激性事件。此类患者并不一定是直接遭受躯体损害或人身攻击，其他方面的卷入也可以发展为 PTSD，如重大事件的目击者。

（二）遗传因素

单卵双生子较双卵双生子一致率高。

（三）其他素质因素

易感因素包括气质类型，特别是神经质、年龄（儿童和老年）、女性、精神疾病史、以往的创伤性经历等。

（四）神经内分泌

PTSD 患者可能存在上丘脑—垂体—肾上腺轴功能的紊乱，去甲肾上腺素系统敏感性增强，皮质醇水平在应激反应时下降。

（五）神经影像学

PTSD 患者（右侧）海马体积缩小（可能与刺激反应性增强和记忆受损有关）。

（六）危险因素

1. 易感因素

受教育程度低、社会阶层较低、女性、自尊程度低 / 神经症性特质、既往（或家族）有精神问题（尤其是心境 / 焦虑障碍）史、既往经历创伤事件（包括儿童期经历）等。

2. 保护性因素

高智商、社会阶层高、男性、精神病特质、有机会目睹亲友的尸体等。

三、临床表现

本病的主要表现为三组特点：警觉性增高、闯入性症状、回避。

患者在经历了重大创伤性事件后，以各种形式重新体验创伤性事件，有挥之不去的关于创伤事件的闯入性回忆，频频出现的痛苦梦境。有时患者会处于意识分离状态，持续时间可从数秒到几天不等，称为"闪回"。此时，患者仿佛又完全身临创伤性事件发生时的情境，重新表现出事件发生时所伴发的各种情感。患者面临、接触与创伤事件相关联或类似的事件、情景或其他线索时，通常表现出强烈的心理痛苦和生理反应。事件发生的周年纪念日、相近的天气及各种场景因素都可能促发患者的心理与生理反应。

创伤性事件后患者对创伤相关的刺激存在持续的回避。回避的对象不仅限于具体的场景与情境，还包括有关的想法、感受及话题，患者不愿意提及有关事件，避免有关交谈。对创伤性事件的某些重要方面失去记忆也被认为是回避的表现之一。回避的同时，患者还表现为"心理麻木"或"情感麻痹"。患者在整体上给人以木然、淡然的表现。患者自己感到似乎难以对任何事情发生兴趣，过去热衷的活动同样兴趣索然；感到与外界疏远、隔离，甚至格格不入；似乎对什么都无动于衷，难以表达与感受各种细腻的情感；对未来心灰意懒，严重者可能万念俱灰，导致自杀。

另一组症状表现为持续性的焦虑和警觉性水平升高，如难以入睡或不能安眠、警觉性过高、容易受惊吓、无法专心做事情等。

四、诊断与鉴别诊断

（一）美国 DSM- Ⅳ的诊断标准

本书采用该标准。DSM- Ⅳ有关 PTSD 的诊断标准较为全面和具体，包括从 A 到 F 共 6 个大项，A 为事件标准，B、C、D 为症状标准，E 是病程标准，F 是严重程度标准。

A. 事件标准

个体经历危及生命或身体完整性的事件，或者目睹他人死亡、受伤或生命受到威胁，或获悉家人、挚友突遭意外。上述事件使个体感到强烈地害怕、孤立无援或恐慌。

B. 症状标准

长期以一种或多种方式再体验创伤事件（症状标准）。

（1）反复地或不自主地出现对创伤事件的痛苦回忆，包括意象、思想或知觉（幼儿会出现反复玩与创伤主题或内容有关的游戏）。（2）反复痛苦地梦到创伤性事件（儿童可能有可怕的和内容不能认识的梦）。（3）有仿佛创伤性事件正在重现的行动或感受（儿童可再扮演创伤相关的情节）。（4）遇到象征或类似该创伤事件某方面的内在或外在提示时，出现强烈的精神痛苦。（5）遇到象征或类似该创伤事件某方面的内在或外在提示时，出现生理反应。

C. 症状标准

长期回避与该创伤有关的刺激，整体情感反应麻木（症状标准，7 项中至少有 3 项）。

（1）极力回避与该创伤有关的思想、感受或谈话。（2）极力回避能唤起回忆该创伤的活动、地方或人物。（3）不能回忆该创伤的重要方面。（4）对一些有意义的活动明显缺乏兴趣或很少参加。（5）有与他人脱离或疏远的感受。（6）情感范围狭窄（如不能产生爱的感受）。（7）感到前途渺茫（如对工作、婚姻、子女或正常寿命没有期望）。

D. 症状标准

持续存在警觉性增高的症状（症状标准，至少有2项）。

（1）难以入睡或易醒。（2）易激惹或发怒。（3）注意力难以集中。（4）过度警觉。（5）惊跳反应过强。

E. 病程标准

上述三类症状都持续至少1个月。

F. 严重程度标准

症状带来明显的主观痛苦或社会功能受损。根据 DSM-W 的标准，PTSD 共分为 3 种类型：

（1）急性型病程短于3个月。（2）慢性型病程3个月或更长。（3）迟发型创伤性事件发生6个月之后才出现症状。

（二）鉴别诊断

1. 急性应激障碍

急性应激障碍与 PTSD 的主要区别在于起病时间和病程。其起病在事件发生后的4周内，且病程短于4周。若症状持续超过4周，应将诊断更改为 PTSD。

2. 适应障碍

适应障碍的应激源强度较低，且症状模式与 PTSD 不同，以情绪和行为异常为主，然而没有 PTSD 典型的警觉性增高、闯入性体验和回避的表现。

3. 其他精神障碍

PTSD 的患者也可以出现抑郁和焦虑的表现，然而单纯的抑郁或焦虑障碍没有与创伤性事件相关的闯入性回忆与梦境，也没有针对特定主题或场景的回避。

五、病程和预后

约50%的患者会在1年内康复，约30%的患者会呈慢性病程。患者的起始症状越严重，恢复越困难。良好的社会支持和应对机制、不再出现创伤性生活事件有助于康复。

六、处理

（一）心理治疗

1. 认知行为的治疗是目前较为公认的有效方法

（1）宣教：了解对严重应激的正常的反应、创伤后应激障碍的特点、直面与创伤事件有关的情境和回忆的重要性。（2）自我监测症状。（3）焦虑的处理。（4）暴露于回避的情境（在支持性的环境里）。（5）认知重建（尤其是对于复杂创伤）。（6）愤怒的处理，针对仍然对创伤事件及其诱因感到愤怒的人。

2.眼动脱敏再加工（EMDR）

其是一种相对较新的处理创伤的技术，需要特定资质的专业人员操作执行。

3.精神动力学治疗

精神动力学治疗的目的是理解创伤事件对个体的意义以及消除潜意识驱使的冲突。

（二）药物治疗

本病的治疗应以占优势的症状为导向，根据患者的症状特点选用相应的药物。

1.SSRIs 类抗抑郁药物

目前被认为是治疗 PTSD 最有效的药物。美国 FDA 批准了两种 SSRIs 类药物：舍曲林（左洛复）、帕罗西汀（赛乐特）可用于 PTSD 患者的临床治疗。其他 SSRIs 类药物包括氟西汀、西酞普兰和氟伏沙明等。SSRIs 不仅对 PTSD 症状有明显的改善作用，且可维持疗效，预防复发。此外，当对 SSRIs 耐受性或疗效差时，可选用一些在结构和作用机制与 SSRIs 有所不同的新型药物，如文拉法辛、米氮平、奈法唑酮和曲唑酮等。研究发现它们对 PTSD 均有一定疗效，但双盲对照研究较少，经验还不成熟。

2.抗惊厥药物

丙戊酸盐及新型抗惊厥药拉莫三嗪、托吡酯、加巴喷丁等均能有效地用于 PTSD 治疗。PTSD 患者中出现的睡眠障碍如失眠和噩梦通常对抗抑郁药物反应不好。加巴喷丁常可用来加速睡眠，治疗后大部分患者（77%）的睡眠持续时间有中度以上的改善，噩梦频率也明显降低。卡马西平、锂盐对情感爆发、过度兴奋、病理性重现更有效。

3.非典型抗精神病药物

有一部分 PTSD 患者存在闯入性的、类似精神病性的症状，因此，提出具有 5- 羟色胺功能特性的抗精神病药物如奥氮平、利培酮、喹硫平对于改善攻击、易怒、自毁行为和睡眠等方面有好处。尤其是对 SSRIs 治疗无效者可用奥氮平或其他非典型抗精神病药物辅助治疗，尤其对长期顽固性梦魇和失眠更有益。

4.苯二氮䓬类药物

有研究表明，创伤后应激早期使用此类药可以预防 PTSD 的发生，但长期应用易导致依赖，停药会出现戒断反应，并且还可能导致 PTSD 症状反弹，甚至恶化，还可损害认知功能，不宜首选。

其他如可乐定和普萘洛尔也可作为一种辅助治疗，以减少过度警醒症状群，但普萘洛尔可使伴发的抑郁症状恶化。

第四节　适应障碍

适应障碍是一种短期的、轻度的烦恼状态，即情绪失调，常影响到社会功能，但不出现精神性症状。它是对某一明显的处境变化或应激性生活事件所表现的不适反应，如职业变化、离婚、分居、移民、离退休、患严重躯体疾病引起的生活适应障碍等。

任何年龄均可以发病，但多见于成年人，男女性别无明显差异。5 年随访结果显示约70% 的患者康复（青少年近 40%）约 10% 的患者仍有干扰性问题（青少年约 15%）还有约 20% 的患者发展成严重的精神科问题（青少年约 45%）。成人中，精神科问题通常是抑郁 / 焦虑或与酒精相关问题。

一、流行病学

精神科住院 / 门诊人群中的患病率保守估计约为 5%，综合医院可高达 20%（躯体疾病对 70% 以上的病例来说是基本的应激源），儿童青少年群体患者约占 70%。

二、病因学

根据定义，本病是由可确定的应激源导致，没有应激源症状就不会出现。

（一）应激源

引起适应障碍的应激源可以是一个，如丧偶，也可以是多个，如事业失败和亲人伤亡接踵而至。应激源可以是突发的，如自然灾难，也可以是较慢的，如家庭成员之间的不融洽。某些应激源还具有特定的时期，如新婚期、离退休后适应新的生活规律等。应激源的严重程度并不能预测适应性障碍的严重程度，其程度取决于应激源的性质、持续时间、可逆性、处境和个体的个性特点等。

（二）个性心理特征

在同样的应激源作用下，有的人适应良好，有的人则发展为适应性障碍。个体的病前个性心理特征具有重要的作用。因此，适应性障碍是否发生，要同时考虑应激源的强度和个性心理特征两方面的因素。

三、临床表现

患者多在应激性事件发生后的 1 ~ 3 个月内发病。临床症状的变化较大，以情绪和行为异常为主；常见症状有焦虑不安、烦恼、抑郁、胆小害怕、注意力难以集中、惶惑不知所措、易激惹等，以及自主神经系统活动增强的躯体症状如心慌、震颤等。同时，会出现适应不良的行为而影响日常活动。

患者也可以出现突发的戏剧性行为或攻击性行为、单次或反复的蓄意自伤、酒精和药物的滥用等。较为严重的症状，如兴趣减退、快感缺乏、食欲不振等症状较为少见。临床表现与年龄之间有一定联系：老年人可伴有躯体症状；成年人多见抑郁或焦虑症状；青少年以品行障碍（攻击或敌视社会行为）常见；儿童可表现出退化现象，出现低年龄儿童的行为如尿床、幼稚语言、吮拇指等形式。

任何症状本身在严重程度和突出程度上都不足以满足更为特定的诊断。起病通常在应激性事件或生活改变发生的 1 个月内，症状持续时间通常不超过 6 个月。

临床上可表现为占优势的症状群，也可以混合症状群出现，主要有以下几种：

（一）焦虑性适应障碍

患者以神经过敏、心烦、心悸、紧张不安、激越为主要症状，有时难以与神经症区别。

（二）抑郁心境的适应障碍

在成年人较为常见。临床表现以明显的抑郁心境为主，可见无望感、沮丧等症状，然而严重程度较重性抑郁轻。

（三）有品行问题的适应障碍

多见于青少年。品行问题的表现包括对他人权利的侵犯、不履行法律责任、违反社会公德。常见的有逃学、毁坏公物、乱开汽车、打架和饮酒过量等行为。

（四）混合品行和情绪问题的适应性障碍

患者表现为上述品行问题，同时又有情绪的异常。

（五）混合性焦虑和抑郁的适应性障碍

表现为焦虑和抑郁心境以及其他情绪异常的综合症状。症状的严重程度较重度抑郁和焦虑症轻。需注意除外过去已有的焦虑和抑郁的发作。

（六）未分型的适应障碍

有多种临床表现，不能归为上述任何一种。如表现为社会退缩而不伴有焦虑或抑郁的心境；有头痛、疲乏、胃肠道不适等躯体主诉；难以进行日常工作，甚至不能学习或阅读资料，而患者并无焦虑或抑郁的情绪。

四、诊断和鉴别诊断

（一）诊断

诊断应认真评价：①症状的形式、内容和严重程度；②既往病史和人格特点；③应激性事件、处境或生活危机。必须清楚确定上述第三个因素的存在，并应有强有力的证据（尽管可能带有推测性）表明，如果没有应激就不会出现障碍。如果应激源较弱，或者不能证实时间上的联系（不到3个月），则应根据呈现的特征进行相应的诊断。

诊断主要依据临床表现有：①情绪和行为的异常多在应激源发生后的3个月内出现；②有明显的苦恼；③影响社会功能；④应激源消失后，症状的持续不应超过6个月；⑤除外失恋或居丧引起的情绪异常（是正常的心理反应）。

（二）鉴别诊断

诊断的不确定性可能源于应激源是否严重到足以贴上"异常的"或"创伤性的"的标签（要考虑急性应激障碍、创伤后应激障碍）。同样，很难确定症状（如心境低落、焦虑、睡眠障碍、食欲减退、精力缺乏）是否是由于内科疾病所致或是否主要为精神科问题。酒精和药物（非法的或处方的）的使用可能使临床表现复杂化。

1. 急性应激障碍

适应性障碍与急性应激障碍同属心理创伤后的应激障碍，两者在应激方面难以说明孰轻孰重，主要鉴别在于临床表现和疾病过程。急性应激障碍发病迅速，症状多在数分钟到数小时内充分发展。临床表现的变化较大，然而以精神运动性兴奋或抑制为突触表现，而不是以情绪和行为障碍异常为主。

2. 创伤后应激障碍

本病和适应性障碍虽然都不是急性发病，但在临床症状上有区别。创伤后应激障碍表现为创伤性体验的反复重现，并伴有错觉或幻觉，同时有睡眠障碍、易激惹或惊吓反应等持续性的警觉性增高的症状。此外，有持续的回避、极力避免引起痛苦的经验和回忆，甚至不愿意与人接触。

3. 抑郁症

抑郁症的鉴别较为困难。抑郁症的情绪异常较重，并常出现消极念头，甚至有自杀企图和行为。临床上有昼重夜轻的变化。

4. 焦虑症

焦虑症无明显的应激源。病程较长，且常伴有明显的自主神经系统失调的症状，睡眠障碍也较为突出。

5. 人格障碍

人格障碍在适应性障碍发病中的作用虽然不可忽视，但不是主要的临床表现。尽管人格障碍会被应激源加剧，但人格障碍早在幼年时期就已明显，而且，应激源不是人格障碍形成的主导因素。患者并不为人格障碍而苦恼，这种状况可持续到成年甚至终身。然而当人格障碍患者出现新的症状符合适应性障碍的诊断标准时，应将两个诊断同时列出。

五、治疗

（一）心理治疗

治疗本病的核心主要是支持性心理治疗，以提高应对无法减少或消除应激源的应对能力，并提供充分的支持，以使适应最佳化。情感疏泄/言语发泄可能对预防适应不良行为有用，而且理解应激源对个体的"意义"可能有助于纠正歪曲的认知。

（二）药物治疗

当症状持续而令人痛苦（如延长的抑郁/心境恶劣）或心理干预不成功时，使用抗抑郁药或抗焦虑药/催眠药可能有效。其原则以低剂量、短疗程为宜。

第八章　各年龄阶段的心理发展和心理健康

个体心理发展是指个体从出生到成熟、衰老、死亡的整个过程中心理的发生和发展，是个体心理根据一定顺序和可预测方式变化的过程。人的一生要经历新生儿、婴幼儿、童年、少年、青年、中年、老年各个发展阶段，每个发展阶段都有其典型的心理发展特点和特定的发展主题，并相互关联和影响，形成个体特定的心理发展史。每一阶段各有其特殊的问题需要解决、目标需要完成，若某阶段问题和目标未能解决和达成，通常会影响到下一阶段甚至以后的发展。掌握人类个体心理发展的基本规律，了解各年龄阶段个体的心理发展和常见心理问题，有助于个体心理健康的维护。

第一节　心理发展理论

不同的理论流派强调心理发展过程的不同方面，其中对发展心理学有重大影响的有：埃里克森的心理社会发展理论、皮亚杰的认知发展理论和维果斯基的文化 - 历史发展理论等。本章着重介绍前两种理论。

一、埃里克森的心理社会发展理论

埃里克森修正和扩展了弗洛伊德的性心理发展理论，认为心理的发展是贯穿一生的，并将人类的心理发展划分为 8 个阶段，强调每个阶段的个体需要完成相应的心理社会性任务。如果顺利完成任务，个体则可发展形成一种积极品质；反之，如果自我受到损害，则整合为消极品质。

（一）婴儿期（0～1岁）

为信任对不信任的发展阶段。其主要任务是满足生理上的需要，发展信任感，克服不信任感，体验希望的实现。

（二）儿童早期（1～3岁）

为自主感对羞愧和怀疑的发展阶段。儿童试图通过利用新的心理功能和活动技能为自己做选择、做决定。如果父母允许合理的选择，不强迫及不羞辱孩子，自主感就能够培养起来。

（三）学前期（3～6岁）

为主动感对内疚感的发展阶段。其主要任务是获得主动感和克服内疚感，体验目的的实现。父母对孩子新的目的感给予支持，主动感（感到有雄心、责任感）就会得到发展；父母要求的自我控制过多，则会引发过度的内疚。

（四）学龄期（6～12岁）

为勤奋感对自卑感的发展阶段。其主要任务是获得勤奋感，克服自卑感，体验能力的实现。在此阶段，成功的心理社会发展会使儿童的社会交往能力、学习技能及各个方面的能力都有所发展；相反，如果无法克服此阶段的困难，将会产生失败感和不适应感。

（五）青年期（12～18岁）

为自我认同感对角色混乱感发展阶段。其发展任务是建立自我认同感和防止角色混乱，体验忠实的实现。青年人通过探索价值观念和职业目标，形成个人的自我认同；消极的结果使其对未来成人角色的认识含混不清。

（六）成年早期（18～25岁）

为亲密感对孤独感的发展期。其发展任务是获得亲密感，建立深厚的友谊，避免孤独感，体验爱情的实现。

（七）成年中期（25～50岁）

为繁殖感对停滞感的发展期。其发展任务是获得繁殖感，避免停滞感，体验关怀的实现。男女两性建立家庭，将关怀延续到下一代。繁殖主要是指建立指导下一代成长的需要。缺乏这种体验的人会沉浸于对自己的关注中，进而产生停滞感。

（八）老年期（50岁～死亡）

为完善感对失望感的发展时期。其发展任务是获得完善感和避免失望感，体验智慧的实现。人生进入最后阶段，如果对自己一生获得最充分的肯定，则会产生完善感，包括人生经历中产生的智慧感和人生哲学，并有与下一代生命周期融为一体的感觉；否则就会产生失望感，进而惧怕死亡。

二、皮亚杰的认知发展理论

在发展心理学中，最著名的应数皮亚杰的认知发展理论。该理论将个体的认知发展分为4个主要阶段，即感知运动阶段、前运算阶段、具体运算阶段和形式运算阶段。皮亚杰指出，这4个阶段的差异不仅表现在信息获得的数量上，还表现在知识与理解方面质的改变上。当个体达到某种成熟水平并且有相关的经验时，就能进入下一个发展阶段。值得注意的是，在童年期儿童发生了巨大的认知变化，即约在青春期前，儿童的认知能力迅速发展，随后只有较小的变化。

（一）感知运动阶段（0～2岁）

儿童对世界的理解基于触摸、吸吮、咀嚼、摇头和操控物体。在此阶段，儿童无法用形象、语言或其他心理符号进行推理。因此，婴儿缺乏皮亚杰所称的客体恒常性，即外界客体不根据自己的知觉而永久存在的观念。

（二）前运算阶段（2～7岁）

在此阶段，发展的主要任务是语言的使用。儿童逐步使用内部表征系统来描述人、事件和情感，能使用符号来做象征性的游戏，如把一本书当作小汽车在地板上推着玩耍。虽然儿童具有符号思维的能力，然而这种思维仍与成人的思维存在质的差别。该阶段儿童经常使用自我中心思维，即从自我的角度出发来观察世界，认为别人的观点和看法与自己的一样。"非逻辑"方式，通常是前运算认知的特性。此阶段的儿童还不能理解守恒原则，即数量与物体的物理特性和位置毫无关系。

（三）具体运算阶段（7～11岁）

在此阶段，儿童发展了逻辑思维能力，开始克服前运算阶段的自我中心，并逐步理解守恒原则。此阶段学到的另一个重要原则是可逆性，如他们可以理解把球状黏土揉成香肠形状，把动作倒着再做一遍就能恢复球状。虽然此阶段儿童在逻辑推理方面有很大进步，但其思维还是存在局限性，即很大程度上要依赖具体的物质实体，对抽象、假设本质的理解还有困难。

（四）形式运算阶段（11岁后）

在童年期结束时，大多数个体都进展到完全同于成人的认知阶段，能掌握一种抽象、形式和逻辑的新思维。无须再依靠实物，可以用逻辑思维去解决问题。

第二节　儿童期的心理发展与心理健康

儿童期包括胎儿期、婴儿期、幼儿期和童年期。胎儿期是指从受孕到出生这段时间，婴儿期是指0～3岁的时期，幼儿期是指3～7岁的时期，童年期是指6、7～11、12岁的儿童时期。

一、儿童期的心理发展

（一）胎儿期的身心发展

此期胎儿生长发育迅速，内脏器官形成后其视觉、听觉、味觉、触觉的感知能力开始发育。妊娠末期的胎儿已具有初步的听觉记忆能力，能对语言进行初步的听觉分析和储存，可接受言语、音乐等外界刺激。胎儿所获得的经验，对其出生后的行为可产生明显影响。胎儿因具备了一定程度的感知能力、记忆能力和语言能力，故具有了接受教育影响的可能性。

（二）婴儿期的心理发展

婴儿期是儿童生理发育和心理发展最迅速的时期。婴儿的动作发展可改变其与周围环境的关系，进而促进婴儿的心理发展。

1. 言语发展

婴儿不仅能理解成人的语言，也能够运用语言与成人进行有效的交流，词的概括作用和对行为的调节作用也开始发展。

2. 知觉和注意力发展

婴儿开始产生初步的空间知觉。1 岁前婴儿的注意属于不随意注意，从第 2 年起能够较长时间地注视某一事物。由于语言的作用，出现了有意注意的萌芽。

3. 记忆发展

婴儿的记忆以无意识记忆为主，有意识记忆开始萌芽。1 岁后的记忆范围开始扩大，不仅能再认识数周前的事物，还具有了再现能力，3 岁时能再现数周前出现的事物。

4. 思维和想象发展

婴儿期思维的主要特点是知觉行动性，即只有在对物体的直接感知、直接活动中才能进行思维。一旦脱离对当前物体的直接感知与直接活动，便无法进行思维。

5. 意志发展

2 岁后，婴儿开始能在自己言语的调节下有目的地进行或抑制某些行动，产生了意志的萌芽。然而不能在较长的时间内控制自己，行动有显著的冲动性。

6. 情绪发展

婴儿出生时就会表现满足、兴奋和痛苦，这些情绪反应是遗传本能，尚无表达情绪的作用。出生 5 ~ 6 周后，婴儿的情绪逐渐分化，以最初的社会性微笑（即婴儿在看到一个人的脸时会微笑）表达对人的特别兴趣和快乐，逐步开始了情绪的表达。

7. 社会性发展

婴儿主要体现在依恋和同伴交往两个方面。依恋是婴儿与主要抚养者（通常是母亲）间最初的社会性连接，是情感社会化的重要标志。通常表现为婴儿将微笑、咿呀学语等行为更多地指向母亲，同时喜欢和母亲在一起，遇到陌生人时有恐惧感等。依恋对婴儿整个心理发展具有极其重要的作用，婴儿是否与母亲形成依恋及依恋的性质，将直接影响婴儿的情绪情感、社会性行为、人格特征和人际交往的基本态度。

8. 自我意识发展

1 岁婴儿开始意识到自己的存在，2 ~ 3 岁时通过语言交流掌握"我的"和"我"，这标志着自我意识的出现。自我意识的发展也是婴儿社会性发展的体现。

（三）幼儿期的心理发展

幼儿期是儿童生理和心理发展非常迅速的时期。此阶段儿童的心理发展具有以下六个基本特点。

1. 生理发育

幼儿能较好地控制自己的身体和动作，大运动技能和精细运动技能得到发展，如学习舞蹈、钢琴、体操等技能，能掌握穿衣戴帽、系鞋带、扣纽扣等自我服务技能。这个时期精细运动技能发展最受关注的是绘画技能。

2. 语言

此期是个体一生中词汇量增长最快的时期。幼儿已能使用各种词汇自由地与人交谈，言语表达逐步由连贯性言语取代情境性言语，从对话言语发展为独白言语。

3. 思维与智力

由于心理和语言的发展，幼儿对周围世界充满了好奇，喜欢提问，喜欢探索周围事物。幼儿通过与他人的互动，以及与周围人们的交往逐渐发展其智力。

4. 游戏

游戏是幼儿的主导活动与生活内容。幼儿比婴儿更会玩游戏，游戏的内容和水平均有助于智力的提高。游戏可促进儿童对社会、对自然界的认识，同时促进对生活的热爱。

5. 开始形成最初的人格特点

除先天的气质特点外，幼儿的人格萌芽已经受到外界环境的强烈影响。幼儿在与成人和同伴的交往中自我意识有所发展，已经有了初步的自我评价，如认为自己是漂亮的、聪明的、强有力的，或是丑陋的、笨拙的、无能的等。这一发展时期个体心理特征雏形的初步形成，致使其出现了一定的对人、对事、对己的态度和一整套的行为习惯。这一时期幼儿有了特殊的兴趣和爱好。

6. 社会认知

幼儿已形成了初步的社会认知和社会化行为。幼儿期性别化认同、审美感知、道德情感与认知、对他人心理的洞察，对游戏规则、对家庭成员间关系的理解与掌握等，均标志着已开始逐步进入人类社会。

（四）童年期的心理发展

儿童进入童年期后，学校学习成为此阶段的主导活动，并促进了儿童的心理过程和社会性的全面发展。童年期的儿童具有如下心理发展特点。

1. 思维逻辑

思维迅速发展，初期以形象逻辑思维为主，在发展过程中完成从形象逻辑思维向抽象逻辑思维的过渡。这种演变过程构成了此期儿童思维发展的特点。

2. 记忆有意识

记忆超过无意识记忆，成为记忆的主要形式；意义记忆在记忆活动中逐渐占主导地位，抽象记忆的发展速度逐步超过形象记忆的发展速度。

3. 注意

有意注意有较大的发展，无意注意仍在起作用。

4. 语言

此期儿童语言发展的主要任务有两个：①口头语言中语用能力的发展，主要表现在对自己见解的善达、会话策略的运用、会话含义的理解，以及对会话活动的维持上；②书面语言中读写能力的发展，主要表现在识字和阅读能力提高，以及写作能力的逐渐发展上。

5. 自我意识

童年期的自我意识发展迅速，其认知发展出现了反省思维，开始能站在别人的立场上思考其对自己的看法。由于学校经常用社会比较的方式来评价学生的学习成绩和操行表现，促使小学生逐渐学会用"社会比较"的方式来思考自身，能够自发地、仔细地将自己的各种特征与同伴的相关特征进行比较，进而认识自己的长处和短处。随着自我认识能力的提高，自我控制能力也有显著的飞跃。

6. 情感和社会性

儿童对成人权威的认知发生转变，从盲目的服从转向批评性的思考，亲子关系从家长控制阶段转移到家长与孩子共同控制阶段。随着年龄的增长，由临时性和不稳定的同伴关系逐渐发展为紧密和亲密的同伴关系，交往的范围逐渐扩大。此阶段儿童高级的社会情感得到较大的发展，理智感、荣誉感、友谊感、美感、责任感在学龄儿童身上有明显体现；对道德概念的理解从直观的、具体的、肤浅的认识到较抽象深刻的认识，对道德行为的评价从只注意行为的后果过渡到较全面地考虑动机和效果的统一。

二、儿童期心理发展中的常见问题

（一）婴幼儿期心理发展中的常见问题

1. 陌生人

焦虑与分离焦虑婴儿期的依恋状况直接关系到个体以后的身心发育。根据精神分析理论，由依恋导致的内部情感及安全感对心理发展的各个方面都有重要影响。体验到母亲或照料者的爱抚、有安全感的婴儿，到幼儿期与同伴的交往充满自信，也比较会获得成功。反之，到幼儿期很容易出现社会关系方面的困难。

陌生人焦虑是婴儿对其不认识的人的警觉，分离焦虑是熟悉的照料者离开后的痛苦。这是婴儿期情绪和认知发展的重要里程碑，反映了婴儿对母亲的依恋。主要表现在6个月后的婴儿对陌生人的消极反应上，与亲人分离时的大声哭闹和紧抓着亲人不放等。

2. 社会性发展

缺陷是孤独症的儿童在婴儿期所表现的社会行为异常。主要表现为婴儿不能进行眼对眼的线索跟踪，不能做出对他人的表情动作，不能与他人分享感情；缺乏依恋行为，不黏人；对亲人和陌生人的反应无显著差别，看见陌生人不害怕，几乎无反应；表现出对"人"不感兴趣的特征。

3. 过度依赖

过度依赖是指婴幼儿期在行为、情感、活动上独立性不足，出现过分依靠父母或他人的行为。过度依赖行为在婴幼儿期可达21%，部分女孩的症状可持续到成年后，男孩的过度依赖行为持续时间较短。其随着年龄的增长，独立性逐步发展，依赖性逐渐被克服。

4. 语言问题

婴幼儿期是语言发展的关键时期。这一时期语言问题表现为言语发育迟缓、发音不清等。孤独症的儿童言语发展通常是滞后的，50%的孤独症儿童没有沟通性的言语。有言语的孤独症儿童，也常表现出模仿言语、答非所问、声调缺乏变化等。言语交流时不能使用眼神传达信息或感情目光常飘忽不定等。

5. 情绪问题

在婴幼儿阶段，由于神经系统发育不完善，其情绪反应往往具有不稳定、容易诱发和外露及不容易自控等特点，表现为易哭闹、难哄劝等。幼儿的情绪问题主要为焦虑和恐惧。焦虑的儿童烦躁不安，担心害怕，好哭，无故生气，常伴有食欲下降、夜惊、多梦、尿床、呼吸增快、心悸、腹痛等表现。焦虑对儿童的人格形成会产生影响，使之变得过分敏感、谨小慎微、依赖、自卑、退缩、不受同伴欢迎等。幼儿的恐惧情绪常以表情、动作和生理反应表现出来。幼儿多害怕陌生人和环境，害怕某些动物和昆虫，害怕黑暗、电闪雷鸣等。如果恐惧感持续，会产生回避、退缩等行为，影响正常生活。

6. 感觉统合失调

感觉统合失调是指儿童大脑对人体各种感觉器官如眼、耳、皮肤等传来的感觉信息不能很好地进行分析和综合处理，导致整个身体不能和谐有效地运动。由于存在感觉统合失调，其智力水平没有得到充分的发展，在学习能力、运动技能、社会适应能力等方面存在严重问题。几乎80%的感觉统合学习是在婴幼儿期进行的，因此，婴幼儿期的感觉统合训练对预防此症具有重要作用。

7. 退缩行为

退缩的幼儿在人际交往过程中表现为过分胆怯、孤独，不愿与小朋友一起玩，躲避人群，对小朋友的友好表现为反应淡漠，言语少；不敢去陌生环境，对新环境不适应，极为害怕；自卑胆小，自信心不强，特别在意老师的批评，常常哭泣。这些退缩行为反映了儿童的早期社会性发展存在问题，如不及时矫正，会给其成年后的社会行为和心理状态带来严重的不良影响。

（二）童年期心理发展中的常见问题

1. 入学适应困难

对于入学新生来说，学校环境陌生、老师和同学陌生、学习生活不习惯等都可能造成入学适应困难。适应不良的儿童表现为害怕、焦虑不安、注意力不集中、对学习无兴趣、不能约束自己等。

2. 学习技能发育障碍

学习技能发育障碍主要表现在阅读技能、拼写技能、计算技能等学习技能的获得与发展障碍。

3. 注意缺陷多动障碍

注意缺陷多动障碍是学龄期儿童常见的心理问题。主要表现为注意力集中困难、活动过度、任性冲动、情绪不稳、学习困难。

4. 学校恐惧症

学习失败、受到批评、受到挫折常为学校恐惧症的诱发因素。表现为害怕上学，逃学，宁可待在家中学习，不愿与老师、同学在一起，可有头痛、腹痛、恶心、呕吐、腹泻、尿急等躯体表现。

5. 学习疲劳、厌学

学习过分紧张、学习压力大、学习习惯不好、作业过多都会致使学习疲劳，表现为疲劳、烦躁、记忆力下降、反应迟钝、注意力不集中、上课困倦、学习成绩下降等。

三、儿童期的心理健康维护

（一）胎儿期的心理卫生

胎儿期的心理卫生主要通过孕妇的心理行为调节来实现。孕妇要保持愉快的心境，注意营养和适当的运动；戒除烟酒，避免其他有害因素的影响；科学地进行胎教。

（二）婴儿期的心理卫生

主要包括：①口头言语训练，婴儿期言语中枢已发育成熟，父母要多陪伴婴儿，鼓励婴儿多说话，创造口头言语交流的机会。②运动技能训练，手的抓握动作和独立行走对心理发展具有重要意义。如选择搭积木、装拆玩具等活动训练手的抓握技能，通过训练走、跑、跳、攀等动作，发展独立行走技能。③培养良好的习惯，个体在婴儿期养成的习惯，对其以后的发展和社会适应性具有重要影响。因此，要注意培养婴儿的饮食和睡眠习惯，训练大、小便的控制和排泄等卫生习惯。

（三）幼儿期的心理卫生

①鼓励幼儿多做游戏，游戏过程对幼儿的智力开发和性格塑造有重要作用。游戏过程中学会规则，形成一定的交往能力，促使情感得以发展。②强化幼儿的性别意识，在幼儿的穿着打扮、言行举止上，应该与性别身份相一致。③幼儿正处在人格开始形成的阶段，家庭成员对幼儿的态度、幼儿在家庭中形成的地位，都会对其性格产生重要的影响。④营造温暖和睦的家庭环境。在尊老爱幼、相互关心的和睦家庭中，可唤起幼儿愉快的心境，

使其通过观察、模仿，学习很多家庭中的适应行为，对其以后处理人际关系、婚恋关系、家庭关系等产生积极影响。⑤正确对待幼儿的过失与错误。幼儿在错误和过失中可不断通过学习得以成长，期间需要引导儿童认识错误，吸取教训，避免挫伤儿童的积极主动性。⑥对幼儿不要过分保护。过分保护是指包办代替和控制。包办代替会影响孩子独立做事能力和技巧的培养，其直接后果是剥夺了儿童在解决问题、面对困难时锻炼成长的机会。控制是父母将孩子严格限制在规定的范围内活动，必须按其旨意生活。长期受到过分保护的幼儿容易形成不良的心理品质。

（四）童年期的心理卫生

①帮助学龄儿童尽快适应学校环境，如尽快熟悉学校制度、课程安排、老师和同学，从品德行为、课堂纪律、学习方法、体育锻炼、劳动卫生等方面引导儿童对自我进行约束和规范。②根据儿童的心理发展规律安排教学内容和方法，培养儿童广泛的学习兴趣。减轻学习负担，实施素质教育，保障儿童的身心健康。③发现儿童的心理问题应及时解决，关心爱护儿童；善于觉察儿童的情绪反应，及时疏导不良情绪，可引导儿童用转移注意力、忍让、自我暗示、记录情绪日记等方法排遣不良情绪。④营造良好的家庭氛围。⑤利用有利条件和主导文化培养儿童的价值观、时间观、竞争意识、自强自立精神，拒绝不良社会风气和不健康文化的侵蚀。

第三节　青少年期的心理发展与心理健康

青少年期又称青春期，一般是指 12 ～ 18 岁，是介于儿童和成年之间的成长时期，是从不成熟走向成熟的过渡时期，是生理变化最明显、具有强烈的独立性和自觉性，又有极大的依赖性和幼稚性的时期。

一、青少年期的生理与心理发展

（一）青少年期的生理发展特点

青少年期的标志是迅速的生长发育、性征的发展等。身高和体重快速增长，肌肉变得发达；在性激素的作用下，第二性征相继出现，性功能开始成熟。男性表现为喉结出现、声音低沉、生长胡须、出现遗精等；女性出现声音变尖、乳房发育、皮下脂肪沉积、月经来潮等。这个时期，脑和神经系统发育基本完成，第二信号系统作用显著提高。

（二）青少年期的心理发展特点

青少年期的认知活动具有一定的精确性和概括性，意义记忆增强，抽象逻辑思维开始占主导，思维的独立性、创造性、批判性有所发展，逐步学会了独立思考问题。但思维仍具有一定的表面性和片面性，需要逐步克服。同时，自我意识存在矛盾。一方面，青少年逐渐意识到自己已长大成人，希望独立，强烈要求自作主张，不喜欢老师、家长过多的管束，好与同龄人为伍；另一方面，由于阅历浅、实践少，在许多方面还不成熟，经济上不能独立，进而出现独立性与依赖性的矛盾。想象力丰富、思维活跃、容易理想化，出现理想与现实的矛盾。可塑性大，易受外界的影响，情绪容易波动。性意识开始觉醒，产生对异性的好奇、关注和接近倾向。由于社会环境的制约，出现性意识与社会规范之间的矛盾。

二、青少年期心理发展中的常见问题

由于青少年自身的生理和心理处于不平衡状态，受来自家庭和社会诸多因素的影响，在成长过程中容易产生一些心理问题，更有甚者逐步发展成为心理障碍或精神疾病。因此，对青少年的心理问题要及早发现，及时疏导和干预。

（一）自我意识问题

自我意识是个体对自身的认识和理解，包括自我认识、自我评价、自我控制。当青少年缺乏综合认识自我的能力时，会过分依赖外界评价，不能对自己形成稳定的认识。因而可出现自主性差，依赖成人和其他环境因素的要求和控制，不能独立自主地制定目标、计划和持续实现目标等问题。当自我评价出现问题时，青少年会过高或过低评价自己。自我评价过高会导致自负，做事冒险鲁莽；自我评价过低可能会使其放弃尝试，逃避困难，丧失发展和锻炼的机会。

（二）情绪问题

相较于儿童期和成年期，青少年能体验到更多情绪的变动，更极端的积极或消极情绪。情绪高亢时，充满热情和激情，富有朝气；情绪低落时，意志消沉，悲观消极。青少年的情绪特征决定其更可能出现窘迫感、笨拙感、孤独感、紧张感和被忽视感。

（三）行为问题

青少年的行为问题是指在精神状态正常的情况下，表现出不符合社会期望和规范，且妨碍适应正常社会生活的行为。青少年常见的不良行为有说谎、偷窃、打人、骂人、抽烟、喝酒、考试作弊、离家出走、逃学、赌博、网络成瘾等。

（四）人际关系问题

青少年的社会交往和人际关系在成长过程中至关重要，其处理人际关系的能力对心理健康水平可能产生直接影响。人际关系问题主要表现为：①亲子关系问题，如孩子与父母的敌对、疏远、过分依赖等。②师生关系问题。③同伴关系问题。如因青少年易产生不良情绪，影响其与同伴交往；因不能正确处理同伴间竞争与合作的关系而影响人际交往；因青少年自身孤僻退缩，而被同伴忽视，进而影响人际交往；因缺乏交往技能，不善与他人沟通，影响其同伴关系的维持。

三、青少年期的心理健康维护

（一）加强性知识教育

青少年获得科学的性知识可促进其性心理的健康发展，改变对性愚昧无知的状况，为生理和心理的进一步成熟打下良好基础。教育部门一方面在中小学有系统和分层次地进行青春期性教育；另一方面开展心理咨询工作，解决一些特殊的问题。

（二）学会接受自我

青少年期是自我探索、自我意识发展的时期，这个阶段可能在理想和现实之间产生矛盾。因此，在尊重青少年独立愿望的基础上，可帮助其正确认识自我，对现实情况要用客观的标准去衡量；鼓励他们多参加集体活动，并从中发挥自己的潜能，自我发展、自我实现；帮助他们确定切合实际的奋斗目标，正确对待失败和挫折，并能从中吸取教训和经验。

（三）引导情绪发展

要引导青少年学会驾驭自己的情绪，使其学会用多维、客观、发展的观点看待周围的事物，逐步纠正其偏激的认识，使青少年的情绪趋于成熟。

（四）纠正不良行为

首先，让青少年认识到不良行为对自己、对家庭，以及对社会的危害；其次，教会青少年增强自控能力，学会控制自己的行为；最后，向青少年提供积极健康的活动机会和场所。

（五）重视人际交往

人际关系是心理健康的一个重要内容，青少年喜欢社交，渴望建立良好的人际交流，但由于语言、气质、外表、知识水平、过去经验等因素的影响，可能会导致一些个体社交困难。首先，青少年在社交中要树立信心，创造机会参加社交活动，多学习社交技能。其次，与人交往要遵循平等原则，乐于助人，善意待人，要避免结交不良朋友。

第四节　青年期的心理发展与心理健康

青年期又称为成年初期，是个体毕生发展过程中走向成人的第一个时期，该时期的年龄界定为 18 ~ 35 岁。从这个阶段开始，个体应成为一个有能力承担社会责任和义务的真正意义上的社会人。

一、青年期的生理与心理发展

（一）生理发育成熟

青年期人体各组织器官的生长发育趋于成熟。这一时期人体的骨骼骨化完成，身高增长逐步停止，身体内部各系统功能指标趋于平衡，生殖系统功能成熟，已具有良好的生殖能力。

（二）认知思维发展成熟

青年期的认知发展表现为，以思维为核心的智力方面的发展。个体的思维优势主要表现在理解能力、分析问题能力、推理能力，以及创造性思维能力等方面。这个时期的个体已具有较为稳定的知识结构和思维结构，并积累了许多经验，思维品质趋于稳定；思维方式以辩证逻辑思维为主，是个体创造性思维的重要表现时期。青年期的智力特点体现在对知识的应用上，由于知识的获得及应用形成了良好的结合，促使个体的智力结构得以向高一级水平发展。在记忆方面，青年期是个体一生中逻辑记忆能力发展的高峰时期。

（三）情绪情感丰富强烈但不稳定

青年期个体的情感体验进入最丰富的时期，友谊与爱情的社会性情感占主导地位，同时情感的内容愈发深刻且带有明显的倾向性。青年人在不断接受新鲜事物的同时，情绪出现强烈但不稳定的特征，有时呈现出明显的两极性。随着年龄的增长，其情绪情感的自我控制能力会逐步提高。

（四）意志发展迅速

青年期是个体意志力发展相当充分的时期。具体表现在自觉性与主动性的增强，遇事常常愿意主动钻研，而不希望依靠外力上。随着知识与经验的增加，行为的果断性有所增强，动机斗争过程逐渐内隐快捷。由于神经系统功能，尤其是内抑制过程的发展，以及动机的深刻性和目的水平的提升，自制力与坚持精神都有所增强。

（五）人格逐渐成熟

青年期是人格形成与成熟的重要时期，虽然其人格还会受内、外因素的影响而发生变化，但已相对稳定。①表现为自我意识趋于成熟。一方面对自身能进行自我评价、自我批评和自我教育，做到自尊、自爱、自强、自立；另一方面也懂得尊重他人的需要，评价他人的能力也趋于成熟。②青年期人生观、道德观已初步形成，表现为对自然、社会、人生和恋爱等有了比较稳定而系统的看法。对自然现象的科学解释，对社会发展状况的基本了解，对人生的认识与择偶标准的逐步确定，均表明其社会化的程度显著加快。③能力不断提高，兴趣与性格趋于稳定。青年人各种能力发展不一，但观察力、记忆力、思维力、注意力等均先后达到高峰。兴趣基本稳定，持久性也在提高，性格已初步定型。

二、青年期心理发展中的常见问题

（一）社会适应问题

青年期的自我意识迅猛增长，成人感与独立感、自尊心与自信心越来越强烈，期望个人的见解能得到社会与他人的尊重。与此对照，个人社会成熟度的发展则显得相对迟缓，在社会生活中常常会遇到各种挫折与人际关系的矛盾。青年期是自我摸索、自我意识发展的时期，当个人对客观事物的判断与客观现实相统一时，就能形成自我认同；否则，就会产生心理冲突，重者发展为自我拒绝。青年期也正是社会实践深化的阶段，社会交往开始向高层次发展，如交往过程中呈现了选择性、自控性等特点。然而，由于各种原因，有些青年人不能很好地进行社会交往，进而形成社交障碍，为此而感到苦闷、自卑以致影响其心身健康。

（二）情绪情感问题

青年人富有理想、向往真理、积极向上。但是，由于认识上的局限性和尚处于走向成熟阶段，易产生某些误区。如青年人常常认为"凡是需要的都是合理的"，若不能满足需要则引起强烈的不满情绪；青年人容易在客观现实与想象不符时遭受挫折打击，以致消极颓废，甚至萎靡不振，强烈的自尊也会转化为自卑、自弃；青年人虽然懂得一些处事道理，却不善于处理情感与理智之间的关系，以至于不能坚持正确的认识和理智的控制，而成为情感的俘虏，事后又通常追悔莫及，苦恼不已。

三、青年期的心理健康维护

（一）针对社会适应问题

维护心理健康的方法有：①使青年人正确认识自我，了解自己的长处与不足，这是自我评价的前提。学会辩证的思维，对现实用客观的标准去衡量，这是自我肯定的必要步骤。②帮助青年人确定切合实际的奋斗目标，避免不必要的心理挫折和失败感的产生，同时正确对待失败和挫折，并能从中汲取教训和经验。③使青年人了解相互交往的重要性，在封闭自我和开放自我中选择后者。有助于青年人增加交往的途径，提供更多参加交往的机会。

（二）针对情绪情感问题

情绪情感调节方法如下：①期望值适当。有的青年把自己的抱负定得过高，一旦未能实现或受到嘲讽，则易郁郁寡欢。如果目标定在自己的能力范围内，自然心情就会舒畅。同时，对他人的期望也不宜过高。②增加愉快体验。每个人的生活中都包含各种喜怒哀乐的生活体验，对于一个心理健康的人来说，多回忆积极向上、愉快生活的体验，有助于克服不良情绪。③适当表达情绪。人在情绪不安与焦虑时，不妨找好朋友诉说，或找心理医生咨询，甚至可以一个人面对墙壁倾诉胸中的郁闷，把想说的说出来，心情就会平静许多。④行动转移法。用新的工作、新的行动去转移不良情绪的干扰。贝多芬曾用在军队服役来克服失恋的痛苦。

（三）针对性困惑问题

主要采取以下应对措施：①对性有科学的认识。对性有正确的知识和态度是性心理健康的首要前提，性既不神秘、肮脏，也并非自由、放纵。②正确理解性意识与性冲动。对性冲动的认识，首先要接受其自然性与合理性。越是不能接受、越压抑、越矛盾，性冲动有时会表现得越强烈，甚至表现为病态。③增进男女正常交往。缺乏异性交往是性适应不良的原因之一。两性正常、友好交往后，通常会使男女青年更稳妥、更认真地择偶，会在交往中加深了解，逐步发展，减少空虚无聊，而且恋爱的比例、婚姻的成功率也会更高。

第五节　中年期的心理发展与心理健康

中年期又称为成年中期，一般是指 35 ~ 60 岁这段时期。中年期自青年期而来，向老年期奔去，它是夹在青年期和老年期之间漫长的发展阶段。

一、中年期的生理与心理发展

1. 生理功能逐渐衰退

中年期，尤其是中年后期（50 ~ 60 岁）人的心血管系统、呼吸系统、内分泌系统等各脏器系统的功能开始减退。这个时期是生命过程中由生长、发育、成熟到逐步衰老的转折期，也是各种主要疾病容易发生的时期。

2. 心理能力继续发展

中年期心理能力的发展主要表现为以下几个方面。

（1）智力发展到最佳状态

中年期，知识的积累和思维能力都达到较高水平，善于联想，善于分析并做出理智的判断，具有对社会经验和各种知识进行思考后的洞察力，具有独立解决复杂问题的能力。成人智力发展的最高境界就是创造力的发展，中年期是创造力表现最好的时期，是最容易出成果和在事业上获得成功的主要阶段。

（2）情绪趋于稳定

中年人较青年人更善于控制自己的情绪，较少具有冲动性，有能力延迟对刺激的反应。

（3）意志坚定

中年人的自我意识明确，了解自己的才能和所处的社会地位，善于决定自己的言行，有所为和有所不为。对既定目标，勇往直前，遇到挫折不气馁。同时也能理智地调整目标，并选择实现目标的途径。

（4）人格稳定，特点突出

人到中年，个体在能力、气质、性格等心理特征以及需要、兴趣、信念等人格倾向性上存在着明显的差异。几十年的生活实践，经历了自我意识的建立、改造与再完善的反复锤炼和再社会化过程，稳定的人格表现出每个人自己的风格，有助于其排除干扰，坚定信念，以自己独特的方式建立稳定的社会关系，并顺利完成自己追求的人生目标。

（5）中年期的发展任务

中年期的发展任务主要体现在职业管理、培养亲密关系、关心照顾他人及家庭管理上，中年人正是在这四项任务的管理和建设中不断成长和发展。

二、中年期心理发展中的常见问题

（一）心理疲劳

人到中年后，由于生活阅历和知识的丰富、技能的成熟，使中年人成为支撑社会的中流砥柱，肩负巨大的社会责任，面临极大的工作压力。同时，在家庭内，他们不仅承担着抚养子女和帮助子女成长、成才的家庭责任，还负有照顾年迈多病的双亲，甚至陪伴祖父母安度晚年的家庭义务。在社会和家庭双重责任下，许多中年人常常陷入角色超载和角色冲突之中。

角色超载是指在有限时间内对同一角色有过多要求和期望所导致的紧张状态。如，一位教授在同一时期要在4所不同的大学兼职任教，他要认真对待每所大学的每次讲授，使得他赶场似的奔波，这是"教授"角色的严重超载。角色冲突是指各种不同角色的需求和期望之间相互发生矛盾冲突的情况。例如，医生因为经常加班抢救患者而无法照顾家庭，不能很好地履行丈夫或妻子和父亲或母亲的责任，这时"医生"角色同"丈夫"或"妻子""父亲"或"母亲"角色就发生了冲突。

中年人在这些沉重的责任和压力下，在开创自己的事业、处理复杂的人际关系、扮演多重社会角色的过程中，要不断权衡利弊，通常处于一种思考、焦虑、郁闷、担心的状况，感觉心力交瘁，出现心身疲劳的一系列表现。如记忆力、注意力下降，学习和工作效率降低；情绪不稳定，易冲动，易焦虑，心境不佳；睡眠质量差；全身乏力，食欲减退，周身不适等。心理疲劳的中年人，似乎总在忍受一种精神痛苦的折磨，心中积压着委屈、苦闷、烦恼等负性情绪，他们无奈被动地做着似乎永远做不完的事情。根据临床观察，许多心理疾病的患者，在患病前都有一段较长时间的心理疲劳过程。

（二）更年期综合

更年期是人类的生殖、生理功能由盛转衰的过渡时期，是一个特殊的生命变更时期，男女有所差异。目前，国际上公认的更年期年龄是：女性40～60岁，男性45～60岁。更年期综合征的发生与否及症状轻重有极大的个体差异，除与性激素下降的速度和水平有关外，还与遗传因素、身体素质、神经类型、心理状态、健康状况、社会环境等因素密切相关。据不完全统计，有5%～10%的女性会发生更年期综合征，约75%的女性会在更年期出现一些不适的症状，没有自觉症状者约占25%。更年期随着雌激素水平的不断下降，由最初单纯的内分泌功能紊乱，引发出一系列以自主神经功能失调为主的心理和躯体症状。常见的心理症状为焦虑、失落、孤独，甚至个性行为上出现敏感多疑、忌妒、急躁等。

（三）家庭与婚姻问题

中年人要在事业上有所作为，需要一个安定、和睦的家庭作为后盾。然而，婚姻问题常会成为影响中年人心理健康的重要因素。此外，家庭中父母与子女的关系也是中年人常常遇到的困惑之一，常因此而影响家庭和睦和心理健康。

三、中年期的心理健康维护

中年人的心理健康关系个体的事业、家庭及躯体的健康，此期的心理健康维护至关重要。

（一）针对心理疲劳

针对心理疲劳可采取以下心理调适方法：①扩大关注范围，不断提醒自己工作不是生活的全部，工作之余要关注家人的感受、朋友的维系、业余爱好，以及工作之外的社会活动等。要注意生活目标的多样性，给自己创造缓解压力的平台。②留出属于自己的私人空间。③善于抓住工作的重点。④树立正确的成败观，需区分出哪些事情是能力所及的，哪些事情是鞭长莫及的，对自我能力有正确的定位。对于成功和失败都要泰然处之，既不过分地渴求成功，也不过分地责难失败。⑤不要求全。在中年这个特定的发展时期，多重社会角色集于一身，而角色之间时常有冲突，易使许多中年人陷入力不从心、困惑、焦虑的境地。因此，需要适当放弃求全的观念，以缓解自我压力。⑥学会倾诉。当出现心理压力时，应该通过向他人倾诉的方法，或让自己与问题之间保持距离，尽可能冷静地分析、客观地处理问题。

（二）针对更年期综合征

针对更年期综合征可采取以下心理调适方法：①正确认识更年期的心身反应。认识到更年期是生命周期的规律，以此树立对自己健康状况的信心，减轻精神负担，以乐观的态度对待这一生理过程。②养成有规律的生活习惯。保持日常饮食、睡眠、工作活动等有规律的生活习惯，避免过度紧张和劳累，劳逸结合。③提倡家庭和社会的关心。家庭成员、单位同事、领导应该学习更年期的基本知识，正确地理解更年期妇女的精神脆弱和情绪的不稳定性，尽可能地给予多方面的体贴和照顾，建立起更好的社会支持系统。④加强自我调节和控制，学会各种放松心情的方法。

（三）针对家庭和婚姻问题

可采取以下心理调适方法：①增进夫妻间的沟通，在互敬互爱的基础上，要多看到对方的优点，对缺点和不足之处要学会谅解。②培养良好的子女养育方式，对待子女的教育，父母应采取比较一致的态度与处理问题的方式，同时也要调整好适度的期望值，不过度保护，也不放纵姑息。③处理好家庭关系，如婆媳等家人之间的关系，培养尊老爱幼、兄弟互尊、妯娌互敬等人伦之道；应主动关心家庭成员的物质和精神生活，促进家庭的和睦。

第六节　老年期的心理发展与心理健康

根据国际惯例，老年期是指年龄大于65岁的人群，在我国通常是指年龄大于60岁的人群。进入老年期后，人体的各组织和器官结构、功能都逐渐出现退行性的衰老现象，如感知觉减退、记忆力下降、智力结构改变等。

一、老年期的生理与心理发展

（一）老年期的生理特点

老年人的生理功能处于程度不等的全面衰退状态，既有形态上的改变，又有功能上的下降；既有随着年龄逐步出现生理衰老的特点，又有可能因老年疾病影响而出现病理性衰变。有的衰老直接带来了生活上的不便和身体上的不适，有的则带来了心理上的不安。各大系统的衰退使身体抵御外界刺激的能力下降，自我修复的能力减退，身体容易患上多种疾病，患病后的治疗康复变得比较困难。

（二）老年期的心理特点

①感知觉能力减退，视觉、听觉、味觉、嗅觉能力减退，皮肤的冷、热、触、痛觉下降。听力减退影响其与他人的言语交流及其与外界的信息交流，给生活带来诸多不便。②记忆能力下降，老年人的近期记忆保持效果差，远期记忆保持效果较好，对往事的回忆准确而生动。从记忆类型而言，老年人机械记忆下降显著，速记、强记困难，但理解性记忆相对保持。③智力的发展与衰退，老年人的液态智力下降明显，晶态智力相对稳定易保持；老年人概念学习的能力下降，推理能力下降，思维的敏捷性和逻辑性逐渐下降，解决问题的能力亦随着年龄的增长而下降。④情绪变化，老年人的情绪趋向不稳定，表现为易兴奋、易激怒、喜欢唠叨，好与人争论，情绪激动后恢复平静需要较长时间，易感到寂寞、孤独、郁闷。⑤人格特征相对稳定，随着年龄的增加，老年人的人格特征保持了相对的稳定性。但是，经历非常规事件可直接致使老年人人格特征的改变，如容易多疑、办事固执、刻板、缺少灵活性，或使一些老年人变得自我中心、不合群、懒散、保守。

二、老年期心理发展中的常见问题

（一）权威心理

离、退休是个人社会角色的重大转变，这种转变令不少老年人难以适应。个人的经历和功绩，易使某些老年人特别是男性产生权威思想，要求小辈听从他们，尊重他们，否则就生气、发牢骚，并因此造成矛盾和冲突。

（二）孤独心理

老年人从工作岗位上退下来后，生活、工作从紧张有序迅即转向自由松散状态。子女离家（或称"空巢现象"），亲友来往减少，信息不灵，与世隔绝，因此感到孤独无助，甚至很伤感，独居老人这种心理更加明显。

（三）恐惧心理

老年人最大的恐惧是面对死亡。老年人通常患有一种或多种慢性疾病，给晚年生活带来痛苦和不便，自然常会想到与"死"有关的问题，而且不得不做好随时迎接死亡的准备。老年人面对死亡的心理表现各有不同，某些患有癌症等难以治愈疾病的老年人，1/4以上常表现出惊恐、焦虑、不知所措；一些老年人表示并不怕死，最怕久病缠绵，为此四处求医，寻找养生保健之术。

（四）多疑心理

老年人由于认知能力下降，常不能正确理解外界事物与自己的关系。在自我价值感丧失与较高自尊心的交织影响下，常使老年人过分关注家庭成员或其他人对自己的看法，对晚辈间的谈话、做事易起疑心。

三、老年期的心理健康维护

（一）针对权威心理

针对权威心理应采取的措施包括：①善于急流勇退。"长江后浪推前浪"，老年人要看到年轻人的长处，扶持年轻人走上领导与关键岗位，让年轻人在自己的实践中不断成长起来。②找回兴趣与爱好。每位老年人都曾有过兴趣爱好，但年轻时"有闲无钱"，中年时"有钱无闲"，只有到了老年才"有钱有闲"，也到了该享受人生的最佳时间。因此离、退休后的老年人，应培养自己的享乐能力，找回自己的兴趣爱好，去体验人生的丰富多彩。③坚持用脑。老年人应遵循"用进废退"的原则，坚持学习、科学用脑，方可减慢心理的衰老进程，且能不断学习新事物，继续为社会做贡献。

（二）针对孤独心理

针对孤独心理应采取的措施包括：①认识孤独危害，老年人的孤独与封闭会加快衰老的过程，是造成心身健康损害的一大敌人，认识到孤独的危害是克服孤独的第一步。②加强人际交往，离、退休后老年人应尽可能地保持与社会的联系，量力而行，继续发挥余热。只有走出家门，加强人际交往，才能找到生的意义和生的乐趣。

（三）针对恐惧心理

针对恐惧心理应采取的措施包括：①确立生存的意义。有意识地迎接死亡来临是对老年人的巨大挑战。只有对死亡有思想准备，不回避、不幻想，必要时对死亡做出决断，才能让老年人从容不迫、义无反顾地给自己画上一个完满的句号。②家庭与婚姻的和睦。老年人的生活有子女体贴照料，有病能及时诊治，经济上有保障，父慈子孝，这样就会使老年人感到温暖。对于丧偶的老年人，除倍加关心外，只要有条件，社会和家庭应支持其再婚。

（四）针对多疑心理

针对多疑心理应采取的措施包括：①注重人际关系协调。老年人真挚的感情，和蔼可亲的态度，平易近人、宽大为怀、富于幽默的风格，对人对己能给予恰当评价，能以亲切的态度理解他人，也能以坦率的态度赢得他人的理解，这样必定能营造良好的人际关系，避免猜疑心理的滋生。②保持一定的社会活动和社会参与性，建立老年人的自我价值感。③通过自身学习和训练，发展老年人积极的人格特征，学会互相体贴、互相谦让、互相宽容、互相信任。

（五）树立"积极老龄化"的新观念

WHO 提出实现"健康老龄化"的目标，即老年人群健康长寿，群体达到身体、心理和社会功能的完美状态。正值国际老人节，WHO 又提出了"积极老龄化"的口号。"积极老龄化"的表达比"健康老龄化"更具有广泛的意思。"积极"一词不仅是指身体活动能力或参加体力活动，还是指不断参与社会、经济、文化、精神和公民事务。积极老龄化改变了人们对"老"的看法。传统观点认为"老而无用""衰老＝疾病""老年人是社会的负担"等，是歧视老年人的消极观念。现代观点认为，老年人可独立自主，老年人是宝贵的社会财富，老有所用，其贡献不容忽视，由此老年人也可获得自我实现、体现自我价值的机会。故而，老年人要保持一个良好的心理状态还需要积极的社会参与。

第九章　精神障碍的治疗与护理

精神疾病的治疗需要躯体治疗和精神治疗，躯体治疗主要有化学药物治疗、电休克疗法、手术治疗及中医中药治疗等，是患者住院期间的主要治疗形式；精神治疗主要有心理治疗和心理咨询，是精神科的基础治疗形式。对轻型精神障碍及一般心理问题，精神治疗是主要的治疗手段；此外，工娱治疗和康复治疗作为辅助手段和社会功能的恢复措施，在精神障碍治疗中也起着重要作用。

第一节　精神障碍的药物治疗与护理

一、常用抗精神障碍药物

精神障碍的药物治疗是采用精神药物来影响精神活动，改变病态行为、思维或心境的一种治疗方法。精神药物在临床上根据作用特点分为抗精神病药、抗抑郁药、抗躁狂药和抗焦虑药。

（一）抗精神病药

抗精神病药是精神科应用最多、最主要的治疗药物。抗精神病药物按其在临床应用的时间以及作用的不同，可分传统使用的典型抗精神病药物和近年来开发的新型、非典型抗精神病药物两大类。前者的代表药为氯丙嗪、硫利达嗪、氟奋乃静、奋乃静、三氟拉嗪、氟哌啶醇、氯丙噻吨、舒必利；后者的代表药为氯氮平、奥氮平、喹硫平、利培酮、齐拉西酮。

1.临床应用

（1）适应证

主要用于治疗精神分裂症和预防精神分裂症的复发、控制躁狂发作及其他疾病伴有的精神病性症状。

（2）禁忌证

严重心血管疾病、严重肝肾疾病、严重的全身感染、造血功能不良、有既往同种药物过敏史、甲状腺功能异常、闭角型青光眼等禁用。老年人、孕妇及哺乳期妇女等应慎用。

2. 常见的不良反应与处理

（1）锥体外系不良反应

为最常见的不良反应，主要表现如下。①急性肌张力障碍。多见于年轻患者，通常在治疗的最初几天内发生，症状常突然发生，表现为牙关紧闭、斜颈痉挛，也可能出现动眼危象，持续数分钟到 1 小时。处理：肌内注射东莨菪碱或口服苯海索，少数反应严重者需减量或停药。②类帕金森综合征。多见于老年患者，多在治疗的 1 ~ 4 周内发生，症状有运动缓慢或运动不能、肌张力增高和静止性震颤三大特征。处理：可服用苯海索。③静坐不能。多在治疗的第 2 个月内出现，表现为不停地走动，坐立不安。处理：可用地西泮或普萘洛尔。④迟发性运动障碍。常出现在长期用药停药时，以不自主的、有节律的刻板式运动为特征。与药物剂量大、用药时间长有关。处理：关键在于预防，使用最低有效剂量，避免使用抗胆碱能药物。

（2）抗胆碱能不良反应

主要症状有口干、视物模糊、瞳孔扩大、皮肤干燥、面潮红、便秘、尿潴留等，严重者可出现焦虑不安、中毒性谵妄，甚至昏迷。处理：减量或停药，必要时用毒扁豆碱 0.5 ~ 1mg 肌内注射或静脉注射。

（3）心血管系统的不良反应

①直立性低血压。多发生在治疗的前几天，特别是注射给药时易发生，一旦发生直立性低血压，轻者平卧休息，重者可给予去甲肾上腺素、间羟胺对抗，禁用肾上腺素，因肾上腺素可使外周血管扩张，加剧低血压。②心律失常和猝死。一旦发现，应立即停药，给予相应处理。

（4）恶性症候群

较少见，为最严重的不良反应，多在治疗早期、用药量大时出现，表现为高热、大汗、心动过速，迅速进展的肌肉僵硬、精神错乱，处理不及时易致死亡。处理：立即停用抗精神病药物、降温、预防感染、各种对症和支持治疗。

（5）其他

氯丙嗪治疗初期可出现肝功能障碍，严重时应立即停药，并积极保护治疗。氯丙嗪有增加癫发作的倾向，长期治疗可对光敏感、皮肤和角膜晶体色素沉着；氯氮平可引起白细胞减少，应特别警惕，定期检查血象。

（二）抗抑郁药

临床应用最广的抗抑郁药物主要有单胺氧化酶抑制药（MAOI 类）是最早的抗抑郁药物，作为二线抗抑郁药，其他药无效时使用；三环类抗抑郁药（TCAs 类），常用药物有丙米嗪、阿米替林、氯米帕明、多塞平；选择性 5- 羟色胺再摄取抑制药，常用的有氟西汀、帕罗西汀、舍曲林、西酞普兰等；其他具有神经递质活性的抗抑郁药共四类。临床上治疗抑郁症的首选药是选择性 5- 羟色胺再摄取抑制药。

1. 临床应用

（1）适应证：各种抑郁症、强迫症、焦虑症、恐惧症、慢性疼痛、进食障碍、小孩夜尿的治疗。（2）禁忌证：癫，严重心、肝、肾疾病，青光眼，肠麻痹，孕妇，尿潴留等。

2. 不良反应

抗抑郁药的主要不良反应有：口干、便秘、尿潴留、体重增加、心律失常、血压下降等，偶有粒细胞减少、烦躁不安、共济失调、精神错乱。应该指出，新兴的抗抑郁药的不良反应较少而轻，用药依从性好，因此总体的治疗效果更高。

（三）抗躁狂药

抗躁狂药亦称心境稳定药，临床上常用的抗躁狂药物是碳酸锂、某些抗精神病药和抗癫药对躁狂症也有一定疗效。

1. 临床应用

（1）适应证

主要用于治疗躁狂症和预防双相抑郁发作，预防躁狂发作、情感性精神病及精神分裂症的兴奋冲动和攻击性行为。

（2）禁忌证

肾功能障碍、心血管疾病、电解质紊乱、急性感染、孕妇、老年人等慎用。

2. 不良反应与处理

缺钠或肾病易致使体内锂的蓄积中毒。不良反应有口渴、厌食、手指震颤、协调运动障碍等，减量或停药后可消失；一旦出现恶心呕吐、言语不清、运动不能、粗大震颤，提示为药物中毒，严重者痉挛发作、精神错乱、谵妄、昏迷甚至死亡。发现中毒反应须立即停用锂盐，及时给予大量钠盐或血液透析治疗，一般不遗留后遗症。

（四）抗焦虑药

抗焦虑药即镇静催眠药，通常在低剂量时具有镇静作用，高剂量时有催眠作用。最早用于临床的抗焦虑和镇静药是巴比妥类，目前应用最广的是苯二氮类，另有非苯二氮类丁螺环酮也可用于治疗广泛性焦虑。

1. 临床应用

（1）适应证

焦虑症、神经症、失眠症、癫、酒精戒断症状、轻度抑郁等。

（2）禁忌证

严重心血管疾病、肾病、药物过敏、药物依赖、妊娠早期、青光眼、重症肌无力、使用酒精及中枢神经抑制药时应禁用。

2. 不良反应

嗜睡、过度镇静、记忆力下降、智力活动受影响、口干，严重的不良反应罕见。苯二氮类长期应用会产生躯体依赖，突然停药可引起戒断症状，应逐步缓慢停药。

二、药物治疗过程中的护理程序

（一）护理评估

1. 健康史

了解患者的精神障碍病因、诱因，主要精神症状的表现，病情轻重，家族史等，重点了解诊疗及护理经过、用药情况、治疗反应等。

2. 身体状况

生命体征是否平稳，营养、代谢是否正常，步态、动作是否协调，排泄功能是否正常，各系统、各脏器功能是否正常，性功能和生殖功能是否正常。

3. 心理社会方面

评估患者的自知力，以判断用药的依从性及自理能力，是否有可靠的求助能力；评估患者的家庭和社会支持系统，人际关系，有无自杀意念与企图等。

（二）护理诊断

1. 便秘、尿潴留

与抗胆碱能作用有关。

2. 躯体活动障碍

与精神药物的锥体外系不良反应有关。

3. 自我防护能力改变

与药物不良反应所致意识障碍有关。

4. 执行治疗方案无效

与患者不合作有关。

5. 睡眠形态紊乱

与兴奋躁动或抗焦虑药的镇静作用有关。

6. 有受伤的危险

与运动障碍、直立性低血压等有关。

（三）护理目标

（1）患者精神症状得到控制或缓解。（2）预防和减少患者服药后的不良反应，及时发现和处理药物不良反应。（3）预防和减少患者意外事件的发生。（4）改善睡眠紊乱及营养失调。（5）增强患者服药和接受治疗的依从性。（6）帮助患者恢复基本生活自理能力及社会功能。（7）增强患者出院后用药自我管理和求助技能。

（四）护理措施

1. 建立良好的护患关系

可以促进患者的合作和提升治疗依从性。

2. 加强治疗中的基础护理

精神药物的不良反应会影响患者的一般情况，因此，要加强药物治疗中的基础护理。

（1）饮食护理

尤其是兴奋或抑郁患者、吞咽困难患者，应监督帮助患者进食，确保营养的摄取。

（2）皮肤护理

保持患者皮肤清洁干净、勤换衣服，定期更换体位，协助患者料理个人生活。

（3）睡眠护理

创造好的睡眠环境，帮助患者养成好的睡眠习惯，注意观察有无睡眠障碍，确保充足的夜间睡眠。

（4）大小便护理

便秘、尿潴留是精神药物的不良反应之一，护士应观察并训练患者定期排便的习惯，鼓励患者多活动、多进食粗纤维食物。

3. 保证医嘱执行

药物治疗是精神障碍疾病的主要治疗方法。①未坚持服药是精神疾病复发最常见的原因，因此，护士应加强对患者与家属之间的沟通和健康指导，把治疗的计划、作用、意义、所用药物的药名、药物的不良反应、处理方法及求助方式等告知患者家属及有自知力的患者，以取得良好的合作。②对自知力缺乏，抗拒或不能合作的患者需要 2 人以上配合进行强制治疗，采取注射剂型及长效药物。口服给药时，目视患者把药服下，检查口腔、水杯等处，防止藏药、吐药，服药后在护士的视线内观察 30 分钟。

4. 严密观察药物的不良反应

应高度警惕严重的不良反应，严防处理不及时危及生命。

了解患者的主观感受，认真地评估患者的神情、步态等。如有吞咽困难时给予鼻饲；某些药物可引起直立性低血压，用药期间禁止从事高空及危险作业；改变体位时动作宜缓慢；鼓励患者多食水果和蔬菜；不饮酒。

5. 健康教育

让患者及家属理解按计划治疗的必要性及治疗不当的危害，坚持按医嘱用药，正确识别不良反应，能及时防护和处理。长期坚持接受医师咨询，定期复查，根据病情调整药物。加强家庭支持，为患者营造良好的家庭关系和温馨的气氛。

（五）护理评价

评估用药前后患者精神症状的改善情况，药物不良反应的程度及患者的耐受性，能否保证安全用药，是否有调整药物的必要性等。

第二节　电休克治疗与护理

一、电休克治疗概述

电休克治疗是指以一定量电流短暂地通过大脑，引起广泛性脑皮质放电、导致全身抽搐和意识丧失，以达到控制精神症状的一种治疗方法。这种治疗方法通常能使患者功能迅速恢复正常。现在的电休克治疗已进行了改进，在通电后可使患者不产生抽搐，也称无抽搐电休克。

电休克治疗在临床应用的时间早于药物治疗，至今仍是安全、有效、无痛苦的治疗手段，通常需治疗数次至十几次，无特殊必要不能超过 20 次。

（一）适应证

（1）紧张型精神分裂症患者，存在危及生命的严重木僵、拒食、违拗者。（2）因重症抑郁或双相障碍的严重抑郁发作、有强烈自杀倾向者。（3）极度兴奋的谵妄状态、躁动、冲动攻击、伤人损物者。（4）对精神药物治疗无效或对药物治疗不能耐受，经治疗不能控制者。

（二）禁忌证

（1）中枢神经系统器质性病变，如颅内占位性病变、脑血管疾病、脑外伤等。（2）严重躯体疾病，如冠心病、高血压、严重感染发热、脏器功能减退、骨折、出血、青光眼、视网膜脱落等。（3）高龄、儿童、孕妇、产后 1 个月以内者、身体极度虚弱者等。

（三）并发症

电休克治疗是目前临床安全的治疗方法，并发症很少。偶有暂时性记忆丧失、呼吸暂停、治疗后头痛、恶心等症状，通常能在短期内恢复。意外情况下可发生骨折与脱臼，常见部位是第 4 ~ 8 胸椎，其次是胫骨、股骨、下颌关节，现已少见。

二、电休克治疗的护理

（一）治疗前的护理

1.患者的准备

（1）向患者和家属解释清楚治疗的必要性、治疗的作用、不良反应等。倾听患者和家属的意见，消除误解和疑虑，并签署知情同意书。（2）治疗前应为患者测量观测体温、脉搏、呼吸、血压。协助患者完成各种必要的辅助检查如血常规、心电图、脑电图、血生化等。（3）治疗前 1 天，清洗头发，避免油垢影响通电效果；治疗前 8 ~ 12 小时禁食、禁水、停服抗精神病药物；治疗前15～30分钟皮下注射阿托品，减少呼吸道分泌物；排空大小便；取下活动义齿、发卡、眼镜等，解开领口和裤带。

2. 环境准备

治疗室应安静、整洁，布局合理，无关人员不得进入。

3. 用物准备

治疗床、治疗机各1台，沙垫大小各1个，盐水、纱布、棉签、止血带、皮肤消毒剂。改良电休克治疗要准备好麻醉用品和治疗仪。急救器械：开口器、压舌板、心电监护仪、吸痰器、给氧设备。

（二）治疗中的护理

（1）置患者于平卧位，四肢自然伸直，颈后及肩背部置沙枕使脊椎稍前突，避免痉挛时出现压缩性骨折；上下磨牙间放置专用牙垫，由助手协助固定，以防止咬伤舌头；同时紧托患者下颌，防止脱臼。（2）按医嘱给予麻醉及肌松药，观察用药反应；将涂有导电膏的电极安放于患者头部非优势半球侧颞部。（3）术中密切观察患者的生命体征及治疗反应；治疗结束后用气囊供氧进行人工呼吸，直至自主呼吸恢复后送回监护室。（4）整理治疗室，更换用物备用。

（三）治疗后的护理

（1）置患者于监护室，床旁加护栏防止坠落，取平卧位，头偏向一侧。（2）继续观察患者的生命体征、意识恢复情况，防止舌根后坠，确保呼吸道通畅。（3）待患者意识完全清醒后对患者进行必要的躯体和精神检查，判断是否有外伤、关节脱臼、牙齿松动；有无记忆障碍、定向障碍等，如有问题及时报告医师进行处理。（4）对患者进行饮食和用药护理，给予必要的心理护理支持。

第三节　工娱治疗与护理

工娱治疗是通过组织患者参加工作、劳动、群体性的文体娱乐活动，促使患者在互动中接受良性的精神刺激，缓解精神症状，改善交往能力，防止精神衰退，提高适应社会的能力，是恢复期精神病患者一种重要的辅助治疗。

一、工娱治疗的组织

应根据医院的性质与床位数量而定。专职的工娱治疗者应具备精神疾病专业知识、比较强的组织和操作能力。专职的护士负责组织患者开展活动，计划活动内容、时间、地点，选择适宜患者参会，同时对患者进行观察、记录。

二、工娱治疗的方法

工娱治疗的方法很多，不拘于形式，应根据患者的情况和医院的条件，合理安排有效而易行的治疗项目。工娱治疗的方法有文娱活动、体育健身活动、劳作、学习和健康教育。

（1）对于慢性精神衰退和痴呆的患者，可安排些简单易行的劳动，如清洁卫生、浇灌花草、搬运物品等。（2）对于情感淡漠、性格孤僻、行为退缩、沉默寡言的患者，应安排一些欢快的、有一定强度的活动，如唱歌、舞蹈、拔河比赛、篮球、足球、乒乓球等。（3）对于以情感不稳、兴奋躁动为主的患者，宜安排以静为主的活动，如看电影、电视，棋牌类活动及编织、雕刻、拼图等需要耐心的活动项目。（4）对于抑郁状态、情绪低沉的患者，可安排有吸引力的活动，如听欢快的音乐、看节目、跳舞、组织活动等，以提高兴趣、活跃情绪。（5）对于自责自罪的患者，可安排简单，劳动强度小、安全的活动。

三、工娱治疗的护理

（一）治疗前的护理

认真评估患者的病情，了解患者的精神症状、心理问题、病程阶段，特别注意有暴力倾向、自伤自杀和出走行为可能性的患者，采取必要的安全保障措施。

根据患者的具体情况制订合适的工娱治疗计划，活动的强度和性质，要充分考虑患者的身体条件，避免进行强对抗性的运动，以防发生意外。

（二）治疗中的护理

1. 善于观察

要密切观察每一位患者的表现，及时判断患者精神状态的变化，观察患者完成任务的速度和质量、参与的积极性、动作敏捷程度、表情变化等，判断患者的思维、理解力、记忆力、注意力、情绪情感、意志行为等水平，并做好记录。

2. 充分发挥工娱治疗的作用

活动中照顾到每一位患者，特别留意中间离开场地的人员，必要时专人陪伴，防止发生走失；对行为懒散，不愿参加活动的患者要多进行鼓励，可交给定额任务，限期完成，从而培养患者的责任感；对能力较低的患者，要耐心指导；对兴奋不安的患者，要防止与他人发生冲突；对技艺生疏的患者，要耐心教给他们操作方法；不可指责、讽刺，以防伤害患者的自尊心和积极性。

3. 安全护理

工娱治疗是集体治疗的一种手段，是精神障碍患者社会功能的恢复和锻炼过程，此时患者的病情并未完全控制，因此，工娱治疗的各项活动中，都必须确保患者安全，注意观察患者的表现，严防患者利用工娱器具伤人、出走、自杀等各种意外事件发生。需要护士密切观察患者的举动，防止发生意外。

（三）治疗后的护理

（1）活动结束时要清点人数，询问患者的感受，可以安排部分患者清理活动场所。（2）护送患者返回病房，协助患者清洁洗浴，指导患者休息，及时补充水分，剧烈的运动后不宜立即进食和饮水。（3）总结记录本次治疗的过程，患者的情况，分析疗效、存在问题，以利于今后参考。

第四节　康复治疗与护理

精神障碍的康复治疗是指通过对精神障碍患者进行学习、生活、职业等技能的训练，来恢复患者的心理社会功能，提升其生活技能，减轻精神残疾，重新回归社会的一种治疗方法。康复治疗是针对患者精神衰退或精神残疾进行的功能恢复及代偿性训练的方法，是一个连续的、长期的治疗任务。康复治疗始自住院患者的恢复期，但不限于住院期间，直至患者完全康复，回归正常的社会生活。

一、康复治疗的方法

（一）药物治疗的管理

让患者及家属了解坚持药物治疗的重要性，熟悉药物的剂量、疗程、常见不良反应，按时按规定剂量服药，预防不良反应的发生。

理解病情恶化时自知力降低的危害，会造成患者对病情的否认及家属识别病情的难度加大，进而失去已有的治疗成果。

观察病情变化，能较好地识别和判断症状的变化是由药物不足造成的精神症状加重，还是药物不良反应产生的新情况，判断不清时及时求助医师。

（二）生活生产能力的训练

1. 日常生活能力的训练

一旦精神症状好转，自知力恢复，即可引导患者自己解决日常生活问题，如整理床铺、碗筷清洁、完成洗漱、修剪指甲、胡须等个人仪表形象的整理；训练患者做事的时间观念，如按时起床、按时饮食、入睡等，逐步养成良好的生活习惯。

2. 人际交往能力的训练

定时组织患者、家属、医护人员进行小组座谈，训练人际交往的基本礼仪，如互相问候、让座倒茶、临别送行等；带领患者外出购物等进行社会角色适应，改善其情感淡漠，行为退缩的症状。

3.工作能力的训练

从某种意义上说，工作就是最好的治疗。要了解患者患病前的工作和学习能力、技巧和兴趣爱好，指导和帮助患者进行恢复性训练。根据患者表现多进行表扬性的正性强化，恢复患者的自信心。

（三）求助医师的技能

训练患者在需要时能主动联系医师得到及时帮助，能向医师正确地描述自己的症状和存在的问题，进而获得有效的帮助。

二、康复治疗的护理

评估目前的精神状态，特别是自知力、用药依从性、社交能力、求助能力等，判断患者需要哪方面的康复训练。

针对患者存在的主要问题制订个体化的训练计划，如用药管理、自我生活照料、认知功能训练、社交活动、角色扮演、求助技能等。

在活动中观察患者完成任务的自觉性和达到的质量，应注意不宜操之过急，先易后难，逐步提高质量，努力恢复原有的社会功能。

第五节　心理治疗与护理

对精神障碍患者进行心理治疗的目的在于解决患者所面对的心理困惑，减少焦虑、抑郁、恐慌等精神症状，改善患者的非适应行为，包括对人、对事的看法，人际关系，并促进人格成熟，能以较为有效且适当的方式来处理心理问题和适应生活。

一、心理治疗过程

（一）心理诊断

首先与患者建立良好的护患关系，取得患者信任；在取得患者信任的基础上全面收集患者的相关资料，分析患者存在的主要问题，必要时通过心理测验来了解；确定患者的心理问题及其原因并做出诊断；最终与患者及家属共同制订心理治疗的目标。

（二）实施阶段

这是治疗的重要阶段。在明确诊断和治疗目标后，应根据患者的具体问题采用不同的心理治疗方法，以解除患者的错误认知，改善患者的不良情绪，矫正患者的不良行为。

（三）结束阶段

经过一段时间的心理治疗，取得满意的治疗后，应对心理治疗的效果进行评估。评估包括患者的自我评估，家属对患者行为改善的评定，患者治疗前后心理测验结果的比较，护士的评估。通过评估总结经验，确定患者随访时间，指导患者康复。

二、心理治疗护理

（一）治疗前的护理

1. 治疗资料的准备

充分收集患者的心理问题、人格特征、家庭、职业、生活事件等相关资料，为心理诊断提供依据。

2. 环境的准备

要为心理治疗营造一种使患者感到温馨的家庭氛围，还要求环境整洁、安静，没有外人打扰。

3. 患者的准备

预约好患者在治疗前半个小时到达治疗室。治疗前让患者休息、放松。护理人员可根据患者的具体情况给予健康指导，鼓励患者积极配合医师治疗，帮助患者树立康复的信心。

（二）治疗中的护理

心理治疗在无第三人干扰的环境中进行。护士在治疗的过程中做治疗者的助手，如资料的收集、提供患者需要的帮助等。

（三）治疗后的护理

在治疗结束后，护理人员要征求患者的意见，询问患者有哪些需要，并将信息及时反馈给治疗者；预约好下次的治疗时间；保持与患者的紧密联系。

第六节　生物反馈治疗与护理

生物反馈治疗是一种新的心理行为治疗方法，是根据生物反馈原理，运用电子学方法，通过生物反馈仪的显示系统，将体内正常的或异常的生理活动信息有选择性地转换为可识别的视觉或听觉信号（如声、光、图像、曲线等），致使患者经过一系列强化训练和治疗后，能够有意识地自我调节和控制自身的生理或病理信息，从而调节生理功能、控制某种病理状态，促进功能恢复，达到缓解紧张，解除焦虑、警觉与反应过度的状态，提高应激处理能力的目的。根据监测和记录的生物信号的不同可以分为肌电反馈仪、心电反馈仪、脑电反馈仪、皮肤温度反馈仪等。

一、适应证与禁忌证

（一）适应证

（1）焦虑症、恐惧症及与精神紧张有关的心身疾病。（2）紧张性头痛、偏头痛。（3）神经系统功能性病变或某些器质性病变所引起的局部肌肉痉挛、抽动、麻痹，如嚼肌痉挛、痉挛性斜颈、磨牙、面肌抽动与瘫痪、口吃、职业性肌痉挛等。（4）其他：如原发性高血压、消化性溃疡、哮喘、性功能障碍、更年期综合征等。

（二）禁忌证

（1）变态人格、5岁以下儿童、智力障碍、精神分裂症急性期。（2）严重心脏病患者、心梗前期或发作期间、复杂的心律失常者。（3）训练中出现血压升高、头痛、头晕、恶心、呕吐、精神症状（如幻觉、妄想）等。（4）青光眼或治疗中出现眼压升高者。

二、准备工作

（一）患者评估

1. 精神状态

患者的情绪状态，如焦虑、抑郁的类型及严重程度。

2. 躯体状况

通常身体状况与躯体疾病情况，心身疾病的类型。

（二）环境与用物

1. 环境

专门的治疗室，室内整洁、安静、空气清新、光线柔和、温湿度适宜。治疗仪性能良好，处于备用状态。

2. 用物

生物反馈治疗中以肌电生物反馈的临床应用范围最广，故以肌电生物反馈为例。备用床、治疗台、躺椅、沙发、75%酒精、棉签等。

三、操作程序

（1）在安静、舒适的训练室内，患者坐在一张有扶手的靠椅、沙发或是呈45°角的躺椅上，解松领扣、腰带，换拖鞋或便鞋，坐时双腿不要交叉，避免受压。软垫宽椅使患者感觉舒服，头后有依托物更佳，或仰卧于床，两手臂自然平放于身体两侧，枕头的高低应有利于颈部肌肉放松。（2）每次治疗前的5分钟，记录安装电极所获基线数据。（3）指导患者收缩与放松肌肉，训练面部肌肉令患者抬额、皱眉、咬牙、张嘴，然后逐一放松。告诉患者观察肌表面电位微伏器上指针变化及其转动方向，倾听反馈音调变化并理解其信号的含义。（4）治疗开始，用酒精棉签将一侧上肢前臂脱脂后，取两个记录电极放置其上，参考电极置于两个记录电极之间，可反映出手指、腕、肘和前臂活动时的肌电水平。（5）根据指导语进行放松训练。（6）在体验指导语所暗示的身体感觉的同时，维持反馈信号向肌电水平下（肌肉松弛）方向变化，如视觉反馈信息（数字或数值）减少，听觉反馈信息（音调）降低等。（7）治疗结束后，让患者做几次肢体屈伸运动，致使患者感到轻松愉快，再离开治疗室。（8）治疗前、中、后，观察者填写记录单，患者自填症状变化量表，进行对比确定疗效。

四、护理

（1）治疗室内整洁、干净，光线柔和，环境安静、舒适、无干扰。（2）治疗前向患者解释治疗的原理、方法以及达到的目的，解除患者的疑虑，得到患者的充分合作，并嘱患者不能饮酒、茶、咖啡等刺激性饮料，避免影响治疗效果。（3）每次治疗应在进食30分钟后进行。（4）告知患者把心理调整到此时此刻要求的状态，既不要对过去念念不忘，也不要对将来忧心忡忡，把思维从现实性问题上移开，任其自由飘浮。（5）告知患者在松弛状态下可能出现一些暂时性的躯体感觉，如四肢沉重感、刺痛感、精神不振、飘浮感等，以免引起患者不必要的恐慌和焦虑。（6）指导语要求速度、声调、音调适宜，也可采用播放录音的方式进行，待患者熟悉指导语后，便可让其默诵指导语，注意力集中，密切配合指导语和仪器显示。（7）重视第一次训练（音乐），嘱患者有始有终不能急于求成。（8）4～8周为一疗程，每周2次，每次20～30分钟。

第十章　精神障碍护理基本内容与要求

精神障碍患者在思维、情感、意志、行为等方面的异常，通常导致其生活自理能力下降，影响患者的健康和舒适。随着社会的进步，精神障碍护理不仅仅局限于对患者生活的照顾以及安全的看护上，而是要对患者实施全面整体的护理，其基本内容包括精神障碍患者的基础护理、分级护理、组织与管理以及安全护理等。

第一节　精神障碍患者的基础护理

精神障碍患者由于疾病的影响，常导致生活懒散、生活自理能力下降或丧失等行为表现，不仅使患者的基本生理需要不能得到满足，影响患者的身体健康，还会继发感染或并发其他躯体疾病。因此，需要护理人员对患者的日常卫生、饮食、睡眠以及大小便等方面进行协助或照顾，这也是精神科临床护理工作的重要内容之一。

一、日常卫生护理

精神障碍患者通常有生活懒散、不知清洁、生活自理能力下降甚至丧失等行为表现。护士应鼓励和协助患者料理好日常生活，女患者还要注意其月经情况，为诊疗提供参考。

（一）口腔和皮肤护理

（1）督促、协助患者养成早晚刷牙、漱口洗脸、饭前便后洗手、每天洗脚的卫生习惯。（2）新入院患者，做好卫生处置并检查有无损伤、皮肤病、头虱、体虱等，并及时对症处理。（3）督促患者定期洗澡、更衣、修剪指（趾）甲，男性患者定期理发、剃须，女性患者注意清洗会阴及经期卫生。洗澡时由专人负责，调好水温，防止烫伤及滑倒等意外。每周更换干净被服，污染时随时更换。（4）对危重、木僵、生活不能自理者，定时翻身、观察骨突部位皮肤，确保皮肤清洁和体位舒适，帮助做肢体功能锻炼，保持床褥干燥、平整，防止压疮的发生。（5）向患者宣教防病知识，讲解保持个人卫生的重要性，既有助于避免感染等并发症，也可以使患者的自理能力得到恢复。

（二）衣着卫生及日常仪态护理

（1）关心患者衣着，随季节变化及时督促和帮助患者增减衣服，以免中暑、感冒、冻伤等。（2）帮助患者整理服饰，保持衣着干净，定期更衣，衣扣脱落及时缝钉。关心和帮助患者修饰仪表仪容，鼓励患者适当打扮自己，特别是病情缓解、康复待出院患者、神经症患者。（3）有条件专为患者设美容室、理发室，以满足患者爱美的需求，有助于患者增强自尊、自信，提高生活情趣。

二、饮食护理

精神障碍患者的饮食护理与治疗的实施有密切的联系，了解患者的饮食状况，分析饮食障碍的原因，可以为治疗提供有效的信息。加强饮食护理，有的放矢地进行干预，对患者社会功能的恢复具有重大的意义。

（一）进餐前的准备

（1）提供干净、明亮的就餐环境，使用安全不易损坏、方便清洁消毒的塑料或搪瓷餐具，宜选用调羹，避免使用筷子，禁用陶瓷、玻璃及锐利金属餐具，以免患者将其作为攻击他人或自伤的工具。（2）餐前督促或协助患者洗手，巡视病房，将生活能够自理、通常情况尚好的患者集中到餐厅，采用集体分食制方式，避免患者躲避进食或将饭菜倒掉，并维持餐厅秩序。（3）对生活不能自理、兴奋、拒食和约束卧床的患者安排专人负责。（4）因躯体疾病而对饮食有特殊要求的患者，应根据医嘱将特殊饮食通知营养室，由专人发放和照顾就餐。

（二）进餐时的护理

（1）在进餐过程中，护士分组负责观察患者的进餐情况，包括进食量、进食速度；维持进餐秩序，防止患者倒食、藏食、抢食以及用餐具伤人或自伤等行为。巡查有无遗漏或逃避进餐的患者，并及时提醒患者，细嚼慢咽，谨防呛食、窒息。（2）对年老或药物反应严重、吞咽迟缓的患者，及时报告医生，遵医嘱予以适当处理，并给予软食，选用无骨刺的食物。进餐时叮嘱患者细嚼慢咽，必要时予以小口喂食，并由专人照顾，防止噎食、呛食、窒息发生。（3）对抢食、暴饮暴食患者，避免让其食用带骨刺的食物，食物应软、易消化、温度适宜，劝导患者细嚼慢咽，防止食物哽噎。可以安排单独进餐，在确保营养的前提下要适当限制进食量，以防过饱发生急性胃扩张等意外。对吞食异物的患者要重点观察，必要时予以隔离，外出活动需专人看护，以防食脏物、异物和吞食危险物品等。（4）对兴奋、躁动的患者应与其他人分餐，保持进食环境安静，尽量避免外界环境的刺激，使其安心进食，并有专人护理，必要时可给予喂饭。（5）对保护性约束卧床的患者应为患者松解约束带，专人督促或喂食，对行为紊乱无法自行进食的患者应给予喂食，并注意不要催促患者。（6）对拒食患者的饮食护理应根据不同原因，有针对性地耐心劝说、解释，设法使其进食。必要时告知医生，遵医嘱给予鼻饲或静脉补液，保证患者正常的生理需求，防止衰竭。同时做好进食护理记录，重点交班。（7）有被害妄想、疑心饭菜有毒者，可让患者先任意挑选饭菜，或由他人先试尝，或与他人交换食物，以解除疑虑。（8）有罪恶妄想者，自认罪大恶极、低人一等、不配吃好的饮食而拒绝进食，可将饭菜拌杂，使患者误认为是他人的残汤剩饭而进食。（9）有疑病妄想者因忧郁不欢、消极绝望而不肯进食，则应耐心劝导、解释、鼓励，亦可邀请其他患者协同劝说，想方设法促使患者进食。（10）对因幻听而无暇顾及进食的患者，可在其耳旁以较大声音劝导提醒，促使进食。第五，对阵发性行为紊乱、躁动不安而不肯进食的患者，应视具体情况，可待其发作过后较合作时，劝食或喂食。（12）对木僵患者可试喂食，或将饭菜置于床旁，有时患者会自行进食。对主动违拗患者可发出相反的指令而达到让患者进食的目的。（13）对伴有发热、内外科疾患的患者，因食欲不佳而不愿进食的，应设法烹饪患者喜爱的饮食，使之进食。

（三）进餐后的护理

（1）患者进食完毕后，对有自理能力的患者，要督促患者自己整理餐桌和食具、洗手和漱口。（2）床边喂食后应协助漱口、洗脸，不合作时喂少量水，检查口腔内有无食物残留，必要时做口腔护理，并整理床单位。（3）重点患者的进食情况应记录在护理记录单上，并每班交接。

（四）食品管理

（1）患者家属来探视时，应介绍饮食相关知识及其与疾病治疗的关系，根据患者不同情况指导家属选送合适的食品和安全餐具。（2）家属或朋友送来的食品，由护士检查后（如数量不宜过多，是否容易存放不易变质，食品容器是否安全等）标上患者姓名，专柜存放，再由护士定时适量分发给患者。

三、睡眠护理

睡眠属于保护性抑制过程，睡眠的好坏常预示患者病情的好转、波动或加剧，是治疗方案确定的重要依据。有的患者伪装入睡，乘人不备寻隙自杀或外走，存在很大的安全隐患。因此，护理人员需注意观察患者的睡眠情况，做好睡眠护理。

（一）创造良好的睡眠环境

保持病室安静、清洁、空气流通、光线柔和。床褥干净整洁、厚薄适宜，使者感到舒适。有兴奋、吵闹的患者应安置于隔离室，以免干扰他人。工作人员做到关门轻、说话轻、走路轻、操作轻，保持病室安静。

（二）合理安排作息时间

制订合理的作息时间并督促执行，鼓励患者培养良好的作息习惯，白天除午休外尽量避免卧床，组织患者参加适宜的工娱乐活动，有助于夜间睡眠。

（三）入睡前护理

（1）晚间不宜会客，忌服易兴奋的饮料，如咖啡、浓茶等，避免参加兴奋、刺激的娱乐活动，不看紧张、惊险的电视节目，以防患者情绪波动而影响睡眠。（2）睡前用热水洗脚或洗澡，晚餐不宜吃得过饱，饮水不宜过多，临睡前排尿，避免半夜起床小便后难以入睡。（3）督促患者采取良好的睡眠姿势，不蒙头盖面，不俯卧睡眠。

（四）加强巡视，严防意外

夜间是精神障碍患者容易发生意外的时间，护理人员要勤巡视、勤观察，仔细查看患者的睡眠情况，包括睡眠姿势、呼吸音、是否入睡等，对蒙头睡觉或睡姿不良的患者，护士应帮助其调整好，避免不适和受凉。患者上卫生间时护士应关注，若时间过长应到卫生间检查是否有意外情况。要善于发现佯装入睡者，尤其对有自杀意向的患者做到心中有数，及时做好处理，防止意外发生。

（五）睡眠障碍患者的护理

（1）对未入睡患者，护士要体谅因失眠导致的痛苦与焦躁不安，耐心听取其诉说，并予以心理安慰，帮助其安定情绪，必要时遵医嘱给予药物治疗，辅助睡眠。（2）指导患者放松或转移注意力，如翻阅无故事情节的理论书，将思考的问题写在纸上，放松心情，也可进行放松训练，如呼吸放松法、肌肉放松法、冥想放松法等。（3）分析失眠原因，对症处理。新入院患者对医院环境陌生、不适应，对治疗反感或恐惧，身体不适，过多思考生活事件，如婚姻、工作、经济等导致焦虑、紧张而失眠。针对不同的原因采取相应的护理措施。对主观性失眠患者可在其入睡后用笔在手臂上做记号，待醒后善意告知患者以证明其确实睡着过，缓解患者对睡眠问题的担忧焦虑情绪。若患者睡前过分焦虑，可用安慰剂暗示治疗；对抑郁症及幻觉、妄想症状严重的患者，遵医嘱予以药物处理，帮助患者加速入睡，以免夜深人静，患者的抑郁情绪或幻觉、妄想症状加重而引发意外。对严重失眠患者应请示医生，遵医嘱给予药物，确保患者的睡眠，并做好记录和交班。

四、排泄护理

由于精神药物副作用以及精神症状所致的懒散、活动少等原因均易导致便秘、排尿困难，而患者又常常不能准确表达和反映自身躯体不适，因此，护士必须认真观察患者的排泄情况，及时解决其便秘的痛苦，预防肠梗阻、肠麻痹的发生。

（1）每天常规询问、观察患者24小时大小便的次数、性质和量，对于生活不能自理、行为退缩的患者要重点观察。指导患者建立规律的排便习惯，鼓励多饮水，多吃蔬菜、水果、杂粮等粗纤维食物，多活动，以预防便秘。（2）对于3天以上无大便者应报告医生，根据医嘱做相应的处理，一般可给予缓泻剂或开塞露，必要时给予灌肠，防止肠梗阻、肠麻痹的发生。（3）对于排尿困难、尿潴留的患者，应先排除躯体疾病。采用诱导排尿，如听流水声，用温水冲洗会阴部，进行腹部按摩及热敷，适度按压膀胱以促进排尿。必要时遵医嘱给予导尿和治疗。（4）大小便不能自理者，如痴呆、慢性衰退等患者，会随地便溺或大小便失禁。护士应留心观察，摸索其大小便规律，定时督促，耐心训练，陪伴如厕或给予便器，使患者形成排便规律，当患者大小便污染衣裤或床褥时，应及时协助清洗、更换。需要护肤品、紫草油中药制剂等保护皮肤，预防湿疹、皮肤瘙痒等皮肤疾患导致皮肤抓伤破损，保持床褥的干燥、清洁。

第二节　精神障碍患者的组织与管理

精神障碍患者由于症状的特殊性和行为表现的多样性，要求病房的结构、设施设备与病房管理适应精神障碍患者的医疗护理需要，确保患者的舒适与安全。

一、精神障碍患者的自我管理组织

精神障碍患者的自我管理组织是在病房护士长的领导下，由专职护士具体指导，以患者为主体的工休委员会或互助活动小组等。选择病情稳定、有一定管理能力又热心为病友服务的患者担任体委会主任，下设文体、学习、生活委员。专职护士负责与委员会定期开展各种形式的活动，如文艺歌咏比赛、联欢会等，不仅可以使患者友好相处、病房秩序井然，而且有利于医护人员诊疗和护理工作的顺利开展，促进患者在生活料理、学习、工作、人际交往能力等多方面的康复。也可让患者参加防病知识、心理知识、科普知识的讲座，增加对自身疾病的认识，进而提高治疗的依从性。也可以集体治疗的形式开展活动，让患者在活动中认识自己，获得新的体验。定期召开全体休养员座谈会，听取患者对医疗护理服务的意见和建议，向患者提出需要配合的事项，表扬好人好事和优秀休养员等等。任职的患者若出现病情复发或康复出院，应及时推荐补充，确保工休委员会的工作持续开展。

二、精神障碍患者的管理模式

根据患者疾病的不同阶段、性别、年龄，以及躯体疾病情况分设不同的病区，实行开放或封闭管理，使患者在得到良好的治疗护理的同时，尽可能地接近正常人的生活，这不仅有利于患者的全面康复，也有利于病区环境的管理和患者安全。

（一）开放式管理模式

开放式管理包括半开放式管理和全开放式管理。其目的是锻炼和培养稳定期患者的社会适应能力，满足患者的心理需求，调动患者的积极性和主动性，促进其生活自理，有利于患者早日回归社会。开放式管理适用于精神障碍症状较轻、有一定自知力的患者，神经症患者以及病情稳定或康复期的患者。

1.半开放式管理模式

半开放式管理模式是指在精神障碍患者病情允许的情况下，在每日常规治疗完成后，可在家属陪同下外出活动或周末回家。半开放式管理须由医生开具分级开放治疗的医嘱，医护人员应与患者监护人取得联系，得到他们的支持和配合，避免意外。

2. 全开放式管理模式

全开放式管理模式适用于自愿接受治疗、有行为控制能力、能管理自己的生活和物品的患者。病房环境是完全开放的，患者在不影响治疗的前提下可由家属陪同外出或自行请假外出。这种管理模式有利于患者与外界保持接触和情感交流，缓解社会功能的衰退，有利于精神康复和社会功能的维持。

（二）封闭式管理

1. 制定相关制度

相关制度包括患者作息制度、住院休养制度（包括进餐时间、睡眠时间、服药时间、测量生命体征时间等）、探视制度等。向患者宣传病房管理的相关制度，让患者了解遵守制度的意义，促使他们自觉遵守。同时耐心帮助慢性衰退或记忆力差的患者，并进行强化训练，督促患者遵守制度。

2. 树立良好风气

首先医护人员要以身作则，注意自己的仪表、言行举止、文化素养、工作态度以及行为规范，以良好的形象来影响患者。其次要采取各种方法，培养患者良好的生活习惯和行为规范。有计划地开展教育和评优活动，及时表扬和宣传患者的好人好事；提倡病友间的相互帮助和友好相处等。促使患者不仅管理好自己，还能关心他人和集体，营造病区良好的风尚和秩序。

3. 丰富患者的住院生活

可根据患者的病情，结合患者的爱好，有计划地在病区或院内安排学习、劳动、娱乐、体育、作业等活动。以转移患者对症状的关注，稳定情绪，获得信心和希望，提高他们的生活情趣及生活质量，使其安心住院，配合治疗，有利于病房的和谐、安定和安全。

第三节　精神障碍患者的安全护理

患者由于受精神症状的支配，自知力缺乏，可出现自杀、自伤、伤人、毁物、外走等意外情况，不仅影响患者的康复，而且与患者的生命安全直接相关，后果极其严重。精神科危急意外风险贯穿整个疾病过程。因此，安全意识要贯穿护理活动的始终，护理人员应以高度的责任心和警惕性，做好护理工作，保障患者的安全，谨防意外发生。

一、环境设施的安全管理

（1）病房设施以简洁、安全为原则，桌柜合理布局，固定于地面，以免被患者作为攻击及毁物的工具。（2）保持充足光线，地面平整无障碍物，卫生间内铺防滑垫，便器及淋浴房安装扶手。（3）提供温度适宜的温开水和洗澡水，防止患者烫伤或伤人。（4）病区内所有电插座及插头均应暗埋，不能暴露在外。（5）定期检查修理病区门窗、桌椅、床、电气设备、水管和暖气设备等，去除不安全因素。（6）医护办公室、治疗室、开水间、配餐间、值班室等有危险物品的场所应随时上锁。

二、危险物品的安全管理

（1）严格管理危险物品，包括锐利物品（如刀剪、针、剃须刀）、绳带类物品（如约束带、腰带、鞋带、松紧带）、玻璃器皿（如水杯、输液瓶、注射器、玻璃片）、易燃物品（如火柴、打火机、乙醇）、药品、器械等。危险物品要定点放置，加锁保管，每班交接，严防患者获取而发生意外事件。（2）患者使用指甲钳、剪刀、剃须刀和缝针等锐器，必须在护理人员的看护下进行，用后及时收回。（3）劝导患者戒烟，工作人员要管理好打火机，吸烟患者在指定地点吸烟，切忌在病房内和床上吸烟，严防引起火灾。（4）家属带来的食品和物品应进行安全检查，劝说家属带回危险物品，无法带回的交由护士统一保管，避免发生意外。（5）护理人员执行治疗护理操作时，不得将危险物品（如针头、锐器、玻璃、皮管等）遗留在病房内。如有短缺立即追查，直到找回为止。

三、患者的安全管理

（1）加强巡视，掌握病情变化，及时发现和去除潜在的不安全因素。凡有患者的场所，均有护士看护巡查。有冲动伤人、自伤自杀、外走等企图或行为者应保持在护理人员的视线内，掌握其活动规律，及时发现病情变化，防患于未然。必要时限制患者的活动范围或将其安置在重症病室。约束保护的患者按照保护性约束制度执行。重视患者的主诉，有病情波动及时报告医生，做好护理记录并重点交班。（2）主动与患者沟通交流。尊重、关心、同情、理解患者，满足患者的合理需求，建立良好的护患关系。及时发现危险征兆，如患者流露出想自杀或有冲动伤人的征兆时，及时制止，避免意外发生。（3）加强安全检查。患者入院、会客、外出检查、外出活动或请假出院返回病房时，护士应认真仔细检查有无危险物品，如有危险物品应交由家属带回或妥善保管。对病区的环境、床单位、患者物品定期进行安全检查，包括床上、衣袋、鞋内是否有暗藏药物、绳带、锐器等危险物品，如有应及时收缴，并向患者及家属做好解释。（4）患者外出检查，应由工作人员护送，途中护送人员的视线应不离开患者，前后呼应，特别是在分岔路口、拐角处要密切注意患者的动态。（5）治疗室、办公室、更衣室、配餐间、开水间等应随时关门，严防患者进入擅自取药、藏药及拿走危险物品或造成意外事件。（6）随时清点患者人数，特别是重点时段和重点场所。如厕所、走廊尽头、暗角、僻静处，尤其是夜间、凌晨、午睡、开饭前、交接班等时段是意外事件的高发时段，护理人员务必要密切观察，加强巡视，及时发现安全隐患，杜绝意外事件的发生。

四、家属的安全管理

（1）做好家属的安全宣教工作，告知精神障碍疾病的特殊性，危险物品的管理制度和意义，要求家属探视时不带入危险物品。（2）告知家属探视制度和意义，避免在治疗和患者休息的时间探视，指导家属掌握与患者沟通的技巧，避免情绪过于激动和运用刺激性言语，防止患者受到不良刺激后病情反复甚至发生意外。（3）做好安全检查，来院探望的有亲友、同事等多种人群，仍有将危险物品带入病房的危险，护理人员应该对物品进行安全检查，确认无碍后方可交给患者。

五、护士自身的安全管理

（1）护理人员应加强自我安全防范意识，严格执行各项规章制度，规范操作。（2）主动与患者沟通交流，了解患者的心理需求，同情和理解患者的处境，建立良好的护患关系。（3）密切观察病情，发现患者情绪不稳、幻觉妄想症状加重时，应及时报告医生，及时采取相应措施。（4）对于有攻击行为的患者，接触时保持警惕，注意接触方法，避免刺激，必要时遵医嘱采取保护性措施。

第四节　精神障碍患者的整体护理

整体护理是以患者为中心，以现代护理观为指导，以护理程序为框架，以恢复或增进患者的健康为目标，根据患者的具体情况，提供全面、整体、连贯、系统的护理，将临床护理工作和管理的各个环节系统化的护理模式。由于精神障碍的特殊性，护理工作更应侧重于患者的心理、社会方面的问题，尽量缓解患者的焦虑不安，帮助患者改变不正常的行为模式。

护理程序是整体护理的主要内容，是提高护理质量的根本保障。护理程序包括护理评估、护理诊断、护理计划、护理措施实施和效果评价。

一、护理评估

护理评估是护理程序的第一个阶段，是有目的、有计划、系统地收集患者资料的过程，为做出护理诊断、制订护理计划、实施护理措施提供可靠依据。护理评估包括患者的健康与疾病资料、家庭、经济、文化等情况，了解患者的需要以及对住院的反应。评估过程中要注意：①整体性：患者是一个完整的个体，要兼顾躯体、心理、情绪、智能状态、行为模式、社会因素等多方面资料；②资料来源与可靠性：一是患者自己，二是患者的亲属朋友、其他医务人员和门诊病历、住院病历、出院记录、实验室报告等；③客观性：评估要尽量保持客观，避免主观误评。

（一）护理评估的内容

1.一般情况

评估患者仪容、仪表、年貌、着装等情况，接触时的态度，患者的营养状况、睡眠、大小便以及生活自理能力，对治疗护理的依从性。

2.躯体评估

躯体评估包括生命体征、体重、皮肤完整性，有无躯体化的症状和伴发躯体疾病。

3.精神状况

精神状况包括患者的意识、认知功能、记忆力、智能、情感、意志行为及自知力等情况。

4.社会功能

社会功能包括患者的生活自理能力、交往能力等。

5.诱发因素及支持系统

诱发因素及支持系统包括患者的社会支持系统，既往性格、爱好，发病前有无特殊生活事件或诱因。

（二）护理评估的方法

1.观察与交谈

运用感觉器官（视觉、听觉、触觉、嗅觉），与患者及其亲属的交谈沟通，获取有关患者的健康资料，包括外观、体态、精神状态、行为举止、反应程度、个人卫生等情况。

2.护理体检

运用视诊、触诊、叩诊、听诊或借助必要的医疗器械，评估患者生命体征及各系统器官的功能状态。

3.查阅相关健康记录

护士通过查阅书面文字材料，包括既往健康记录、各种实验室报告、患者的来往书信等，获取有关患者的健康资料。

二、护理问题/诊断

护理诊断是护理人员凭借专业知识和技能，通过询问、观察和检查，对患者、家庭、社区现存或潜在的健康问题以及生命过程的反应所做出的临床护理判断，是护士为达到预期结果选择护理措施的前提。护理诊断是对疾病或病理变化致使的症状体征和生活相关事件与问题的判断，不同于医疗诊断。

（一）护理诊断的基本要素

护理诊断包括诊断名称、定义、诊断标准、相关因素或危险因素。

1.诊断名称

以简明扼要的文字描述护理对象的健康状况（现存或潜在的），它主要以"改变""障碍""缺失""无效"几个特定词语描绘健康状态的变化，然而无法表明变化的程度。

2.定义

诊断是对护理诊断名称的一种清晰、正确的表达，反映该诊断的意义及与其他诊断的不同之处。

3.诊断标准

诊断标准是确定护理诊断的临床判断标准。这些判断标准可能是一个体征或症状，也可以是一组症状及体征，也可能是危险因素；可以是主观的，也可以是客观的。主观资料、客观资料包括主要和次要两种，主要资料是诊断确定时必须出现的，次要资料是诊断时可能出现的。

4.相关因素

相关因素指影响个体健康状况，致使健康问题的直接因素、促发因素或危险因素。而这些通常都是以"与护理诊断有关"的形式表现。因个体的差异性及独特性，相关因素因人、因病情不同而不同，相关因素可为病理生理性的、心理性的、与治疗有关的、情境上的（环境或个人的）。

（二）护理诊断的排序

将列出的护理诊断/问题按其重要性和紧迫性排出主次，通常将威胁最大的问题放在首位，其他依次排列。护士根据轻重缓急采取行动。一般可按下列顺序排列：

1.首优问题

首优问题是指威胁患者的生命，需要立即解决的问题，如清理呼吸道无效、有自杀危险或暴力行为的危险等。在紧急情况下，可有几个首优问题。

2.中优问题

中优问题是指虽不直接威胁患者的生命，但会致使身体不健康或情绪变化的问题，如活动无耐力、躯体移动障碍、焦虑、有感染的危险、睡眠形态紊乱、自我照顾能力缺失等。

3.次优问题

次优问题是指患者在应对生活和变化时产生的问题。这些问题并非不重要，而是指在护理安排中可以放在后面考虑，如缺乏娱乐活动、知识缺乏等。

（三）护理诊断的陈述方式

1.三部分陈述

即 PES 公式。P（problem）是问题，即护理诊断的名称；E（etiology）是病因，即相关因素；S（symptoms or signs）是症状和体征，包括实验室检查结果。PES 用于现存的护理诊断。例如，营养失调高于机体需要量（P），肥胖（S）与摄入量过多有关（E）。

2.二部分陈述

即 PE 公式。只有护理诊断名称和相关因素，而没有临床表现。例如，皮肤完整性受损与长期卧床有关。PS 用于有危险因素存在的护理诊断。

3. 一部分陈述

只有 P，用于健康促进性护理诊断。

三、护理计划

护理计划就是在对健康问题进行评估和确认的基础上，做出具有系统性、针对性和导向性的，以预防、解决和缓解患者健康问题为目的的护理方案，其作用在于使患者获得最佳的身心状态。制订护理计划包括陈述护理问题、确定护理目标及制订护理措施。

（一）陈述护理问题

将患者所存在的各种护理诊断根据先急后缓、先重后轻的原则，排出解决的先后顺序，要优先解决威胁患者生命或周围安全的问题，如自杀、伤人、毁物、严重的药物副作用、拒食等。

（二）确定护理目标

护理目标是通过护理干预后，期望患者所达到的健康状态，而非护理行为本身。护理目标分为两类，一类是短期目标，是指一周内患者能够达到的目标，适合病情急重、变化快的患者，如 4 小时便秘解除、一天后焦虑减轻、一周内不合作改善等。另一类是长期目标，是指一周以上，甚至数月患者能够达到的目标。长期目标适合于病程长及康复期的患者，如自理能力缺失的患者在一个月内能自行料理个人生活等。目标要切合实际，在护理工作范围之内且患者能够达到。护理目标的陈述公式为：主语 + 谓语 + 行为标准 + 时间、条件状语。

（三）制订护理措施

护理措施是预防、减轻、消除患者的健康问题，协助患者达到预期目标的具体护理活动内容。护理措施包括：①独立性护理措施，由护理人员制订并执行，如口腔护理，每日两次。②委任性护理措施，由护理人员执行医生的医嘱，如保护性约束一次。③健康教育措施，由护理人员有目的、有计划地根据患者的需要，以科学的知识和方法制订患者的教育计划，对患者进行教育。

制订护理措施应注意做到：①首先要考虑危及生命安全的因素，尤其是"三防"的护理。②某些措施需与有自知力的患者商量，取得患者合作。③内容要明确，便于执行和检查。④护理措施要切实可行。要结合患者的病情、合作程度，医护人员的人手配备、知识水平和技术的熟练程度。⑤合作性问题，有些问题单靠护理措施是解决不了的，要及时与医生沟通，做到责任明确，互相配合。这些问题有自杀企图、药物反应等。因此，护理人员必须具有丰富的知识和临床经验，并以科学、求实的态度来完成这项工作。

四、护理措施实施

护理措施是护士运用观察能力、沟通技巧、合作能力和应变能力，娴熟地运用各种护理技术的过程。从理论上来说，实施通常在计划制订后进行，但对于紧急情况或危重患者，护理措施往往在护理计划未完成之前就开始实施。

（一）实施方法

（1）直接提供护理，按计划的内容对所负责的患者进行护理。（2）协调和计划整体护理的内容，将计划中的各项护理活动分工、落实。（3）指导和咨询，对患者和家属进行教育和咨询，使其参与部分护理活动，以发挥其积极性，达到自我维护健康的目的。

（二）实施内容

（1）继续收集资料，及时发现新的护理问题，重新评估并制订新的计划和措施。（2）根据计划的内容执行护理措施。（3）口头交班和书写交班报告，24小时内护理程序的执行是连续的，因此必须有交班，以交流护理活动。（4）书写护理记录：要求护理记录简明扼要、及时准确、客观完整，不得提前记录，防止漏记，以免重复实施相同的措施。整体护理方式中护理记录较常采用PIO记录方式，PIO由"问题"（problem）、"措施"（intervention）、"结果"（outcome）三词的英文单词第一个字母组合而成。① PIO记录原则：以护理程序为框架，反映护理的全过程及动态变化，内容具体、真实、及时、完整、连贯，避免与医疗记录重复，但有合作性问题一定要记录。② PIO记录法："P"的序号要与护理诊断/问题的序号一致并写明相关因素；"I"是指与P期对应的已实施的护理措施，即做了什么记录什么，并非护理计划中针对该问题所提出的全部护理措施的罗列。它是指实施护理措施后的结果，可出现两种结果：一种是问题在本班次内已解决。另一种是问题在本班次内部分解决或未解决，若措施适当，则由下一班护士继续观察并记录；若措施不适宜，则由下一班护士重新修订并制订新的护理措施。

五、护理评价

护理评价是指实施护理措施后，将患者的健康状况与护理计划中预定的目标进行比较，并做出判断的过程。护理评价是护理程序的最后步骤，然而并非护理程序的结束，而是发现新问题、制订新计划，使护理程序继续深入，直到患者完全恢复。

（1）执行护理措施后患者的反应，并与护理目标比较，衡量目标是否达到。评估等级为：目标完全实现、部分实现、未实现。（2）重审护理程序主要是分析目标部分实现或未实现的原因，包括收集的原始资料是否充足、诊断是否正确、目标是否适当、措施是否可行，以及检查、治疗、护理措施的落实情况。根据情况做出修改完善，进行新一循环的护理活动，直至最终达到护理对象的最佳健康状态。

第十一章　器质性精神障碍与护理

第一节　概述

器质性精神障碍是一组由于脑部疾病或躯体疾病导致的精神障碍，可分为脑器质性精神障碍和躯体疾病所致精神障碍两大类。在临床实践中，通常将精神障碍区分为器质性和功能性两类，然而这种区分只是相对和有条件的，随着科技水平的快速发展，各种检测手段的日益进步，原被认为是功能性的精神障碍，已发现有脑实质及超微结构方面的改变。

一、器质性精神障碍的常见临床综合征

尽管器质性精神障碍病因类别很多，但原发性生物学病因与器质性精神症状表现之间并无特异性的依存关系。不同病因引起的精神症状可以不同；而相同的病因在不同的患者身上可能引发不同的症状，甚至在同一患者身上发生由某种症状群转变为另一种症状群的现象。其中，谵妄综合征是常见的急性脑器质性精神症状，痴呆综合征是常见的慢性脑器质性精神症状。

（一）谵妄综合征

谵妄是一种病因非特异的综合征，起病急剧，以意识障碍、显著的兴奋躁动、感知觉障碍为三联征的一组器质性精神障碍症状群，又称急性脑病综合征。病因大多由于多种躯体疾病所致，为脑部急性病变，如颅内病变、急性感染、中毒、外伤、内分泌紊乱、代谢障碍和营养缺乏等。

谵妄状态下中枢神经系统的变化通常认为是广泛的脑神经细胞急性代谢紊乱的结果，一般是可逆的、非结构性的病变。

谵妄的发生率非常高，有研究报道，在内、外科住院患者中为 5% ~ 15%，重症监护病房（ICU）患者中为 15% ~ 30%，严重烧伤住院者中为 20% ~ 30%，老年病房住院者中为 16% ~ 50%。

1. 症状特点

谵妄起病大多急性，突然发生。少数患者有 1 ~ 2 天的前驱期，表现为怠倦、焦虑、恐惧、失眠、多梦等。谵妄状态的症状复杂多变，波动性大，呈昼轻夜重或"落日效应"，

此为鉴别器质性与非器质性症状的重要特点之一。持续时间的长短与原发疾病的轻重有密切关系。

（1）意识障碍

谵妄时主要是意识清晰水平的下降，表现为清醒程度下降以及对外界的感觉与注意减退，定向障碍。定向障碍通常根据谵妄的严重程度，从轻到重依次为时间→地点→人物→自我定向障碍。注意力显得松散、凌乱，推理与解决问题的能力受损。

（2）知觉障碍

有大量的错觉、幻觉，且形象生动逼真，患者在错觉或幻觉的影响下，可产生焦虑、恐惧、不安的情绪行为反应。

（3）思维障碍

患者的抽象思维、理解力受损，常常出现思维不连贯或回答不切题；有的患者在幻觉的基础上出现妄想，这些妄想具有系统性差、持续时间短、片段性的特点，有别于功能性精神障碍的妄想。

（4）记忆障碍

记忆障碍主要表现为新信息的保存困难，对病中经过大多不能回忆。

（5）情绪障碍

情绪障碍以焦虑、恐惧、易激惹多见，也可有抑郁、欣快、淡漠等。

（6）精神运动障碍

患者常有不协调的精神运动性兴奋（如无目的的摸索，或出现职业性的重复动作），少数可出现精神运动性抑制。有的表现为不可预测地从一个极端突然转变为另一个极端，惊跳反应明显而强烈。

（7）不自主运动

患者可有神经病学症状性质的不自主运动，如震颤、扑翼样运动、多发性肌阵挛等。

（8）自主神经功能障碍

如皮肤潮红或苍白、多汗或无汗、瞳孔扩大或缩小、血压升高或降低、心跳加快或减缓、体温过高或过低、恶心、呕吐、腹泻等，在多数谵妄患者中均可见到。

（9）睡眠节律紊乱

睡眠—觉醒周期紊乱，表现为失眠，严重时白天及夜间均不睡或睡眠周期颠倒，即白天瞌睡，夜晚失眠。夜间也可发生噩梦或梦魇，其内容可以延续至觉醒后作为幻觉或错觉存在。

2.治疗与预后

谵妄状态是一种内科急症，务必尽快寻找和治疗导致谵妄状态的病因，去除原发病，以免造成脑组织永久性的损害。谵妄状态的治疗包括病因治疗、支持与对症治疗。支持疗法包括维持水电解质平衡，补充营养与适量的维生素，对症治疗包括对兴奋躁动或幻觉妄想比较严重的谵妄，可给予抗精神病药（如氟哌啶醇或抗焦虑药等）治疗。

谵妄状态通常预后良好，病程短暂，多数持续数小时至数天，极少数超过1个月，常随原发病好转而恢复。但如果原发病严重，使脑部发生不可逆的病变，或较长时间兴奋躁动，不进饮食而引起躯体功能衰竭，可造成死亡。

（二）痴呆综合征

痴呆是在脑部广泛性病变的基础上出现的一种常见的慢性脑病综合征。临床特征为记忆、理解、判断、推理、计算和抽象思维多种认知功能减退，可伴有幻觉、妄想、行为紊乱和人格改变，并因此严重影响患者的职业或社会功能。患者一般无意识障碍。

引起痴呆最常见的病因是脑组织变性引起的疾病，其中以阿尔茨海默病（Alzheimer's Disease，AD）最常见，占所有痴呆的50%～60%；其次是血管性痴呆；其他的脑病变如外伤、脑瘤、药物中毒等也可引起痴呆。

痴呆一般起病缓慢、进行性、不可逆（15%左右可逆）；少数患者起病较急（如脑炎、脑外伤、脑缺氧后痴呆）。要排除假性痴呆（如抑郁性痴呆）、精神发育迟滞、归因于社会环境极度贫困和教育受限的认知功能低下、药源性智力损害等。

1. 症状特点

（1）记忆力减退：最明显的是学习新事物的能力受损。（2）以思维和信息处理能力减退为特征的智力损害，如抽象概括能力减退，难以解释成语、谚语。掌握的词汇量减少，不能理解抽象意义的词汇，难以概括同类事物的共同特征，或判断力减退。（3）情感障碍，如抑郁、焦虑、淡漠或敌意增加等。（4）意志减退，如懒散、主动性降低。（5）其他高级皮质功能受损，如失语、失认、失用或人格改变等。（6）伴有精神症状，如幻觉、妄想（不系统、片段、不持久）。（7）一般无意识障碍。（8）日常生活和社会功能受损。（9）病程：以上症状表现至少6个月。

2. 治疗原则

尽早发现可逆性痴呆（如甲状腺功能减退所致痴呆、营养缺乏所致痴呆等），使其在致使脑部不可逆损害之前给予充分治疗。对伴发的精神症状，如焦虑、抑郁、妄想等给予对症处理。对不可逆的痴呆，加强康复训练、护理，减轻或延缓其功能残缺。

药物治疗可给予促脑代谢药物、血管扩张药物、神经肽类等，但效果不肯定。

二、器质性精神障碍的分类

（一）脑器质性精神障碍

脑器质性精神障碍是指脑部感染、变性、血管病、外伤、肿瘤等病变引起的精神障碍。按脑组织损伤的病因，脑器质性精神障碍可分以下几种：

（1）阿尔茨海默病，是一组病因未明的原发性退行性脑变性疾病。多起病于老年期，潜隐起病，缓慢不可逆地进展（2年或更长），以智能损害为主。（2）脑血管病所致精神障碍，是在脑血管壁病变的基础上，加上血液成分或血流动力学改变，导致脑出血或缺血，导致精神障碍。（3）脑变性疾病所致精神障碍，包括匹克病、路易体病、肝豆状核变性等疾病所致的精神障碍。（4）颅内感染所致精神障碍，包括病毒性脑炎、流行性脑炎、结核性脑炎、神经梅毒等疾病所致的精神障碍。（5）脑外伤所致精神障碍，包括脑震荡、脑挫裂伤、颅内血肿等疾病所致的精神障碍。（6）脑肿瘤所致的精神障碍，包括神经胶质瘤、垂体腺瘤、脑膜瘤、神经鞘瘤以及转移癌等疾病所致的精神障碍。（7）癫痫所致精神障碍，可分为发作性精神障碍和非发作性精神障碍。

（二）躯体疾病所致的精神障碍

躯体疾病所致精神障碍是指各种躯体疾病，如躯体感染、内分泌、血液、营养、代谢等疾病过程中，由于影响了脑功能而出现的各种精神障碍。它与脑器质性疾病所致精神障碍不同，前者的脑功能紊乱是继发的，而后者是脑部原发性损害所致的。根据器官系统及致病因素大致可分以下几种：

（1）躯体感染所致的精神障碍，是病毒、细菌及其他微生物引起的全身感染导致的精神障碍，如流行性感冒、肺炎、伤寒、病毒性肝炎、艾滋病等疾病所致的精神障碍。（2）内脏器官疾病所致精神障碍，是指由重要内脏器官（如心、肝、肺、肾等）严重疾病继发脑功能紊乱而发生的精神障碍，如心源性脑病、肝性脑病、肺性及肾性脑病等所致的精神障碍。（3）内分泌疾病所致精神障碍，由内分泌疾病引起的内分泌功能失调所致的精神障碍，如甲状腺功能异常、肾上腺皮质功能异常、垂体功能异常、性腺功能异常、糖尿病等所致的精神障碍。（4）营养代谢性疾病所致精神障碍，由于代谢障碍及营养不良导致精神障碍，如烟酸缺乏（糙皮病）、维生素 B1 缺乏、叶酸缺乏、水电解质紊乱等所致的精神障碍。（5）结缔组织疾病所致精神障碍，包括多发性肌炎、皮肌炎、结节性动脉周围炎、硬皮症等所致的精神障碍。（6）其他疾病所致精神障碍，包括系统性红斑狼疮、白血病、各类贫血所致的精神障碍，以及癌症所致精神障碍、手术前后所致精神障碍、烧伤后所致精神障碍、染色体异常所致的精神障碍等。

第二节　常见脑器质性疾病所致精神障碍

一、阿尔茨海默病

阿尔茨海默病（AD）是一种起病隐袭、进行性发展的中枢神经系统原发性退行性变性疾病。通常多起病于老年期，主要临床相为痴呆综合征，临床上以记忆障碍、失语、失用、失认、执行功能下降等认知障碍为特征，同时伴有精神行为异常和社会生活功能减退。病理改变主要为大脑皮层弥漫性萎缩，沟回增宽，脑室扩大，神经元纤维缠结、颗粒空泡小体等，胆碱乙酰化酶及乙酰胆碱含量显著减少。根据美国的研究资料，AD 患者约占总痴呆患者数的55%，为老年人第四位主要死因。

（一）病因与发病机制

本病病因及发病机制尚未完全阐明，从目前的研究来看，可能与遗传因素、中枢神经递质、微量元素、自身免疫、病毒感染及环境因素有关，年龄与AD患病显著相关，年龄越大患病率越高，60岁以上的老年人群每增加5岁患病率约增加1倍，女性约为男性的2倍，其他患病危险因素还包括丧偶、脑外伤史、帕金森病家族史、抑郁症史等。

（二）临床表现

1.认知功能缺损症状

（1）记忆障碍

记忆障碍是AD早期的核心症状。主要是近记忆、记忆保存（如3分钟内不能记住3个无关词）受损和学习新知识困难。近记忆减退常为初发症状，如忘性大、做事丢三落四等。

（2）视空间和定向障碍

视空间和定向障碍是AD的早期症状之一。表现为画图测验不能精确临摹简单立体图；不知道今天是何年何月何日，不知道现在是上午还是下午，常在熟悉环境或家中迷失方向（如找不到厕所和卧室，外出迷路找不到回家的路）。

（3）言语障碍

特点为言语含糊、刻板啰嗦、不得要领的表达方式。通常表现为找词困难、用词不当或张冠李戴，说话啰唆，可出现病理性赘述，阅读和书写困难，继之出现命名障碍，患者常用代词或物品的用途代替物品名称，如用"那个""写字的东西"表示"笔"等，后期出现失语（包括感觉性失语和运动性失语）。

（4）失认症

失认症是指大脑皮质水平难以识别或辨别各种感官的刺激，这种识别困难不是由于外周感觉器官的损害所致。如患者的感觉功能正常，但不能识别或分辨物体或人物形象、颜色、距离、空间环境等，容易迷路，不认识亲友甚至自己的形象（视觉失认）；或不能识别周围环境声音的意义，对语音、语调及语言的意义难以理解（听觉失认）；或难以辨别躯体上的感觉刺激，对身体上的刺激不能分析强度、性质（体感觉失认）。严重时患者不能辨别手中的物品，最终不知如何穿衣、洗脸、吃饭、大小便。

（5）失用症

失用症指感觉、肌力和协调性运动正常，然而患者不能进行有目的性的活动，如不能执行指令（观念性失用），不能模仿一个动作（观念运动性失用），或虽然能理解并描述指令的内容，但不能把指令转化为有目的的动作（运动性失用），随着病情的进展，逐步影响患者的吃饭、穿衣及其他生活自理能力。

（6）智力障碍

AD患者是一种全面性智力减退，包括理解、推理判断、抽象概括和计算等认知功能全面受损。表现思维缺乏逻辑性，说话常自相矛盾而不能觉察。

2. 精神行为症状

（1）妄想

因记忆减退，不记得把东西放哪儿而出现一种具有特征性的"偷窃"妄想；或因不认识家人或配偶，而认为他们是骗子，是冒名顶替者。还有家人、护理人员有意抛弃他（占3%～18%）以及配偶不忠（1%～9%）等。妄想特点是不系统、片段、不持久，通常令家人倍感困惑，疲于应付。

（2）幻觉

发生率21%～49%。幻听最常见，其次是幻视，多出现在傍晚，常为儿童或矮个子。

（3）错认

患者混淆现实与视觉的界限，通常把屏幕中的人像、照片中或镜中人误认为真人并与之对话；或认为室内有他人入侵。

（4）情感障碍

通常是淡漠、呆滞少语，也可表现为欣快、焦虑、抑郁和易激惹。

（5）人格改变

表现为固执、偏激、乖戾、自我中心、自私、依赖性、漠不关心、敏感多疑、不负责任、骂人言语粗俗、行为不顾社会规范、不修边幅、不讲卫生、不知羞耻，可发生于痴呆早期。

（6）行为症状

动作单调、刻板、无目的或怪异行为，如藏匿物品、拾破烂、无目的游走、攻击性行为等。行为症状随痴呆程度而加重。

（7）其他症状

①睡眠障碍

约半数患者睡眠节律紊乱或颠倒。白天卧床，晚上到处活动，骚扰他人。患者的动作重复刻板，愚蠢笨拙，如反复关开抽屉，无目的地把东西放进拿出，反复转动门锁，玩弄衣扣，或回避交往、退缩、古怪、纠缠等。

②落日综合征

有的患者上午比较平稳，但傍晚开始会情绪紊乱、激动、焦虑、亢奋和方向感消失等，持续时间为几个小时或者整个晚上。

③灾难反应

患者主观意识到自己智力缺陷却极力否认，在应激状态下产生继发性激越。患者常用改变话题等方式掩饰记忆力减退，一旦被人揭穿或加以干预，可出现突然而强烈的言语或人身攻击发作。发作快终止也快。

④克鲁瓦-布伊综合征（KBS）

其是一种与额叶功能有关的行为异常。表现为用口探索物体（口探索症），也可表现为强迫性咀嚼口香糖、用手触摸眼前物体等。

⑤神经系统症状

肌张力增高、震颤、动作迟缓等锥体外系症状，也可出现伸跖、强握、吸吮等病理反射，晚期可出现癫痫发作。

（三）治疗与预后

本病因不明，目前无特效疗法，治疗主要包括一般治疗（营养、水电解质平衡、预防感染等）、药物治疗、心理行为和支持治疗。治疗的主要目标为：①延缓痴呆的发展进程；②改善认知功能；③提升患者的日常生活能力和改善生活质量；④减少并发症，延长生存期。

1. 药物治疗

（1）促智药或改善认知功能的药物

主要有胆碱酯酶抑制剂（如多奈哌齐等）和谷氨酸受体拮抗剂（如盐酸美金刚）等。AD 的病理生理机制较为复杂，目前较为公认的是淀粉样蛋白假说和 tau 蛋白过度磷酸化假说，最为理想的 AD 病因治疗是防止淀粉样斑块沉积或抑制 tau 蛋白过度磷酸化，或预防这些病理改变对突触和神经元的损害。

（2）精神行为症状治疗

痴呆患者的精神行为症状是对患者及家属生活质量影响最突出的症状和就诊的重要原因，也是医学干预最有可能奏效的症状。治疗时要与照顾者全面评估，确定核心症状（指某个症状的存在与否决定着其他症状的存在与否，消除该症状可以显著减少其他伴随的行为症状）与突出症状（指对患者和照顾者构成严重问题或巨大痛苦的症状），有的放矢用药，并且以最小有效量进行治疗，根据病情变化动态调整药物剂量，始终警惕药物的不良反应和药物间的相互作用。常用药物包括氟哌啶醇、甲硫哒嗪、奋乃静、氯丙嗪等。

2. 心理社会行为和支持治疗

最大限度地保留患者的功能水平，提高患者及其照顾者的安全性和减少照料负担。包括与患者及家人建立和保持适当的治疗关系，安全评估和干预，精神症状评估和监测，行为治疗、情感治疗、物理治疗、康复治疗、作业治疗、记忆和思维训练，重症患者加强护理、注意营养，预防感染、跌倒、噎食、压疮以及自伤自杀、冲动伤人等意外事件的发生。

AD 呈慢性进行性病程，预后不良。总病程一般为 2～12 年，平均 7 年。发病早、有痴呆家族史者病程进程可能较快。临床上通常将病程分为三期，然而各期间可存在重叠与交叉，并无截然界限。

第 1 期（早期）一般持续 1～3 年，以近记忆障碍、学习新知识能力下降、词汇少、命名能力受损、视空间定向障碍、缺乏主动性、淡漠、偶尔易激惹为主要表现。生活可自理或部分自理。

第 2 期（中期）病情继续发展，远近记忆严重受损，人格改变日益明显，淡漠或易激惹，出现皮质受损症状（如失语、失用和失认），也可出现幻觉和妄想。神经系统可有肌张力增高等锥体外系症状。生活部分自理或不能自理。

第3期（后期）呈明显的痴呆状态，有明显肌强直、震颤和强握及吸吮反射，生活完全不能自理，大小便失禁，可出现癫痫样发作。

最终常因营养不良、压疮、肺部感染等并发症或因衰竭、意外事件而死亡。

二、血管性痴呆

血管性痴呆（Vascular Dementia，VD）是一组由脑血管因素致使脑实质损害引起的严重认知功能障碍综合征，是老年期痴呆的常见病因之一。患者多有明显的脑血管意外病史，如脑出血、脑血栓形成等。尽管出现记忆力下降、智力下降，但日常生活能力、理解力、判断力以及待人接物的礼仪习惯等均能在较长时间内保持良好状态，人格也保持得较为完整，所以也称为局限性痴呆。

（一）病因与发病机制

血管性痴呆是血管因素和脑退行性因素共同作用的结果，其中血管因素在痴呆的发生中起主导作用，其中又以多灶性缺血性脑血管病最常见。可能的机制为：多发脑血管病变可造成皮质下传导纤维多处断裂，对某些中枢结构造成损害，以及影响了中枢之间的联系，导致容易发生痴呆。有研究结果显示，脑血流量降低程度与痴呆的严重程度呈正比，小梗死灶越多出现痴呆的机会越大。病变的部位与是否发生痴呆有重要关系，痴呆的好发部位有额叶内侧面、纹状体前部、内囊前支及丘脑，其他还有额叶、及枕叶白质。大脑中动脉、后动脉分界区内产生梗死，优势半球病变的患者，也可引起痴呆。还有特殊类型的Binswanger's病，病理改变是广泛的脑白质萎缩，大脑白质有严重软化和弥漫性脱髓鞘性改变。

危险因素有高血压、高血脂、糖尿病、冠心病、动脉硬化、血液病、各种脑动脉炎、脑血管畸形及失水、休克等血高凝状态。

（二）临床表现

血管性痴呆的发病年龄相对较早，多在 55 ~ 65 岁，起病相对较急，临床症状呈阶梯样进展，主要包括记忆障碍和精神症状、局限性神经系统的症状及体征。

1. 脑衰弱综合征

发生在脑动脉硬化的无症状期，表现不具特征性，通常伴情感脆弱、焦虑不安和抑郁情绪，持续时间较长，甚至长达数年之久，往往被误诊为神经衰弱。其主要症状有情绪不稳定、情感脆弱、过度关注病情，自控能力减弱、易伤感、易激惹，想克制但克制不住，并为之苦恼；各种躯体不适症状（如头痛、头晕、睡眠障碍、肢体麻木等）；轻度的注意力不集中、工作效率下降，主动性下降，患者有一定的自知力，有时伴焦虑症状，有求治要求。随着病情继续的进展，患者的精神和神经系统症状逐渐明显化。

2. 认知功能障碍

开始主要为近记忆下降，刚做过的事情转眼即忘，学习新知识困难，推理和抽象思维能力降低，对出现的新事物、新情况的理解和反应能力下降，参与解决问题和活动的主动性下降。然而与 AD 不同的是患者在相当长的时期内存在自知力，知道自己记忆力下降，容易忘记，为了避免遗忘而做好备忘录，或为此产生焦虑抑郁情绪；尽管患者记忆力和智力下降，但患者的日常生活能力、理解力、判断能力和待人接物的礼仪习惯仍会较长期地保持良好状态，人格也保持较好。进入晚期表现类似全面性痴呆的临床表现，近记忆和远期记忆均受损，语言的理解能力和表达能力均下降；视觉空间功能障碍，不能正确感知视觉空间的关系，生活不能自理，大小便失禁，丧失语言和姿势上的交流能力。

3. 精神病性症状

部分患者可出现感知觉障碍和感知综合障碍，幻觉则以幻视多见，感知综合障碍以视物显大或视物显小或视物变形症多见。思维迟缓、病理性赘述及重复和模仿言语，可出现各种妄想，如夸大妄想、关系妄想、疑病妄想、嫉妒妄想、被害妄想、贫穷妄想、虚无妄想等。可出现欣快感、强制性哭笑，后期则变得呆滞、情感淡漠，对周围事物漠不关心，对亲人失去亲近感。人格也发生改变，表现自私、幼稚、不讲卫生、随地大小便、行为不计后果，甚至做出违反社会道德和伦理的行为，也可有兴奋、冲动、自伤、伤人行为，本能活动增强（如食欲增加、性欲亢进等）。

4. 局限性神经系统症状及体征

神经系统表现以突然起病、波动或阶段性病程、局灶神经功能缺失（运动、感觉和视觉缺损、失语、其他皮质高级功能损害）为主。脑梗死和脑出血的部位不同，可有多种不同的感觉或运动障碍，较为突出的有假性延髓性麻痹、构音障碍、吞咽困难、中枢性面肌麻痹、不同程度的偏瘫、失语、失认、失用、癫痫发作、尿失禁、锥体束征、锥体外系和小脑损害等症状。大面积脑梗死性痴呆患者会遗留严重的神经系统症状和体征，如瘫痪、卧床不起、失语、丧失生活能力。

（三）治疗与预后

血管性痴呆的治疗原则主要包括针对原发性脑血管疾病的治疗，改善脑血流，促进大脑功能代谢，预防病情恶化，改善和延缓痴呆，促进脑功能恢复。

急性期应给予降低颅内压、改善脑循环、营养脑细胞及营养支持等治疗，如降颅压的甘露醇；促进认知功能恢复的脑血管扩张药、脑代谢改善药、胆碱酯酶抑制剂、抗氧化剂等，如吡拉西坦（脑复康）、吡拉西坦、长春胺、依舒佳林、硝苯地平、脑蛋白水解物、尼莫地平等。若患者出现精神症状，可使用一些抗精神病药物，如奋乃静等，注意观察药物的不良反应，及时调整用药。必要时可使用高压氧治疗以促进脑细胞恢复。早期应进行偏瘫肢体的被动运动、主动运动，可行针灸、按摩、电刺激等理疗；加强语言功能训练，经常与患者交流，失语者可用言语治疗仪进行治疗。

VD 起病呈急性或亚急性，病程具有波动性、阶梯式进展的特点，病程可长达10 ~ 20 年，早期诊断、积极治疗可减轻和延缓疾病进程。控制 VD 的危险因素（如感染、高血压、高血脂、糖尿病、心脏病等）、预防脑卒中的发生和复发对预后非常重要。不良的生活方式、不健康的饮食习惯、吸烟和饮酒等也是影响预后的不良因素。

三、帕金森病所致精神障碍

帕金森病（Parkinson's Disease，PD）又称震颤麻痹，是中老年人常见的中枢神经系统变性疾病，发病年龄为 60 岁左右。帕金森病所致精神障碍又称帕金森病痴呆。我国 65 岁以上人群 PD 的患病率大约是 1.7%。大部分帕金森病患者为散发病例，仅有不到 10% 的患者有家族史。临床上以静止性震颤、运动减少、肌强直和体位不稳为特征，出现精神症状和智力障碍。

（一）病因与发病机制

本病的确切病因尚不清楚，目前认为系多个基因和环境因素相互作用的结果。年龄老化、遗传因素、环境因素、性格因素、氧化应激等均可能参与 PD 多巴胺能神经元的变性死亡过程。

1. 年龄老化

年龄老化为发病最常见原因之一，PD 的发病率和患病率均随年龄的增高而增加，据估计，40 岁时发病率为 0.35%，60 岁时发病率为 1%，多巴胺能神经元功能随年龄的增长而降低，并与黑质细胞的死亡数成正比，这提示衰老与发病有关。但临床上只有当黑质多巴胺能神经元死亡在 50% 以上，纹状体的多巴胺含量减少在 80% 以上时才出现症状。因此，正常神经系统老化并不会达到这一水平，年龄老化只是 PD 发病的危险因素之一。

2. 遗传因素

遗传因素在 PD 发病机制中的作用越来越受到学者的重视。大多数学者认为本病的遗传方式为常染色体显性遗传，又常因外显不全面呈隔代遗传。部分学者认为是常染色体隐性遗传，也有人认为是多基因遗传。遗传机制的研究尚难定论，故，遗传因素也只是 PD 发病的因素之一。

3. 环境因素

20 世纪 80 年代美国学者 Langston 等发现一些吸毒者会快速出现典型的帕金森病样症状，且对左旋多巴制剂有效。有研究发现，吸毒者吸食的合成海洛因中含有一种 1- 甲基 -4 苯基 -1.2.3.6- 四氢吡啶（MPTP）的嗜神经毒性物质。该物质在脑内转化为高毒性的 1- 甲基 -4 苯基 - 吡啶离子（MPP+），并选择性地进入黑质多巴胺能神经元内，抑制线粒体呼吸链复合物 I 活性，促发氧化应激反应，进而导致多巴胺能神经元的变性死亡。随着 MPTP 的发现，人们意识到环境中与 MPTP 分子结构类似的工业和农业化学物质可能是 PD 的致病因素之一。但是在众多暴露于 MPTP 的吸毒者中仅少数发病，提示 PD 可能是多种因素共同作用下的结果。

4.性格因素

病前性格对发病也有一定影响。Sands 提出本病患者具有所谓"隐匿人格"（外表的稳定与内心的不安定之间呈明显的不协调），外在表现沉着、克制与稳定，行为很规范，然而内心始终处于紧张状态，不得不进行严格的自我克制和掩饰，长期的情绪压抑影响脑部的生理功能，致使本病的发生。

5.其他

脑外伤、感染、吸烟、饮咖啡等因素也可能增加或降低罹患 PD 的危险性。吸烟与 PD 的发生呈负相关，这在多项研究中均得到了一致的结论。咖啡因也具有类似的保护作用。严重的脑外伤、脑炎则可能增加患 PD 的风险。

帕金森病的发病机制主要是黑质多巴胺能神经元的变性死亡，使作用于纹状体的多巴胺含量显著性减少，多巴胺和乙酰胆碱（Ach）平衡失调，导致乙酰胆碱能占优势而发病。此外，帕金森病患者的非多巴胺能系统也有明显的受损。比如，Meynert 基底核的胆碱能神经元、蓝斑的去甲肾上腺素能神经元、脑干中缝核的 5- 羟色胺能神经元，以及大脑皮质、脑干、脊髓和外周自主神经系统的神经元。中脑—边缘系统和中脑—皮质系统多巴胺浓度的显著降低与帕金森病患者出现智能减退、情感障碍等密切相关。

（二）临床表现

帕金森病常于 60 岁以后发病，男性多于女性，起病隐袭，进行性发展，平均病程 13 年，最长可达 30 年。初发症状通常是一侧肢体的震颤或活动笨拙，进而累及对侧肢体。临床上主要表现为神经症状和精神症状。神经症状主要为静止性震颤、运动迟缓、肌强直和姿势步态障碍；精神症状主要为幻觉及谵妄状态、抑郁、智能障碍及人格改变。近年来人们越来越多地注意到抑郁、便秘和睡眠障碍等非运动症状也是帕金森病患者常见的主诉，它们对患者生活质量的影响甚至超过运动症状。

1.静止性震颤

约 70% 的患者以震颤为初发症状，多始于一侧上肢远端，呈现有规律的拇指对掌和手指屈曲的不自主震颤，类似"搓丸样"动作。震颤具有静止时出现或明显、随意运动时减轻或停止、精神紧张时加剧、入睡后消失等特征，故称为静止性震颤。震颤是因主动肌群与拮抗肌群收缩不协调，导致其 4 ~ 6 次 / 秒交替收缩所致。患者典型的主诉为："我的一只手经常抖动，越是放着不动越抖得厉害，干活拿东西的时候反倒不抖了。遇到生人或激动的时候也抖得厉害，睡着了就不抖了。"随着病程进展，震颤可逐渐涉及下颚、唇、面和四肢。部分老年患者在感染和躯体疾病严重时震颤可完全消失，少数发病年龄在 70 岁以上的患者可无震颤。

2.肌强直

多从一侧上肢或下肢近端开始，逐步蔓延至远端、对侧和全身的肌肉。初期感到某单侧肢体运动不灵活，有僵硬感，并逐渐加重，出现运动迟缓，甚至做一些日常生活的动作都有困难。检查患者的肢体、颈部或躯干时可觉察到有明显的阻力，这种阻力的增加呈现各方向均匀一致的特点，类似弯曲软铅管的感觉，故称为"铅管样强直"（lead-pipe rigidity）。患者合并有肢体震颤时，可在均匀阻力中出现断续停顿，如转动齿轮，故称"齿轮样强直"（cogwheel rigidity），面部肌肉强直可导致面部表情减少、呆板，双眼凝视和瞬目减少，笑容出现和消失减慢，称为面具脸（masked face）。疾病早期，有时肌强直不易被察觉到，此时可让患者主动活动一侧肢体，被动活动的患侧肢体肌张力会增加。

3. 运动迟缓

运动迟缓指动作变慢，始动困难，主动运动丧失。患者的随意动作减少、减慢、幅度减小，特别是重复运动时。受累部位的不同运动迟缓可表现在多个方面，如行走时启动和终止均有困难，说话声音单调低沉、吐字欠清，手指精细动作很难完成，洗漱、穿衣和其他精细动作可变得笨拙、不灵活；因不能主动吞咽至唾液不能咽下而出现流涎，夜间可出现翻身困难。写字可变慢，字越写越小，称为"小写征"。在疾病的早期，患者常常将运动迟缓误认为是无力，且常因一侧肢体的酸胀无力而误诊为脑血管疾病或颈椎病。因此，当患者缓慢出现一侧肢体的无力，且伴有肌张力的增高时应警惕帕金森病的可能。早期患者的典型主诉为："我最近发现自己的右手（或左手）不得劲，不如以前利落，写字不像以前那么漂亮了，打鸡蛋的时候觉得右手不听使唤，不如另一只手灵活。走路的时候觉得右腿（或左腿）发沉，似乎有点拖拉。"

4. 姿势步态障碍

早期表现为行走速度变慢，常曳行，迈步时身体前倾，步距变小；颈肌、躯干肌强直而使患者站立时呈特殊屈曲体姿，行走时手臂摆动幅度会逐步减少；不易维持身体平衡，稍不平整的路面即有可能跌倒。患者典型的主诉为："我很怕自己一个人走路，别人稍一碰我或路上有个小石子都能把我绊倒，最近我摔了好几次了，以至于我现在走路很小心。"姿势反射消失往往在疾病的中晚期出现，患者坐位、卧位和起立困难，需人搀扶才能直立。迈步后碎步、往前冲，越走越快，不易止步，称为慌张步态。患者常常自诉："我经常越走越快，止不住步。"晚期帕金森病患者可出现冻结现象，表现为行走时突然出现短暂的不能迈步，双足似乎粘在地上，须停顿数秒后才能再继续前行或无法再次启动。冻结现象常见于开始行走时（始动困难），或担心不能越过已知的障碍物，如穿过旋转门。患者典型的主诉为："起身刚要走路时常要停顿几秒才能走得起来，有时候走着走着突然就迈不开步了，特别是在转弯或是看见前面有东西挡着路的时候。"

5. 非运动症状

（1）嗅觉障碍

80% ~ 90% 的帕金森病患者存在嗅觉障碍，且多出现于运动症状之前。嗅觉障碍具有早期诊断价值。严重嗅觉障碍有助于鉴别帕金森病和帕金森综合征。

（2）疼痛

发生率为 60% ~ 70%，多见于颈部、脊柱旁、腓肠肌和骨关节等部位。

（3）睡眠障碍

睡眠障碍包括入睡困难、睡眠维持困难、日间过度嗜睡、不宁腿综合征、快速眼动睡眠行为障碍。

（4）自主神经功能障碍

临床表现多汗、唾液增多、面部潮红、表皮温度过低、体温增高、下肢水肿、食欲不振、排尿困难、便秘、直立性低血压等。

6. 精神症状

（1）幻觉及谵妄状态

幻觉的特征以幻视多见，具有生动、鲜明的色彩，也可出现幻听、视物变形等。部分患者由于受错觉、幻觉和记忆力障碍的影响，可产生轻度的被害妄想，但妄想的内容通常是凌乱和自相矛盾的。

（2）抑郁状态

抑郁状态是本病的主要精神症状之一，发生率为 32% ~ 40%，表现为情绪低沉、言语缓慢、动作减少，伴有疑病、焦虑和失眠等。部分患者以抑郁为初发症状。多数学者认为帕金森病的抑郁不能简单地认为是某一因素作用的结果，应认为是疾病本身的生物学因素、年龄因素、心理因素等综合作用所致。

（3）智能障碍

发生率为 3% ~ 93%，表现为注意力不集中，记忆力障碍，理解力、判断力、计算力均下降，情感淡漠。患者的瞬间记忆、近记忆和远记忆均受损，可出现虚构、错构。有15% ~ 20% 的患者发展成全面痴呆，晚期可不言不动呈所谓的植物状态，并有肢体挛缩、尿失禁等。通常认为，轻度的智能障碍主要与皮质下病理变化有关，严重的痴呆则与皮质改变有关。

（4）人格改变

随着病情的进展，患者可出现易激惹、自我中心、好争论、疑病等，少数患者主动活动减少、性格孤僻、胆怯、萎靡、犹豫或出现明显的偏执色彩。

（三）治疗与预后

药物是主要的治疗手段，手术治疗是药物治疗的一种有效补充。康复治疗、心理治疗及良好的护理也能在一定程度上改善症状。治疗主要是改善症状，但尚不能阻止病情的进展。

1. 药物治疗

药物治疗是帕金森病最主要的治疗手段。药物治疗宜从小剂量开始逐步加量，以较小剂量达到较满意疗效，不求全效。用药也应强调个体化，根据患者的病情、年龄、职业及经济条件等因素采用最佳的治疗方案。药物治疗时不仅要控制症状，也应尽量避免药物副作用的发生，并从长远的角度出发尽量使患者的临床症状得到较长期的控制。主要药物有抗胆碱能药物、金刚烷胺、左旋多巴及复方左旋多巴、多巴胺受体激动剂，以及精神药物和抗抑郁抗焦虑药物等。

2. 康复治疗

如肢体运动、语言、进食等训练和指导，可改善患者的生活质量，减少并发症。

3. 支持性心理治疗

帮助患者和家属认识疾病的症状性质和表现，使他们认识到即使有症状，通过积极的治疗和努力，仍可以较长时间地享受积极而有成效的生活，克服疾病带来的困难和问题。

4. 外科治疗

外科治疗采用立体定向手术破坏丘脑外侧核后部可以控制对侧肢体震颤，破坏其前部侧可制止对侧肌强直。若双侧手术会引起情感淡漠和构音障碍。适应证为60岁以下患者，震颤、强直和运动障碍明显以一侧为重，且药物治疗效果不佳或不良反应严重者。采用 γ-刀治疗本病近期疗效较满意，远期疗效待观察。手术与药物治疗一样，仅能改善症状，但不能根治疾病，也不能阻止疾病的进展。

帕金森病是一种慢性进展性疾病，具有高度异质性，不同的患者疾病进展的速度不同，目前尚不能治愈。早期患者通过药物治疗多可很好地控制症状，疾病中期虽然药物仍有一定的作用，然而常因并发症的出现导致生活质量的下降。晚期由于患者对药物反应差，症状不能得到控制，患者可全身僵硬，生活不能自理，甚至长期卧床，最终多死于各种并发症。

四、癫痫性精神障碍

癫痫是一种常见的神经系统疾病，是由于大脑神经细胞异常过度放电引起的一过性、反复发作的临床综合征，可分为部分性发作和全面性发作。癫痫性精神障碍又称癫痫所致精神障碍，原发性癫痫和继发性癫痫均可发生精神障碍，在癫痫发作前、发作时、发作后或发作间歇期表现一系列精神障碍。

（一）病因与发病机制

从基因水平、细胞水平、神经递质水平以及病理水平，任何形式的脑损害，都有导致癫痫的可能。从病因角度，癫痫可分为原发性（特发性）癫痫、继发性（症状性）癫痫和隐源性癫痫。病因与年龄密切相关，不同年龄组发病的病例往往有不同的病因范围。常见的病因有染色体异常、皮质发育不良、遗传代谢疾病、围生期损伤、颅脑外伤、脑血管疾病、中枢系统感染、缺血缺氧性脑病、脑肿瘤、代谢性和中毒性因素等。

癫痫性精神障碍的发病机制主要包括：

（1）病理性因素。（2）癫痫发作时造成大脑缺血缺氧、大脑兴奋性神经递质和炎性介质等聚集，影响精神行为及对大脑神经元造成损伤。（3）发作期及发作间歇期大脑异常放电的影响。（4）社会心理因素等。

（二）临床表现

根据精神障碍与癫痫发作有无直接关系的分类方法，癫痫性精神障碍可分为发作性与非发作性精神障碍。前者包括发作期的精神障碍和发作前后精神障碍，为一定时间内感觉、知觉、记忆、思维等障碍、心境恶劣、精神运动性发作，或短暂精神分裂症样发作，发作具有突然性、短暂性及反复发作的特点；后者则表现为精神分裂症样障碍、神经症人格改变或智力损害等。

1. 发作期精神障碍

（1）感知觉障碍

①视觉发作：看到闪光、出现错觉、视物显小显大症、视物变形症及体像障碍等；②听觉发作：耳鸣、眩晕、听幻觉；③嗅觉发作：患者可闻到难闻的气味；④味觉发作：可尝到某些不愉快或特殊的味道。

（2）记忆障碍

以似曾相识症和视旧如新症多见。

（3）思维障碍

可有思维中断、强制性思维、强制性回忆等。

（4）情感障碍

可有恐怖、抑郁、喜悦及愤怒表现。

（5）内脏及自主神经功能障碍

出现头痛、流涎、恶心、呕吐、心悸、出汗、面色潮红的症状。

（6）自动症

约70%的颞叶癫痫有自动症发作，主要表现为意识障碍，通常在意识模糊的情况下出现一些目的不明确的动作或行为，或反复无意义的动作。例如，反复咀嚼、咂嘴、吞咽、舔舌，或咳嗽、吐痰、无目的的走动、跑步、玩弄衣物、搔首弄姿等，有的还会出现自言自语或重复言语。通常过程约数秒钟至数分钟，意识清醒后完全遗忘。

2. 发作前后精神障碍

（1）发作前的前驱症状

心境恶劣、焦虑、紧张、抑郁或心不在焉、反应迟钝、思维紊乱、对刺激无反应等。

（2）发作后精神障碍

朦胧状态常常发生于全身强直——阵挛性发作及部分癫痫发作后。发作后可表现出意识模糊、幻觉、妄想及兴奋等症状。

3. 发作间歇期精神障碍

（1）精神分裂症样症状

慢性癫痫患者特别以额叶癫痫多见，可出现关系妄想、被害妄想、被控制感、思维中断、强制性思维等；情感异常多为抑郁、恐惧、焦虑、易激惹，也可表现出情感淡漠。

（2）人格障碍

人格改变以情感反应最明显，带有"两极性"。如一方面易敏感、多疑、冲动、敌视、仇恨，另一方面又表现出过分客气、亲切、温顺和赞美。有的出现易激惹、凶狠，如争吵冲动、不拘小节、刻板、自我中心等。

（3）边缘型人格障碍

主要表现为反复无常的心境和不稳定的行为等。

4. 与发作有关的行为障碍

（1）解离障碍

一部分颞叶癫痫的患者易出现解离障碍，表现为人格解体感和不真实感。

（2）心境障碍

患者在无明显诱因下突然出现情绪低落、焦虑、烦躁、紧张，其至对周围的一切感到不满意，其至攻击行为。

（4）功能障碍

主要为性功能低下或无性要求，少数出现性功能亢进的性变态。

（5）暴力冲动

患者突然地、毫无计划地出现攻击行为。

（6）智力障碍及痴呆

癫痫发作年龄越早越易出现智力衰退和人格改变，可出现进行性记忆力、注意力、判断力等智力活动减退，可发展成为痴呆。

（三）治疗原则

对于癫痫所致精神障碍的治疗较为棘手，许多情况下需要精神科、神经内科共同合作才能达到理想效果。不但需要进行精神心理治疗，重要的是要从积极控制癫痫发作频度方面进行努力。药物治疗原则是根据发作的类型选药，根据癫痫综合征选药，根据特殊的病因进行治疗。常用的药物如丙戊酸钠、卡马西平、苯巴比妥等。同时尽可能单一用药，定期进行血液监测，严密观察不良反应。

五、中枢神经系统感染所致的精神障碍

中枢神经系统感染所致的精神障碍是指因病毒、细菌或其他微生物等各种病原体侵犯了脑组织所致，如病毒性脑炎、结核性脑膜炎、流行性脑炎及神经梅毒等。急性颅内感染以意识障碍为主要表现，慢性颅内感染则表现为智能障碍。随着病毒学和免疫学技术的进展，证实许多颅内感染由病毒所致。现重点讨论病毒性脑炎所致精神障碍。

（一）病因与发病机制

病毒性脑炎可能是由于病毒直接侵入脑组织引起炎性变化，致使免疫性脱髓鞘的变化，也可能由免疫机制障碍引起。

（二）临床表现

通常具有弥漫性脑损害的症状和体征，有的病例可有局灶性病变的临床表现。大多数亚急性和慢性感染患者起病隐袭，呈进行性发展，主要是脑部受损征象，智力障碍明显且进展为痴呆。

1. 前驱症状

部分患者在发病前有上呼吸道或消化道症状，如头痛、发热、恶心、呕吐、腹泻等。

2. 精神症状

初发症状为意识障碍，后可出现精神分裂症样症状（幻觉妄想状态、感知综合障碍等）、智力障碍及人格改变等。

3. 神经系统症状和体征

可出现震颤、痉挛、各种瘫痪以及脑膜刺激征，自主神经功能障碍表现为出汗增多、小便失禁等。

（三）治疗原则

治疗原则主要是对症治疗及支持治疗。使用抗病毒药物如阿昔洛韦、更昔洛韦、利巴韦林等；免疫疗法如干扰素、转移因子、激素类药物；对有高热、脑水肿、严重抽搐的患者，应给予物理降温、抗炎及脱水治疗。对有精神症状的患者，使用抗精神病药物，以小剂量缓慢加药为宜，加强营养的摄入，给予高热量、高蛋白、高维生素饮食；有报道称早期采用高压氧治疗可以减轻症状，脑电图可见改善；慢性期及后遗症期，应进行社会功能训练，以促进其康复。

六、颅脑损伤所致精神障碍

颅脑损伤又称创伤性脑损害，包括原发性脑损伤和继发性脑损伤，原发性脑损伤包括脑震荡和脑挫裂伤，继发性损伤主要是颅内血肿。颅脑损伤所致精神障碍是指颅脑遭受外力直接或间接作用引起脑器质性或功能性障碍时出现的精神障碍。

（一）病因与发病机制

脑震荡的病因及发病机制有许多学说，主要为器质性因素、心理社会因素及两者混合机制等。脑挫裂伤所致精神障碍的发生机制是头颅受到外力作用致使脑组织发生器质性损伤，主要病理改变为出血、水肿和坏死，引起颅内压增高，产生一系列生化、循环和电生理改变，以及脑局部损伤引起的局灶性症状。

（二）临床表现

1. 急性颅脑损伤所致的急性精神障碍

（1）脑震荡综合征

损伤当时出现短暂的意识丧失，清醒后不能回忆。有头痛、恶心、呕吐、眩晕、易激惹、情绪不稳、注意力不集中和自主神经症状。

（2）外伤性昏迷

发生较为持久的昏迷，之后可出现一段时间的昏睡、不安、意识浑浊等表现。

（3）外伤性谵妄

通常由昏睡或昏迷演变而来。

（4）外伤性遗忘‐虚构综合征

最显著的特点就是虚构，也存在记忆障碍。

（5）硬膜下血肿

可出现痴呆的全部症状，偶尔伴有运动兴奋的急性谵妄状态。

2. 颅脑损伤所致的慢性精神障碍

（1）颅脑损伤后神经衰弱综合征。（2）脑震荡后综合征：可有头痛、头晕、疲乏、焦虑、失眠、对声光敏感、易激惹、主观感觉不良、情绪抑郁等表现。（3）外伤后人格改变。（4）外伤性痴呆。（5）外伤性脑病：患者的精细技巧受到伤害，肌肉动作缓慢，平衡不良，注意力减退，记忆力下降，讲话音重，类似醉汉。（6）外伤性癫痫。（7）精神分裂症样症状：病理损害可能在额叶，患者多表现阳性症状，阴性症状罕见。（8）偏执性精神障碍：往往在外伤后较长时间起病，表现为个性改变、偏执，可能与额叶损伤有关。（9）心境障碍：颅脑损伤起诱发或促进作用。

3. 幼儿期颅脑损伤成人后的精神障碍

儿童外伤后可有智能减退和神经系统阳性体征，然而无明显的行为改变。青春期可出现行为改变，精神障碍呈周期性，起病急剧，患者表现出意识模糊、定向不良，可有听幻觉和片段妄想。

（三）治疗原则

颅脑外伤急性期主要由神经外科治疗。危险期过后应积极治疗精神症状，如焦虑、抑郁症状患者可给予吡拉西坦，幻觉、妄想、兴奋躁动患者可给予小剂量氟哌啶醇。人格改变患者则应进行行为治疗和教育训练。

七、颅内肿瘤所致的精神障碍

颅内肿瘤可分原发性脑肿瘤和转移瘤，其主要损害正常大脑组织、压迫邻近脑血管或脑实质，进而造成颅内压增高，引起一系列神经系统症状和癫痫症状。

（一）病因和发病机制

颅内肿瘤有 20% ~ 40% 出现精神障碍，主要由于肿瘤本身直接或间接引起，如患者对肿瘤或手术所表现的精神病性反应，肿瘤所致癫痫而表现为精神病发作等。肿瘤病理与精神症状之间缺乏相关性，然而不同类型肿瘤所致的行为有一定的规律性。颅内肿瘤的确切病因尚不明了，但影响颅内肿瘤引起的精神症状的因素有性别、年龄、病期、遗传、肿瘤部位、颅内压增高、精神创伤事件等。

（二）临床表现

颅内肿瘤所致的精神障碍常取决于肿瘤的大小、部位、性质和生长速度。肿瘤早期患者表现为易激惹、情绪不稳定，进而发展则出现抑郁、焦虑，最后可能出现淡漠、欣快。肿瘤生长迅速并伴有颅内压增高的患者易产生意识障碍及精神障碍，而生长缓慢者较少出现精神症状。充分发展期躯体症状主要表现为头痛、呕吐、视神经盘水肿。精神症状包括意识模糊、遗忘综合征、精神分裂样障碍、心境障碍、痴呆和继发性癫痫等。后期易发生认知功能障碍和痴呆综合征。

（三）治疗原则

颅内肿瘤的治疗以神经外科手术为主，一旦确诊应尽早进行。对于不适宜手术治疗的患者可考虑放射治疗或化学药物治疗，抑制肿瘤的生长和扩散。根据临床表现进行对症处理，颅内压增高者给予脱水降颅压治疗；有精神症状的患者给予抗精神病药物。无论肿瘤的类型和预后如何，医护人员均应给予患者和家属高度关怀，做好心理辅导工作。

第三节　常见躯体疾病所致精神障碍

躯体疾病所致精神障碍是指内脏器官、内分泌、营养、代谢、结缔组织疾病等在疾病发展过程中所出现的精神障碍。临床特征是精神症状与原发躯体疾病的病情严重程度呈平行关系，发生时间上常有先后关系；急性躯体疾病常引起意识障碍，慢性躯体疾病常引起智能障碍和人格改变，智能障碍和人格改变也可由急性期迁延而来。精神症状缺少特异性，同一疾病可以表现出不同的精神症状，不同疾病又可以表现出类似的精神症状；精神症状在躯体疾病的整个过程中，多易转变、波动，由一种状态向另一种状态移行、发展或逆转，常反复多次，且通常交织出现，错综复杂；积极治疗原发疾病并及时处理精神障碍，可使精神症状好转。

一、躯体感染所致的精神障碍

躯体感染所致精神障碍是由于病毒、细菌及其他微生物引起的全身感染，如流行性感冒、肺炎、伤寒、病毒性肝炎、血吸虫病、出血热等引起的精神障碍。躯体感染所致精神障碍的共同特点是起病较急，病程发展起伏不定，其精神症状常呈昼轻夜重。精神症状通常紧随感染之后，当感染性疾病治愈后，精神症状亦会随之好转。

（一）病因和发病机制

躯体感染所致精神障碍是由于病毒、细菌等侵入机体后造成脑组织的缺血、缺氧和脑水肿，包括感染引起的机体高热、营养缺乏、水电解质失调、消耗衰竭等，均可致使精神症状的发生。而感染后是否发病与个体是否有易患素质等因素有关。

（二）临床表现

躯体感染所致精神障碍的急性期通常表现为意识障碍、幻觉；遗忘、人格改变一般发生在感染后；而急性感染疾病的末期或恢复期表现为躯体或精神的虚弱或衰竭状态。

（三）治疗原则

病因治疗是最重要的，根据感染病原体的种类和感染性质，给予相应的抗感染治疗。原发病治愈后精神症状也会随之好转。对精神症状明显者可以进行抗精神病药物治疗。加强支持治疗，由于感染时机体消耗多，必须补充营养和水分，维持水电解质和酸碱平衡。

二、内脏疾病所致精神障碍

内脏疾病所致精神障碍是指由重要内脏器官（如心、肺、肝、肾等）严重疾病继发了脑功能紊乱而产生精神障碍，如心源性脑病、肝性脑病、肺性脑病、肾性脑病等所致的精神障碍。

（一）病因和发病机制

重要内脏器官发生严重疾病而导致脑供氧、供血不足，代谢产物蓄积，或水电解质平衡失调，继发脑功能紊乱引起精神症状。患者的易感体质和某些诱因也与发病有关。

（二）临床表现

1. 心源性脑病

它是由心脏疾病如冠心病、先天性心脏病等引起的脑部缺血、缺氧所伴发的精神障碍，又称心脑综合征。主要表现为脑衰弱综合征，如失神、晕厥、焦虑、恐惧、抑郁、幻觉、妄想等，严重者则可出现不同程度的意识障碍。

2. 肝性脑病

它是指由严重的肝病引起的，以代谢紊乱为基础的神经系统症状，又称肝性昏迷或肝脑综合征，临床上以意识障碍为主。部分患者可出现幻觉、妄想、抑郁状态、兴奋状态、木僵状态。慢性肝病患者可表现为人格改变、智能障碍、失眠、注意力不集中等。

3. 肺性脑病

肺性脑病又称呼吸性脑病、肺脑综合征，是指由慢性肺部疾病引起重度肺功能不全或呼吸衰竭时的一种精神障碍。临床上以意识障碍最多见，病情进展可致昏迷。还可出现躁狂状态、抑郁状态、幻觉妄想状态以及神经症状，如扑翼样震颤、痉挛发作、锥体束征、眼球运动障碍、眼底静脉扩张等。

4. 肾性脑病

肾性脑病又称尿毒症性脑病，是指由于各种原因引起的急性、慢性肾功能衰竭引起脑功能紊乱导致的神经和精神障碍。早期表现为脑衰弱综合征，部分患者可出现具有被害性质的幻觉、妄想或抑郁、躁狂状态。在慢性肾功能衰竭时可出现记忆减退、智力障碍等痴呆症状。肾功能衰竭严重的可出现意识障碍，甚至昏迷。肾性脑病，脑电图也有异常改变，基本节律减少，慢波节律增多，且脑电图改变的严重程度可作为判断肾性脑病严重程度的标志。

（三）治疗原则

积极治疗原发病，避免精神障碍的诱发因素，及时纠正水电解质紊乱，对症治疗精神症状，注意观察药物的不良反应。预后取决于原发病情况，通常情况经恰当治疗可在短期内缓解。

三、内分泌疾病和代谢性疾病所致精神障碍

内分泌疾病所致精神障碍可分为三类：第一类是内分泌系统本身引起的精神障碍，是功能亢进或减退时对相应脑功能产生影响的结果。第二类是急性严重的内分泌改变引起的脑代谢障碍所致，如甲状腺危象、糖尿病酮症酸中毒和高渗性非酮症糖尿病性昏迷等。第三类是慢性严重的内分泌疾病造成的弥漫性脑损害，出现慢性脑器质性精神障碍。

（一）病因和发病机制

本病的病因和发病机制还未完全阐明，可能与内分泌器官发生病变后引起相应内分泌激素分泌增多或减少而使脑功能紊乱有关。有学者认为与患者的病前性格、心理因素也有一定关系。

（二）临床表现

1. 甲状腺功能异常所致精神障碍

（1）甲状腺功能亢进所致精神障碍

它是由多种病因导致甲状腺素分泌过多而出现的精神障碍，主要表现为性格改变、情感不稳、紧张、注意力不集中、记忆力下降、焦虑、易激惹、心悸和胸闷，老年人可出现情感迟钝、动作缓慢、言语寡少。严重患者可出现幻觉妄想状态、抑郁状态或躁狂状态。在感染、应激时可出现甲状腺危象，以意识障碍为主，可有焦虑不安、嗜睡或谵妄，严重者会出现昏迷。

（2）甲状腺功能减退所致精神障碍

它是由多种原因引起的甲状腺激素合成、分泌或生物效应不足所致的精神障碍。若疾病始于胎儿期或婴幼儿期，可导致精神发育迟滞及躯体发育不良，临床上称为呆小病或克汀病；成年发病主要表现为记忆力减退、反应迟钝、抑郁、嗜睡、幻觉妄想状态、木僵以及特征性的黏液性水肿，严重者可出现昏迷。甚至还可出现面瘫、震颤、神经炎、步态不

稳、痉挛发作等神经系统症状。

2. 肾上腺皮质功能异常所致精神障碍

（1）肾上腺皮质功能亢进所致精神障碍

它是由肾上腺皮质分泌过量的糖皮质激素所致的精神障碍。精神症状以抑郁最常见，认知障碍也常见，包括注意损害和记忆减退，还可出现失眠、情绪不稳定、易激惹、烦躁、自卑、焦虑和沮丧等。

（2）肾上腺皮质功能减退所致精神障碍

它是各种原因导致肾上腺受损引起肾上腺皮质激素分泌不足所致精神障碍。主要表现为精神萎靡、乏力、淡漠、嗜睡、抑郁、性欲和食欲下降；部分患者出现幻觉、妄想和智力减退；肾上腺危象发作时可迅速出现意识障碍，表现为意识模糊、谵妄、昏迷等。

3. 脑垂体功能异常所致精神障碍

（1）脑垂体前叶功能亢进所致精神障碍

它是由于脑垂体前叶分泌过多的生长激素所导致的精神障碍。主要表现为性格改变，早期表现为焦虑、急躁，后期表现为淡漠、萎靡，还可出现妄想、躁狂、抑郁、痴呆等症状。垂体腺瘤压迫可致使产生神经系统体征，如头痛、耳鸣、视力模糊、视神经盘水肿等。

（2）垂体前叶功能减退所致精神障碍

它是由于各种原因所致的腺垂体组织受损，单种或多种激素分泌减少所致精神障碍。早期的精神症状可有脑衰弱综合征，如缺乏精力、易疲乏、注意力不集中、记忆力下降和情绪不稳；部分患者逐步出现情感淡漠、抑郁状态、幻觉妄想状态、癔症样症状、性功能障碍等；垂体危象时可迅速出现昏迷；病程较长者可出现人格改变。

4. 糖尿病所致精神障碍

因胰岛素分泌绝对或相对不足及靶组织细胞对胰岛素敏感性降低，导致糖、蛋白质、脂肪、水和电解质等一系列代谢紊乱而引起的精神障碍。临床表现主要有神经衰弱综合征，如精神萎靡、疲倦、记忆力下降、注意力不集中、思考问题的能力下降等，焦虑和抑郁十分常见，病理性情绪又可影响血糖的控制，使症状加重；还可出现嗜睡、定向障碍、幻觉、谵妄、意识模糊和昏迷等症状。

（三）治疗原则

积极治疗和预防原发病，精神症状严重时酌情使用抗精神病药物，注意观察药物的不良反应，积极防治并发症。

四、风湿性疾病所致精神障碍

风湿性疾病又称结缔组织病，包括系统性红斑狼疮、多发性肌炎、硬皮病等。系统性红斑狼疮（SLE）是一种常见的结缔组织疾病，临床症状复杂多变，常有多系统、多脏器的损害，精神障碍的发生率为 20% ~ 40%。

（一）病因和发病机制

SLE 确切病因尚不清楚，可能与遗传、感染、内分泌等有关，致使免疫功能紊乱，产生大量自身抗体，在补体的参与下沉淀于脑的小动脉壁，破坏血脑屏障，直接损害中枢神经系统，最终造成中枢神经系统功能障碍，同时直接损害皮肤、浆膜、肾脏等部位。这些脏器的损伤所致功能障碍，也是造成精神障碍的重要原因。

（二）临床表现

本病以女性为多见，常起病于青壮年。早期出现乏力、头痛、注意力不集中、记忆力减退、思维迟缓、情绪不稳定、睡眠障碍等；慢性迁延期可出现精神分裂症样症状，如幻听或幻视、妄想、抑郁、轻躁狂等症状；严重时出现意识障碍，可为意识模糊或谵妄状态，发作可持续数小时或数天；病程较长者可出现全面的智能损害，严重者可发展为痴呆，同时可伴有焦虑或情绪不稳定；有 20% ~ 30% 的患者可出现痉挛发作，还可有眼球震颤、眼肌麻痹、面瘫、失语、病理反射、重症肌无力、舞蹈样运动等症状。

（三）治疗原则

主要是皮质激素治疗，神经精神症状常随 SLE 的好转而好转。精神症状严重时可考虑使用抗精神病药物，使用时应考虑患者多脏器损害的特征，选择对脏器损伤较小的药物，剂量也应采用最小有效剂量。积极的心理治疗是本病治疗的重要组成部分。

五、血液疾病所致精神障碍

血液疾病所致精神障碍多由于血液疾病本身代谢异常和其他代谢障碍，影响中枢神经系统，引起精神障碍和神经系统症状。常见的有白血病所致精神障碍、恶性贫血所致精神障碍、缺铁性贫血所致精神障碍。

（一）病因和发病机制

病因和发病机制尚不清楚，可能与中枢神经系统出血、白血病细胞增生和浸润、中枢神经系统感染、各类贫血等使血液携氧能力降低，脑细胞缺血缺氧有关。

（二）临床表现

1. 白血病所致精神障碍

（1）急性白血病以意识障碍为主，初期多出现嗜睡状态，有的发展为昏睡或谵妄状态，意识清晰度降低，产生大量的幻觉，多为幻视，如见到猛兽、神鬼、战争场面。患者表现为大呼小叫、思维不连贯、胡言乱语等兴奋状态，有的可出现抑郁、自杀企图。（2）慢性白血病症状较轻，以其他精神症状为主。（3）神经系统症状，最为多见的是颅内压增高，如头痛、呕吐、视神经盘水肿等，甚至还有偏瘫、失语、癫痫样痉挛发作。

2. 恶性贫血所致精神障碍

（1）情感障碍，如情绪不稳、多变，爱发脾气。（2）幻觉或妄想状态，常有幻听或幻视，妄想多为被害妄想、关系妄想。（3）躁狂或抑郁状态。（4）痴呆状态或柯萨可夫综合征。（5）意识障碍，可见嗜睡或谵妄状态。

3.缺铁性贫血所致精神障碍

（1）早期主要表现为类似神经症样症状，如头痛、失眠、记忆力减退等。（2）精神障碍表现为幻觉或妄想状态，幻听是主要症状，常伴有关系、自罪等妄想；有的出现抑郁状态、悲伤、消极、寡言少动；部分可见异食行为，如吃砖头、土块等。（3）神经症状：失神、晕厥发作、肌张力降低。

（三）治疗原则

血液疾病所致精神障碍应积极治疗原发病，精神症状通常会随血液疾病的好转而好转，精神症状严重者可选用抗精神病药物，但剂量宜小。

第四节　器质性精神障碍患者的护理

一、护理评估

护理人员务必对器质性精神障碍的症状特性及其原因有充分的了解，准确地评估患者是否为器质性精神障碍。器质性精神障碍的症状常因中枢神经系统受损部位的不同而有很大差别，会表现出不同程度和不同类型的精神症状，也可能同时并存数种精神症状。因此，在选择有效的护理方案前，护理人员应根据患者的病情及临床表现对其进行全面评估。护理评估包括生理功能方面、心理功能方面、社会功能方面。

（一）生理功能方面

（1）既往疾病史，包括疾病家族史、药物过敏史、生长发育史、手术史和外伤史等，排除其他功能性精神障碍。（2）患者一般状况，包括生命体征、营养状况、进食情况、大小便和睡眠情况等。（3）生活自理能力，皮肤是否完整，肢体感觉和运动情况，有无感知觉障碍，有无偏瘫，有无神经系统阳性体征。（4）原发疾病的进展情况，包括疾病的症状表现、发展变化、治疗情况等。

（二）心理功能方面

（1）病前的性格特点、兴趣爱好，对自身疾病是否了解，是否配合治疗，对治疗是否有信心。（2）情绪的强度和敏感度，有无焦虑、抑郁、烦躁、淡漠、兴奋躁动等。（3）人格变化情况，有无孤僻、固执、离群、主观、自私、多疑等。（4）有无注意障碍、记忆障碍、思维障碍、智能障碍、意识障碍等。

（三）社会功能方面

（1）患者的人际关系、工作能力、日常生活能力、可利用的社会资源及运用资源的能力。（2）患者家属与患者关系如何，能否给患者提供关心、帮助及支持。（3）患者的社会关系和家庭经济状况。

二、护理诊断

器质性精神障碍除精神症状之外，同时还存在各种躯体症状，因此相比其他精神障碍更加复杂。涉及的护理问题更为广泛，以下列出一些较为常见的护理诊断。

（一）生理功能方面

（1）营养失调（低于机体需要量）/与患者认知障碍不知道进食、消耗增加有关。（2）有受伤的危险/与步态不稳、智能障碍、意识障碍、感觉障碍、躯体移动障碍、癫痫发作等有关。（3）有呛噎的危险/与吞咽困难、假性球麻痹有关。（4）睡眠形态紊乱/与脑部缺氧和精神症状有关。（5）排便异常/与意识障碍及药物不良反应等有关。（6）皮肤完整性受损的可能/与长期卧床、排便异常、高热、皮肤水肿等有关。（7）清理呼吸道无效/与咳嗽能力受损有关。（8）有感染的危险/与营养失调、生活自理能力降低、机体免疫力下降有关。（9）躯体移动障碍/与神经、肌肉受损有关。（10）活动无耐力/与氧的供需失调、代谢改变等有关。（11）舒适的改变/与疾病症状或保护性约束有关。

（二）心理功能方面

（1）焦虑和抑郁/与疾病、认知和社会支持系统缺乏有关。（2）语言交流障碍/与理解和使用语言功能受损有关。（3）思维过程的改变/与意识障碍、认知能力下降有关。（4）定向力障碍/与注意力不集中、记忆力减退、意识障碍等有关。

（三）社会功能方面

（1）生活自理能力缺陷/与认知功能下降、感知觉受损有关。（2）社交障碍/与认知能力减退、定向力减弱、思维过程改变、言语及运动障碍有关。（3）有暴力行为的危险/与幻觉、妄想、错觉等有关。（4）自我概念紊乱/与认知功能下降有关。

三、护理目标

（一）生理功能方面

（1）患者不出现误吸、窒息、跌倒、受伤等意外。（2）患者能形成按时排便的习惯。（3）患者能恢复最佳的活动功能，身体活动能力增加。（4）睡眠有明显改善，白天睡眠减少，夜间睡眠质量提高。（5）饮食量增加，能确保良好的营养状态，能满足机体代谢的需要，相关指标达标。（6）皮肤完整无破损，肢体功能恢复，能离床活动，未发生压疮等。（7）患者能有效排痰，不发生窒息及肺部感染。（8）舒适感增加。

（二）心理功能方面

（1）患者的情绪稳定，焦虑和抑郁改善。（2）患者能与医护人员、亲友、病友等进行有效交流。（3）患者能主动确认自己活动的场所，如病室、餐厅、卫生间等，并能记住经常和自己接触的病友及医护人员。（4）患者保持良好的意识状态。（5）患者生理、心理的舒适感增加。

（三）社会功能方面

（1）患者能最大限度地恢复自理能力。（2）患者能最大限度地保持沟通能力。（3）患者能认识到自伤、伤害他人等行为，并能有意识地约束自己的冲动想法及行为。

四、护理措施

（一）安全护理方面

1. 预防意外伤害

（1）防跌倒护理

①针对外因：患者的鞋子大小合适，避免穿拖鞋，穿脱鞋、裤、袜时坐着进行。环境布局简洁，过道无障碍物，常用物品放置方便易取。病室、浴室及厕所内地面保持干燥，洗手间和浴室铺防滑垫，厕所及过道安装扶手，光线适宜。患者避免从事危险性活动，改变姿势时要注意留一定的缓冲时间，活动时应有人陪伴或搀扶。②针对内因：分析患者的危险因素和发病的前驱症状，掌握发病规律，积极防治可能诱发跌倒的原因。对感知功能障碍和平衡能力下降的患者，应给予助步器、助听器、老花镜，同时加强防护，定期进行体格检查。对使用降压药、抗精神病药物的患者应防止体位性低血压，应遵循"三个半分钟"原则，即醒来后先平躺半分钟，坐起上半身半分钟，双下膝靠床沿垂地半分钟，然后再站起来。对高危患者设置警示牌，提醒医护人员及看护者小心照护。③健康指导：如高危人群、药物宣教、运动指导、辅助用具的正确使用等。

（2）防冲动护理

应注意患者的情绪变化，经常巡视病房，严密观察发现可疑动向，及时排除患者可能伤人的危险因素，保管好尖锐的器具、药物等危险物品。当患者出现暴力行为时，应保持镇定并安慰患者，必要时遵医嘱，给予药物控制或保护性约束。患者在意识模糊、幻觉妄想的情况下，可出现奔跑、挣扎、毁物、伤人等冲动性攻击行为，护士应掌握幻觉的频次、内容和时间，加强监护，卧位时拉上床挡；躁动时使用保护性约束，避免患者坠床。

（3）防呛噎护理

①食物选择：避免有刺、骨头、块状等容易呛噎的食物，避免黏性较强的食物，如年

糕、粽子等，避免食物过冷过热。对有吞咽困难者应给予半流质饮食，对偶有呛咳者，合理调整饮食种类，以细、碎、软为原则，温度适宜。②进食体位：尽量取坐位，卧床患者床头抬高15°～30°，进餐后不要过早放平床头，通常保持半小时以上。③进食时指导患者细嚼慢咽，每次进食一口量，吞咽困难者，可用汤匙将少量食物送至舌根处，待完全咽下，再送入下一口食物。进食时出现呛咳应暂停进食，待呼吸平稳后再喂食物。进食时应避免和患者讲话、说笑。④对有吞咽障碍者，指导吞咽功能训练。

（4）防走失护理

提供稳定、安全的住院环境。避免患者独自外出，并在患者口袋内或衣服上缝上有患者姓名和电话号码的标志。

2. 用药安全

①确保服药到口：口服药必须由护士按顿送服，不能放置在患者身边，必须帮助患者将药全部服下，以免患者遗忘或错服。对伴有抑郁、幻觉、自杀倾向及拒绝服药的患者，要检查其口腔，确保将药物咽下，防止患者将药物吐掉或取出。②密切观察药物疗效及不良反应：如服用降糖药要观察低血糖反应、服用降压药要监测血压等。中重度痴呆患者服药后常不能诉说其不适，护理人员要细心观察患者服药后的反应，及时反馈给医生，以便及时调整给药方案。③加强用药指导：护理人员应对患者、家属、陪护人员仔细解释用药目的、时间、方法、疗效及极有可能出现的不良反应。

3. 预防交叉感染

病室每日开窗通风，定期用紫外线进行空气消毒；严格执行消毒隔离制度及无菌操作及手卫生制度；保持皮肤、床铺的整洁、干燥，减少发生感染和压疮的危险。

（二）生理功能方面

1. 提供安全、安静、舒适、整洁的住院环境

病室温湿度适宜，空气流通，光线柔和，避免强光刺激。

2. 对于谵妄患者

"维持生命"应列为最优先考虑的护理措施。若患者过于激动、混乱、无法满足其生理所需，应协助补充营养、水分、电解质等，纠正或防止体液失衡。

3. 饮食护理

根据患者的营养状况制订合理的膳食，提供清淡易消化的食物，少量多餐，保证患者的营养、水分补充及维持水电解质的平衡。对有吞咽障碍或不能进食的患者，可采用鼻饲或静脉营养。对有精神症状的患者，如猜疑、被害妄想的患者可以安排和其他患者一起进餐。暴饮暴食的患者宜单独进餐，控制进食量。癫痫伴发精神障碍的患者应给予低盐饮食，避免过饱等诱发癫痫。

4. 睡眠护理

尽量减少或消除影响睡眠的不良因素，为患者创造一个安静、舒适的睡眠环境。白天

多安排一些活动，如散步、文体活动等，使之不易睡觉或打瞌睡，产生适当的疲劳感。晚上要按规定的作息时间睡觉，早上按时起床。睡觉前避免情绪刺激，不饮茶、咖啡等饮料，用热水洗澡或泡脚，做一些按摩，听安神催眠的音乐等，让患者精神松弛、舒适地入睡。必要时遵医嘱给予小剂量的安眠药。谵妄状态患者的房间不能过于黑暗，避免造成嗜睡的、类似夜间的环境；避免过分吵闹引起惊跳反应。

5. 排泄护理

痴呆患者大小便不能自理或有失禁的现象，应耐心地训练患者养成定时排便的习惯。大小便后及时清理，并用温水擦洗干净。对于便秘患者，鼓励其多做适当的运动，或被动运动。提供富含粗纤维的食物，给予按摩，必要时遵医嘱给予灌肠。

6. 个人生活护理

对于轻中度痴呆患者，除了给予适度的生活照顾外，应尽量指导其自理日常生活，鼓励并安排其参加一定的活动，如听音乐、阅读等，多与患者聊天、帮助患者回忆过去的生活经历等。护理人员要适时适地地给予患者必要的卫生指导，采取适当措施制止患者的不卫生行为，维持良好的个人卫生习惯，减少被感染的机会。根据天气变化及时建议患者添减衣服，病房经常开窗换气。长期卧床患者要定时翻身、叩背，预防压疮。

（三）心理功能方面

1. 谵妄状态的护理

谵妄状态症状变化快，行为紊乱不可预知，且常出现感知觉障碍，其中幻视是最常见的症状，且形象生动逼真，致使患者出现焦虑、恐惧情绪，使患者惊恐而想逃离现场，甚至有跳窗或暴力行为。因此，对伴有幻觉的患者，应特别注意安全，以免患者伤害自己或他人。应有专人护理，加强防范，尽量减少室内物品，病床要拉上床栏，控制患者的活动范围等，必要时遵医嘱予以保护性约束或镇静剂。对于处于视幻觉恐惧状态的患者，若是去帮助患者清除幻觉物体，通常是无效的。如患者要求清除他床上的虫（幻觉），若护理人员真的去清除床上实际不存在的虫，会强化患者对幻觉的真实感而使其更加害怕。因此，合适的护理是不断地告诉患者这是不存在的，这只是因为疾病所致的幻觉，医师和护理人员都会帮助你，家属也应以一致的态度帮助患者。

2. 认知功能障碍的护理

首先，要尊重患者，对因认知功能障碍出现的一些难以理解的行为，要理解、宽容，用诚恳的态度对待患者，耐心地听取患者的诉说，对患者的唠叨不要指责，切忌使用伤害感情或损害患者自尊心的语言和行为，使其受到心理伤害，产生低落情绪，甚至发生攻击性行为；其次，不能因为患者固执、摔打东西而对其进行人格侮辱，或采用关锁的方法来处理。多观察患者的言行变化，多与患者交谈，掌握患者的心理状态，并分析产生焦虑、激越等行为的具体原因，然后有计划、有目的地与患者交谈，掌握谈话技巧，消除其思想顾虑，以促进病情的稳定与缓解。

3. 癫痫伴发精神障碍的护理

癫痫性精神障碍的患者情绪敏感、多疑，易波动、易激惹而发生意外，护士在进行心理护理过程中，要注意与患者沟通的技巧，善于倾听，尊重患者，态度和蔼，语气委婉，向患者解释疾病的特点，帮助患者克服负性情绪和性格弱点，增强患者的自信心，积极配合治疗。

（四）社会功能方面

1. 提高生活自理能力

督促患者保持日常生活习惯，每日按时自行洗漱、梳头、刮胡须、如厕、洗脚等。让患者做些轻便的家务劳动，既可以减轻早期的焦虑情绪，还可以促进患者的身体健康。

2. 定向力训练

定向力障碍是痴呆患者很常见的问题，应重点关注。患者房门上设置明显的标记，或在病床单位放置个人熟悉的物品，如家庭照片等，帮助患者确认自己的房间和床单位。在病房里挂日历、闹钟有助于患者对时间定向的保持，鼓励患者读报或收听广播电视，可保持或促进患者对新事物的兴趣。

3. 提高患者的应对能力

指导和帮助患者妥善处理相关的社会与家庭矛盾，应对生活事件。对家属做好相关疾病知识的健康宣教，使家属能理解、接纳患者，尽量避免有害的应激源对患者造成的伤害，协助患者维持身心平衡。

4. 认知功能的训练

多和患者交谈，交谈时保持目光接触，态度温和，说话语言简单通俗、语调适中、吐词清晰，一次只说一个主题或问一个问题，直到患者听懂。用简单问题提问患者，或让其解释简单词语的含义，鼓励患者多说话、多看书、听广播、看电视，接受外界的各种刺激。可用卡片、图片、益智玩具等来帮助患者保持记忆，对容易忘记的或经常出错的事情，应设提醒标志。反复强调患者的能力和优点，对患者当前的能力表示认同、理解和支持，切忌嘲笑、责骂。

（五）健康宣教

1. 痴呆患者

宣教对象主要为患者、家属及陪护人员。对于患者的宣教宜采取长期反复宣教的方法，对于家属及陪护的宣教，主要从安全护理、日常饮食及亲情关怀方面入手。告知痴呆目前尚无特效的治疗方法，加强家庭护理是目前减轻痴呆患者的痛苦、提高患者生活质量的唯一途径。平时尽量保持患者生活环境中的各种事物恒定不变，必须改变时要采用循序渐进的方式。痴呆患者学习新事物的能力很差，生活环境的改变会使其不知所措，加速自理能力的下降。然而现实生活中变化总是难免的，照顾者应尽量使变化小一点、慢一点，并反复教导和训练患者适应新环境。告知家属正确认识痴呆是一种疾病，应将患者的病情与诊断告知社区相关人员和邻里，并到社区卫生中心登记备案，便于得到他们的协助。

2.谵妄状态的患者

应告知患者及家属精神症状与器质性疾病的关系，当原发疾病得到控制后，精神症状可以减轻或者消失。指导患者和家属了解疾病复发的先兆，掌握自护的方法。

五、护理评价

（一）生理功能方面

（1）患者营养状况良好，睡眠充足，大小便正常。（2）皮肤完整，无受伤、跌倒等意外事件的发生。（3）不发生感染等并发症。

（二）心理功能方面

（1）患者的意识状态好转，记忆力、定向力改善，无不良情绪。（2）对疾病有一定的认识。

（三）社会功能方面

（1）患者能主动料理自己的生活，生活有规律。（2）不发生暴力行为，能与他人进行有效交流，并参加一定的社会活动。

第十二章　心境障碍患者的护理

第一节　概述

心境障碍（mood disorder）是以显著而持久的情感或心境改变为主要特征的一组疾病，又称情感性精神障碍（affective disorder）。临床上主要表现为情感高涨或低落，伴有相应的认知和行为改变，躯体症状较常见，病情重者可有精神病性症状。本组疾病病程有反复发作性特点，有较为明显的间歇期，期间精神状态基本正常。心境障碍通常预后较好，不遗留明显的人格改变，但部分可有残留症状或转为慢性。

心境障碍包括躁狂发作、抑郁发作、双相障碍、持续性心境障碍等几个类型。病程中只有躁狂相，或只有抑郁相，称为躁狂发作（单相躁狂）或抑郁发作（单相抑郁）。双相障碍具有躁狂和抑郁交替发作的临床特征。反复发作的单相抑郁最常见，双相患者仅为单相抑郁的一半。

躁狂症以春末夏初发病多，抑郁症发病多见于秋冬季。病程长短不一，抑郁症通常较长，平均为 6 个月，躁狂症病程较短，平均 3 个月。急性发作者70%～85%可明显或完全缓解。

本病的病因尚不清楚，大多数学者认为生物学因素（如遗传因素）或性格特征等因素在发病中起主导作用，然而心理社会因素的促发作用不能忽视。

一、遗传因素

流行病学调查结果表明遗传因素是本症发病的重要因素之一，但遗传方式目前尚不肯定。有人认为其发病是遗传易感性和环境因素共同作用的结果。心境障碍患者中，如果双亲中有一位患有双相障碍，其子女发生情感障碍的概率为25%；而如果双亲均有双相障碍，其子女发生情感障碍的概率则增加到50%～75%。血缘关系越近，患病率越高，并且有早期遗传现象，即发病年龄逐代提早，疾病严重性逐代增加。双生子与寄养子研究发现单卵双生比双卵双生的患病率高，患有心境障碍的亲生父母所生的寄养子罹患该病的概率高于正常父母所生的寄养子。

二、神经生化、生理和脑影像学研究

心境障碍是一种综合征，在患者身上发现的生化、生理的改变极为复杂，这种改变是否具有病因学意义尚无定论。

（一）神经生化改变

5-羟色胺（5-HT）假说认为5-HT功能活动降低与抑郁症患者症状密切相关；去甲肾上腺素（NE）假说认为抑郁症患者中枢NE明显降低；躁狂症患者中枢NE水平比对照者或抑郁患者增高，这种增高与躁狂程度相关；多巴胺（DA）假说认为抑郁症患者脑内DA功能降低，躁狂症DA功能增高；γ-氨基丁酸（GABA）假说认为双相障碍患者血浆和脑脊液中GABA水平下降。

（二）神经内分泌功能异常

研究发现很多内分泌疾病（如库欣病、甲状腺功能亢进或低下）患者、女性更年期或使用激素（雌激素）都可以出现情绪的高涨或低落。另有研究发现，抑郁症患者血浆皮质醇分泌过多，分泌昼夜节律改变；重症抑郁症患者脑脊液中促皮质激素释放激素（CRH）含量增加，提示患者可能有下丘脑—垂体—靶腺轴功能障碍。

（三）脑电生理变化

睡眠脑电图研究发现，抑郁症患者总睡眠时间减少，觉醒次数增多；快眼动睡眠（REM）潜伏期缩短；抑郁程度越重，REM潜伏期越短，且可预测治疗反应。30%左右的心境障碍患者有脑电图（EEG）异常。

（四）神经影像变化

多数CT研究发现心境障碍患者脑室扩大，特别是单相抑郁与双相抑郁患者。有研究发现抑郁症患者左额叶局部脑血流量降低，降低程度与抑郁的严重程度呈正相关。

三、心理社会因素

创伤性生活事件与心境障碍，尤其与抑郁症的发病关系密切。生活事件的严重程度与发病时间有关，遇有意外灾害、至亲亡故、较大经济损失等重大负性生活事件者，1年内抑郁发作危险性比正常人群高。慢性心理社会刺激如失业、慢性疾病等也会促使抑郁发作。西方国家调查发现，低阶层比高阶层重性抑郁症患病率约高2倍，而双相情感障碍以高阶层为多。

第二节 躁狂发作

一、临床表现

躁狂发作（manic episode）主要有三个临床特征，即情感高涨或易激惹、思维奔逸和精神运动性兴奋，又称"三高症状"。如果上述症状一次发作持续在1周以上，称为躁狂发作（或称躁狂症）。

（一）情感高涨

患者主观体验愉快，自我感觉良好，整天兴高采烈，欢欣喜悦，感到天空格外晴朗，周围事物的色彩格外绚丽，自己无比快乐和幸福。心境高涨往往生动、鲜明、与内心体验和周围环境相协调，具有感染力，常引起周围人的共鸣。患者虽然失眠，但自感精力充沛，心情舒畅。

有的患者情绪反应不稳定、易激惹，时而欢乐愉悦，时而激动暴怒。部分患者以愤怒、易激惹、敌意为特征，并不表现为情感高涨，动辄暴跳如雷、怒不可遏，甚至可出现破坏及攻击性行为，然而常常很快转怒为喜或赔礼道歉。

（二）思维奔逸

表现为联想迅速，自觉大脑反应格外敏捷，思维内容丰富多变，概念接踵而至，有时感到说话跟不上思维的速度，常表现为说话声大、语速变快、高谈阔论、滔滔不绝、手舞足蹈、眉飞色舞。但讲话内容较肤浅，且凌乱无意义，常给人以信口开河之感。患者注意力不集中，常随境转移，讲话的内容常从一个主题很快转到另一个主题，表现为意念飘忽，有的患者可出现音联和意联。

（三）精神运动性兴奋

患者精力显得异常旺盛，兴趣范围扩大，喜热闹、交往多，精力旺盛，忙碌不停，爱管闲事，好抱不平，兴趣广泛但无定性。动作快速敏捷，活动明显增多，但做任何事常常是虎头蛇尾，有始无终。对自己的行为缺乏正确的判断，如任意挥霍钱财，乱购物，处事欠深思熟虑，行为轻率不顾后果。注重打扮装饰，但并不得体，行为轻浮，好接近异性。工作上，自认为有过人的才智，乱指挥别人，训斥同事，狂妄自大，但毫无收获。自觉精力充沛，不知疲倦，睡眠明显减少。病情严重时产生自我控制能力下降，举止粗鲁，甚至有冲动毁物行为。

（四）躯体症状

患者很少有躯体不适主诉，可有交感神经功能兴奋症状，表现为面色红润、双目有神、瞳孔轻度扩大、心率加快、便秘等。因患者体力过度消耗，容易引起失水、体重减轻等。患者食欲增加，性欲亢进，睡眠需要减少，通常影响周围人的正常休息。

（五）精神病性症状

部分患者在情绪高涨的基础上可能出现幻觉与妄想。幻觉多为幻听，内容多是称赞自己的才能和权力，与其情绪相符合。妄想的内容常与其自我评价过高密切相关，甚至形成夸大妄想，然而内容并不荒谬，与现实联系紧密，经过努力可能办到；而且妄想很少是固定不变的。有时也可出现关系妄想、被害妄想等，一般持续时间不长。

（六）其他症状

躁狂发作时患者的主动和被动注意力均有增强，但不能持久，易为周围事物所吸引。在急性发作期这种随境转移的症状最为明显。部分患者有记忆力的增强，通常充满许多细节琐事，对记忆的时间常失去正确的分界，以致与过去的记忆混为一谈而无连贯。在发作极为严重时，患者呈极度的兴奋躁动状态，可有短暂、片段的幻听，行为紊乱而毫无指向，伴有冲动行为；也可出现意识障碍，有错觉、幻觉及思维不连贯等症状。多数患者在疾病的早期即丧失自知力。

躁狂发作临床表现较轻者称为轻躁狂。患者可存在持续至少数天的情感高涨、精力充沛、活动增多，有显著的自我感觉良好、注意力不集中也不能持久、轻度挥霍、社交活动增多、性欲增强、睡眠需要减少等症状。有时表现为易激惹、自负自傲、行为较莽撞，但不伴有幻觉、妄想等精神病性症状，对患者社会功能有轻度的影响。部分患者有时达不到影响社会功能的程度，一般人常不易觉察。

老年躁狂发作的患者临床上表现为心境高涨的较少，主要表现为易激惹、狂妄自大、有夸大观念及妄想、言语增多，但常较啰唆，可有攻击行为。意念飘忽和性欲亢进等症状亦较少见。病程较为迁延。

二、病程和预后

无论是单次躁狂发作，还是复发性躁狂症，大多数为急性或亚急性起病，好发季节为春末夏初。躁狂症的发病年龄在 30 岁左右，有的发病较早，在 5 ~ 6 岁发病，也有的在 50 岁以后发病，但 90% 以上的病例起病于 50 岁以前。

躁狂发作的自然病程，通常认为持续数周到 6 个月，平均为 3 个月，有的病例只持续数天，个别病例可达 10 年以上。有人认为反复发作的躁狂症，每次发作持续时间几乎相仿，多次发作后可成慢性，有少数患者残留轻度情感症状，社会功能也未完全恢复至病前水平。现代治疗最终能使 50% 的患者完全恢复。有人认为在一生中只发作一次的病例仅占 5%，但也有人认为可高达 50%。在最初的 3 次发作，每次发作间歇期会越来越短，以后发作间歇期持续时间不再改变。对每次发作而言，显著和完全缓解率为 70% ~ 80%。

三、诊断标准

以情感高涨为主，与其处境不相称，可以从高兴愉快到欣喜若狂，某些病例仅以易激惹为主。病情轻者社会功能无损害或仅有轻度损害，严重者可出现幻觉、妄想等精神病性症状。

（一）症状

以情绪高涨或易激惹为主，并至少有下列三项（若仅为易激惹，至少需四项）：①注意力不集中或随境转移；②语量增多；③思维奔逸（语速增快、言语急促等）；④联想加快或意念飘忽的体验；⑤自我评价过高或夸大；⑥精力充沛、不感疲乏、活动增多、难以安静，或不断改变计划和活动；⑦鲁莽行为（如挥霍、不负责任，或不计后果的行为等）；⑧睡眠需要减少，性欲亢进。

（二）严重标准

严重损害社会功能，或给别人造成危险或不良后果。

（三）病程标准

符合症状标准和严重标准至少已持续1周。可存在某些精神分裂性症状，然而不符合精神分裂症的诊断标准，若同时符合精神分裂症的症状标准，在精神分裂症状缓解后，满足躁狂发作标准至少1周。

（四）排除标准

排除器质性精神障碍，或精神活性物质和非成瘾物质所致躁狂。

四、治疗要点

（一）心境稳定剂

心境稳定剂是指对躁狂或抑郁发作具有治疗和预防复发的作用，且不会引起躁狂与抑郁转相，或导致发作变频繁的药物。常用的心境稳定剂包括碳酸锂及抗癫痫药丙戊酸盐、卡马西平，其他一些抗癫痫药，如拉莫三嗪、托吡酯、加巴喷丁，以及第二代抗精神病药物，如氯氮平、奥氮平、利培酮与喹硫平等，可能也具有一定的心境稳定剂作用。

1. 碳酸锂

它是治疗躁狂发作的首选药物，既可用于躁狂的急性发作，也可用于缓解期的维持治疗，总有效率约80%。对躁狂的复发也有预防作用。通常来说，锂盐对轻症躁狂比重症躁狂效果好。急性躁狂发作时剂量为600～2 000 mg/d，一般从小剂量开始，3～5 d内逐渐增加至治疗剂量，分2～3次服用，一般在1周后见效。为迅速获得疗效可在早期加用氯丙嗪或氟哌啶醇。老年及体弱者剂量适当减少，与抗抑郁药或抗精神病药合用时剂量也应减少。由于锂盐的治疗剂量与中毒剂量比较接近，应在血锂浓度的监测下使用，并根据病情、治疗反应和血锂浓度调整剂量。急性期治疗血锂浓度应维持在 0.8 ~ 1.2 mmol/L，维持治疗时为 0.4 ~ 0.8 mmol/L，血锂浓度的上限不宜超过 1.4 mmol//L。

2. 抗癫痫药

抗癫痫药主要有酰胺咪嗪（卡马西平）和丙戊酸盐（钠盐或镁盐），广泛用于治疗躁狂发作、双相障碍维持治疗及用锂盐治疗无效的快速循环型及混合性发作。

酰胺咪嗪抗躁狂作用肯定，尤其适应于不能耐受锂盐者。应从小剂量开始，逐步增加至 600 ~ 1 200 mg/d，分 2 ~ 3 次口服。常见不良反应有镇静、恶心、视物模糊、皮疹、再生障碍性贫血、肝功能异常等。

丙戊酸盐是情感稳定剂，从小剂量开始，每次 200 mg，每日 2 ~ 3 次。逐渐增加至 800 ~ 1 200 mg/d。最大剂量不超过 1.8 g/d，有效血药浓度为 50 ~ 10。丙戊酸盐较为安全，常见不良反应为胃肠道症状、震颤、体重增加等。肝、肾功能不全者应减量，白细胞减少及严重肝脏疾病者禁用。

氯硝西泮，有较强的控制精神运动性兴奋作用。

3. 抗精神病药物

由于抗躁狂药起效较慢，碳酸锂起效需在用药后 5 ~ 10 d，故急性期精神运动性兴奋症状明显的患者常合并使用抗精神病药，尤其是对一些高度兴奋和（或）伴有精神病性症状的患者，待躁狂症状消失，即可减量以至停用。目前，尤其推荐新一代的非典型抗精神病药，如喹硫平、奥氮平等，一般可口服给药，有明显兴奋症状者可用肌肉注射给药。

（二）电休克治疗

电休克治疗是治疗躁狂的有效方法之一，有安全、有效、迅速的特点，对急性重症躁狂发作极度兴奋躁动的患者，可起到快速控制兴奋的作用；对锂盐治疗无效或不能耐受的患者有一定的治疗效果。起效迅速，可单独应用或合并药物治疗，一般隔日一次，8 ~ 12 次为一疗程，一般 3 ~ 5 次即可控制症状。合并药物治疗的患者应适当减少药物剂量，急性症状控制后仍需抗躁狂药巩固维持疗效。

（三）心理治疗

发作期间应给予适当的娱乐活动，以稳定其情绪，并让患者参加喜欢的活动，来转移其病态反应。对于容易激惹的患者，要尽量稳定其情绪，用疏导的方法向其解释，转移其冲动行为，逐步使患者能够自我控制，消除冲动行为。对于躁狂症患者提出的一些要求，如合理则应予以满足，避免因拒绝患者而引起冲动攻击行为。在疾病恢复期，采用认知疗法进行治疗，纠正患者的特殊认知模式，修改或消除那些不合适的行为模式。

（四）维持治疗

躁狂症状虽容易控制，但也容易复发，故需一定时间的维持治疗。对初发者，锂治疗应在躁狂恢复后至少再维持 6 个月，锂盐维持治疗剂量可用急性治疗期的一半，

500 ~ 1 500 mg/d。第一次发病或发作间隔超过一年者不必用维持治疗，对于每年均有发作者应长期用锂盐维持。

（五）抗复发治疗

初发躁狂症的患者，治愈维持一段时间即可逐步停药，无须抗复发治疗。但若发现有复发的症状如睡眠减少、说话多、活动多，应立即恢复治疗。对于反复发作的躁狂症患者，治愈后抗复发治疗要视复发的规律进行。如碳酸锂 500 ~ 750 mg，每日 2 次口服，此外中小剂量的抗精神病药常用于躁狂症的抗复发药。

五、护理评估

（一）评估主观资料

1. 认知活动

评估患者有无联想障碍、注意力障碍、有无夸大观念、妄想以及对自己精神状态的认识能力和程度。

2. 情感活动

评估患者的情绪有无不稳定、自我感觉很好、容易激惹、急躁、评估患者的心情是否高涨。

3. 意志行为活动

评估患者有无活动明显增多、行为异常，是否为兴奋状态，自我控制能力如何，有无冲动、攻击行为等。

（二）评估客观资料

1. 躯体状况

评估患者有无睡眠需要减少、精力异常旺盛以及食欲情况，有无交感神经兴奋表现等。

2. 对精神疾病的认知

评估患者有无自知力以及损害程度。

3. 社会心理状况

评估患者的家庭环境、各成员之间关系是否融洽、经济状况、受教育情况、工作环境及社会支持系统。

4. 既往健康状况

评估患者的家族史、患病史、药物过敏史。

5. 治疗用药情况

评估患者以往治疗用药情况、药物不良反应、有无碳酸锂中毒等情况。

6. 实验室及其他辅助检查

评估患者的血、尿、便常规、血生化、心电图、脑电图检查以及特殊检查等结果。

六、护理诊断

（一）营养失调（低于机体需要量）

与极度兴奋躁动、无法或拒绝静坐进食，能量消耗量超过摄取量有关。

（二）睡眠形态紊乱

与持久兴奋对睡眠无须求及交感神经亢进有关。

（三）思维过程改变

与重度躁狂兴奋及思维异常有关。

（四）有暴力行为的危险（对自己或他人）

与情绪易激惹等有关。

（五）社交障碍

与极度兴奋、情绪不稳定、易激惹及有暴力行为的危险有关。

七、护理目标

（1）减少过度活动及体力消耗。（2）患者住院期间不会伤害自己和他人。（3）建立和维持营养、水分、排泄、休息和睡眠等方面的适当生理功能。（4）建立良好的护患关系并协助患者建立良好的人际关系。（5）帮助患者完成自己制订的各项活动计划。（6）指导患者及家属认识疾病、预防复发。

八、护理措施

（一）一般护理

1. 提供安全和安静的环境

躁狂患者情绪兴奋，躁动不安，且注意力增强，很容易受周围环境的影响，因此，应提供一个较宽大的空间，居室须安静、舒适，保持空气新鲜、避免阳光刺激。室内物品要求颜色淡雅、整洁，尽量简化以避免患者兴奋毁物。应与其他冲动易激惹的患者分开管理，以避免患者间情绪相互感染。密切注意患者的精神状态，对情绪亢奋、行为不能自制者，须防止其毁物伤人，对情绪低落者，须防止其自杀。

2. 维持适当的营养

患者由于极度兴奋，整日忙碌于他认为有意义的活动，而忽略了最基本的生理需求，护理人员务必以少量多餐的方式主动地提供高营养、易消化的食物及充足的饮水，满足患者的生理需求。同时，合理地安排患者活动、休息和睡眠的时间，并提示患者维持适当的穿着及个人卫生。

3. 指导患者重建规律有质量的睡眠模式

指导并督促患者每日养成定时休息习惯，如有入睡困难，可遵医嘱给予镇静催眠药治疗，以确保患者足够的休息时间，这有利于控制症状，安定情绪，促使病情早日康复。

4. 引导患者正确消耗过剩的精力

躁狂症患者往往精力充沛、不知疲倦，加之急躁不安、自控力差、易激惹、容易使精力发泄变成破坏性行为，护理人员应正面引导患者做不需要专心，又无竞争性的活动，以发泄过剩的精力，如参加文娱治疗、打球、跑步、拔河比赛、擦地板等活动，并加以鼓励和肯定。

（二）症状护理

部分躁狂症患者以愤怒、易激惹、敌意为特征，甚至可出现破坏和攻击行为。护理人员需及时了解患者既往发生暴力行为的原因，是否有新的诱发因素出现，设法消除或减少这些因素。护理人员要善于早期发现暴力行为的先兆，如情绪激动、无理要求增多、有意违背正常秩序、出现辱骂性语言、动作多而快等，便于及时采取预防措施，避免暴力行为的发生。对处在疾病急性阶段的患者，应尽可能地满足其大部分要求，对于不合理、无法满足的要求也应尽量避免采用简单、直接的方法拒绝，以避免激惹患者。当确定患者有明显的暴力行为先兆时，应立刻按照暴力行为的防范措施处理。

（三）用药护理

躁狂患者有不同程度的自知力缺乏，不安心住院，甚至拒绝治疗。应耐心劝说，鼓励患者表达对治疗的感觉和看法，针对个体进行帮助分析并设法解决。在用药的过程中，护理人员应密切观察患者的合作性、药物的耐受性和不良反应，尤其是对应用锂盐治疗的患者要更加关注，注意血锂浓度的监测，防止发生锂盐中毒。对恢复期的患者，应明确告知维持用药对巩固疗效、减少复发的意义，并了解患者不能坚持服药的原因，与患者一起寻找解决的办法。对容易忘记服药的患者，则必须与其商量将吃药与日常活动配合在一起的方法，并取得家属配合。

（四）心理护理

建立良好的护患关系。患者常常兴奋好动，语言增多，患者诉说的诸多感受，往往并非是真正的内心感受和体验，而是用否认的意念来逃避真正的想法。因此，建立良好的护患关系有利于护患间的沟通和交流，让患者表达内心的真实想法，以利病情的缓解。

九、健康教育

（一）患者

①协助患者认识疾病的有关知识，教会患者控制情绪的方法，学习新的应对技巧；②指导患者掌握症状复发的先兆，预防复发；③教患者掌握药物的不良反应，坚持用药；

④定期门诊复查。

（二）家属

①指导家属疾病知识及预防复发的知识，教会家属为患者创造良好的家庭环境，锻炼患者的生活和工作能力；②指导家属学会识别、判断疾病症状的办法；③促使家属了解督促和协助患者按时服药、定期复查的重要性。

十、护理评价

（1）患者情绪稳定。（2）患者营养状况良好，维持正常睡眠，生活自理能力恢复。（3）患者的精神症状得到缓解或消失，自知力恢复。（4）患者能与护士和病友正常地进行交谈，能反映心理问题与心理需要。（5）患者配合治疗和护理，积极参与工娱治疗活动。（6）患者的社交能力、社会适应能力恢复。

第三节　抑郁发作

一、临床表现

抑郁发作（depressive episode）以明显而持久的心境低落为主，并有相应的思维和行为改变，病情严重者可有精神病性症状。表现可分为核心症状、心理症状群与躯体症状群三方面。如果抑郁症状一次发作持续存在2周以上即为抑郁发作（也称抑郁症）。

（一）核心症状

核心症状包括心境或情绪低落，兴趣缺乏及乐趣丧失三主征，是抑郁的关键症状。

1. 情绪低落

患者终日忧心忡忡、愁眉苦脸，可从轻度心情不佳、闷闷不乐到忧伤、悲观、绝望。此种低落的情绪不为喜乐的环境而改变，患者即使碰到令人高兴的事也高兴不起来，对现在感到无用和无助，对将来感到无望。患者通常可以将自己在抑郁状态下体验的悲观、悲伤情绪与丧亲所致的悲哀相区别。有时患者也会察觉到自己与别人不同，因此尽力掩饰伪装，称之为"微笑性抑郁"。典型的病例其抑郁心境具有晨重夜轻节律的特点，清晨或上午陷入心境低潮，下午或傍晚渐见好转，此时能进行简短交谈和进餐。

2. 兴趣缺乏

丧失既往生活、工作的热忱，对任何事都兴趣索然。患者行为缓慢，活动减少，生活被动、疏懒，多终日独坐一处，不想做事，不愿和周围人接触交往，逐渐发展到不去工作、疏远亲友、回避社交。

3. 乐趣丧失

患者无法从生活中体验到乐趣，或称为快感缺失。

（二）心理症状群

1. 焦虑

焦虑常是抑郁症的主要症状，常与抑郁伴发，患者表情紧张、恐惧、坐立不安、惶惶不可终日、搓手顿足、来回踱步等，尤其是更年期和老年抑郁症患者更明显。伴发的躯体症状可以掩盖主观的焦虑体验而成为临床主诉。

2. 自罪自责

在情感低落的影响下，患者自我评价过低，通常以消极和否定的态度看待自己，过分贬低自己的能力、才智，对过去感到自责自罪，严重时可达妄想程度。

3. 自杀观念和行为

自杀观念和行为是患者最危险的症状。有些患者病理性意志增强，可反复出现自杀观念和行为，不惜采用各种手段和途径，进行周密计划以达到自杀的目的。抑郁者的自杀率是正常人的 20 倍，约有 67% 的患者有自杀观念，有 10% ~ 15% 的患者有自杀行为，有过一次重度抑郁（达到要住院的程度）的人群中，最后有 1/6 死于自杀。抑郁症自杀行为可出现在疾病的任何时期，但往往发生在缓解期，可能是重症期精神运动性抑制而不能将自杀行为付诸行动。

4. 精神病性症状

抑郁症患者悲观失望，有罪过感、无价值感，在此基础上形成妄想，如罪恶妄想、疾病妄想、被害妄想（患者认为是罪有应得）等。可有轻度的感知觉障碍，如幻听、幻视，但抑郁心境缓解后不持续存在，对疾病缺乏自知力。

5. 认知症状

认知症状主要是注意力和记忆力的下降。这类症状可逆，随治疗的有效而缓解。认知扭曲也是其重要特征，如对各种事物均做出悲观解释，将周围一切都看成灰色的。

6. 精神运动性迟滞

患者思维联想速度缓慢，反应迟钝，注意集中困难，记忆力减退。临床表现为主动言语减少，回答问题拖延很久，语速明显减慢，声音低沉，患者感到脑子不能用了，思考问题困难，工作和学习能力下降。有的患者在回答问题过程中，声音越来越小，语速越来越慢，词语越来越减少，严重者无法进行交流。严重时可达木僵状态，称为"抑郁性木僵"。部分患者可出现激越症状。

（三）躯体症状

1. 睡眠障碍

典型的睡眠障碍是早醒，比平时早醒 2 ~ 3 h，醒后不能再入睡，在早醒的同时常伴有情绪的低潮。有的表现为入睡困难，睡眠不深，少数患者表现为睡眠过多。

2. 食欲减退、体重减轻

多数患者都有食欲不振、胃纳差症状，患者不思茶饭或食之无味，味同嚼蜡，通常伴有体重减轻。体重减轻与食欲减退不一定成比例，少数患者可出现为食欲增强、体重增加。

3. 性功能减退

可出现性欲减退乃至完全丧失。有些患者勉强维持性行为，然而无法从中体验到快乐。

4. 非特异性躯体症状

患者可表现身体任何部位的疼痛，躯体不适主诉可涉及各脏器，自主神经功能失调的症状也较常见。

抑郁发作临床表现较轻者称之为轻度抑郁，主要表现为情感低落、兴趣和愉快感丧失、易疲劳，自觉日常工作能力及社交能力有所下降，不会出现幻觉和妄想等精神病性症状，但临床症状较环性心境障碍和恶劣心境为重。

老年抑郁症患者除有抑郁心境外，多数患者有突出的焦虑烦躁情绪，有时也可表现为易激惹和敌意。精神运动性迟缓和躯体不适的主诉较年轻患者更为明显。因思维联想明显迟缓以及记忆力减退，可出现较明显的认知功能损害症状，类似痴呆表现，如计算力、记忆力、理解和判断能力下降，国内外学者将此种表现称之为抑郁性假性痴呆。躯体不适主诉以消化道症状较为常见，如食欲减退、腹胀、便秘等，通常纠缠于某一躯体主诉，并容易产生疑病观念，进而发展为疑病、虚无和罪恶妄想。病程较冗长，易发展成为慢性。

四、病程和预后

抑郁症大多数表现为急性或亚急性起病，好发季节为秋冬季。女患者可在月经期间发病。60岁后首次发病者较少。每次发作持续时间因人而异，持续时间比躁狂症长，平均病程为6~8个月，少数发作持续长达1~2年。病程长短与年龄、病情严重程度以及发病次数有关。一般认为发作次数越多，病情越严重，伴有精神病性症状，年龄越大，病程持续时间就越长，缓解期也相应缩短。

心境障碍的预后与遗传、人格特点、躯体疾病、社会支持、治疗充分与否等因素有关，预后一般较好，间隙期精神状态基本正常。但反复发作、慢性、老年、有心境障碍家族史、病前为适应不良人格、有慢性躯体疾病、缺乏社会支持系统、未经治疗和治疗不充分者，预后往往较差。研究发现，大多数经治疗恢复的抑郁症患者，仍有30%在一年内复发；有过1次抑郁发作的患者，其中50%的患者会再发，有过2次抑郁发作的患者，今后再次发作的可能性为70%，有3次抑郁发作患者，几乎100%会复发。

五、诊断标准

以情感低落为主，与其处境不相称，可以从闷闷不乐到悲痛欲绝，甚至发生木僵，严重者可出现幻觉、妄想等精神病性症状。某些病例的焦虑与运动性激越很显著。

1. 以情感低落为主，并至少有下列四项

①兴趣声失、无愉快感；②精力减退或疲乏感；③精神运动性迟滞或激越；④自我评价过低、自责，或有内疚感；⑤联想困难或自觉思考能力下降；⑥反复出现想死的念头或有自杀、自伤行为；⑦睡眠障碍，如失眠、早醒，或睡眠过多；⑧食欲降低或体重明显减轻；⑨性欲减退。

2. 严重标准

社会功能受损，或给本人造成痛苦或不良后果。

3. 病程标准

符合症状标准和严重标准至少已持续2周。可存在某些精神分裂性症状，然而不符合精神分裂症的诊断。若同时符合精神分裂症的症状标准，在精神分裂症状缓解后，满足抑郁发作标准至少2周。

4. 排除标准

排除器质性精神障碍，或精神活性物质和非成瘾物质所致抑郁。

六、治疗要点

（一）抗抑郁药

抗抑郁药是当前治疗各种抑郁障碍的主要药物，能有效解除抑郁心境及伴随的焦虑、紧张和躯体症状，有效率为60%～80%。尽可能使用单一种类的药物，至少在治疗开始时，为了观察效果及预防不良反应，不宜合用多种抗抑郁药。初期用药原则是从小剂量开始递增，但必须确保达到充足的治疗量，最好达到药物的最佳血浓度范围。新一代抗抑郁药的不良反应较少，可以立即足量应用。尽管维持用药在一定程度上预防了抑郁症的复发，但不能防止转向躁狂发作，甚至可能促发躁狂的发作，当使用抗抑郁药物发生转躁时，即应按双相障碍治疗。

1. 选择性5-可再摄取抑制剂（SSRIs）

氟西汀（20 mg/d）、帕罗西汀（20 mg/d）、舍曲林（50 mg/d）、氟伏沙明（氟伏草胺）（100 mg/d）、西酞普兰（20 mg/d）等。由于SSRIs的半衰期都较长，大多在18～26h，每日只需服药一次，见效需2～4周。SSRIs不良反应较少而轻微，特别是抗胆碱能及心脏的不良反应少。常见的不良反应有恶心、呕吐、厌食、便秘、腹泻、口干、震颤、失眠、焦虑及性功能障碍等，偶尔出现皮疹，少数患者能诱发轻躁狂，不能与MAOI合用。

2. 去甲肾上腺素（NE）和5-羟色胺（5-HT）双重摄取抑制剂（SNRIs）

主要有文拉法辛，有效治疗剂量为75～300 mg/d，一般为150～200 mg/d，速释剂分2～3次服，缓释剂为胶囊，日服1次。常见不良反应有恶心、口干、出汗、乏力、焦虑、震颤、阳痿和射精障碍。不良反应的发生与剂量有关，大剂量时部分患者血压可能轻度升高。无特殊禁忌证，严重肝、肾疾病、高血压、癫痫患者应慎用，不能与MAOIs联用。

3. NE 和特异性 5-HT 能抗抑郁药（NaSSAs）

米氮平是代表药，有良好的抗抑郁、抗焦虑及改善睡眠作用，起始剂量 30 mg/d，必要时可增至 45 mg/d，晚上顿服。常见不良反应为镇静、嗜睡、头晕、疲乏、食欲和体重增加。

4. 三环类及四环类抗抑郁药

米帕明（丙咪嗪）、氯米帕明（氯丙咪嗪）、阿米替林及多塞平（多虑平）是临床上常用的三环类抗抑郁药，主要用于抑郁症的急性期和维持治疗，总有效率约为 70%。不良反应常见的有口干、嗜睡、便秘、视物模糊、排尿困难、心动过速、体位性低血压和心率改变等。马普替林为四环类抗抑郁药，其抗抑郁作用与三环类药物相似，也有明显的镇静作用，然而起效较快（4 ~ 7 d），不良反应较少，主要有口干、嗜睡、视物模糊、皮疹、体重增加等，偶可引起癫痫发作。

5. 单胺氧化酶抑制剂（MAOIs）

吗氯贝胺有效治疗剂量为 300 ~ 600 mg/d，主要不良反应有恶心、口干、便秘、视物模糊及震颤等。

（二）电休克治疗

电休克治疗（ECT）具有抗抑郁与抗精神病性症状的双重作用，对于有严重消极自杀言行或抑郁性木僵的患者，ECT 是首选的治疗。通常 6 ~ 10 次为一疗程，治疗间隔时间不宜短于 48h。ECT 不能预防复发，治疗后仍需用药物维持治疗。ECT 除可用于有严重消极自杀、抑郁性木僵等患者外，还可适用于使用抗抑郁药治疗无效的患者、有躯体疾病又不适于抗抑郁药的患者。现改良后的电休克治疗，亦可用于有骨折史和骨质疏松者、年老体弱患者，部分心血管疾病者也可适用。

（三）心理治疗

针对患者的心理 - 社会因素以及所处的不良环境，应给予患者言语和行动上的支持。轻症抑郁症应在早期与患者讨论其生活状态，指导、鼓励患者正确认识和对待自身疾病；严重抑郁症者应避免增加患者的心理压力，加重患者的失望感。在患者发作的间歇期，对有可能复发的患者，应矫正患者的心理应对方式。通过认知疗法、行为治疗、人际心理治疗、婚姻及家庭治疗等一系列的治疗技术，帮助患者识别和改变认知歪曲，改善患者的人际交往能力和心理适应功能，提升患者家庭和婚姻生活的满意度，促进康复，预防复发。

（四）下列情况需维持治疗

①3 次或 3 次以上抑郁发作者；②既往 2 次发作，如首次发作年龄小于 20 岁；③3 年内出现两次严重发作或 1 年内频繁发作两次和有阳性家族史者。维持时间长短、剂量需视发作次数、严重程度而定。

七、护理评估

（一）评估主观资料

1. 认知活动

评估患者有无自责自罪观念及妄想、疑病观念、疑病妄想、被害妄想和关系妄想，有无自卑、无价值感，无助、无望及无力感以及对自己疾病的认识情况。

2. 情感活动

评估患者是否兴趣减退或丧失，有无愁眉不展、唉声叹气、悲观绝望、哭泣流泪、焦虑恐惧、自罪感、负罪感等。

3. 意志行为活动

评估有无意志活动减少、不愿参加平时感兴趣的活动，有无懒于生活料理及不顾个人卫生，有无自杀自伤的消极企图及行为。

（二）评估客观资料

1. 躯体状况

评估患者有无疲乏无力、心悸、胸闷、胃肠不适、便秘、性功能下降等，有无体重明显减轻或增加等情况。

2. 对疾病的认识

评估患者的自知力和损害程度。

3. 社会心理状况

评估患者的家庭环境、经济状况、受教育情况、工作环境及社会支持系统。

4. 既往健康状况

评估患者的家族史、患病史、药物过敏史。

5. 治疗用药情况

了解患者以往用药情况、药物不良反应等。

6. 实验室及其他辅助检查

评估患者的血、尿、便常规，血生化、心电图、脑电图的结果。

八、护理诊断

（一）有自伤／自杀的危险

与严重抑郁悲观情绪或自责自罪观念有关。

（二）营养失调

低于机体需要量与自责自罪观念、躯体症状或木僵状态有关。

（三）睡眠形态紊乱

与悲观情绪或入睡困难有关。

（四）思维过程改变

与思维联想受抑制、认知活动受影响或出现人格解体等有关。

（五）社交孤立

与严重抑郁悲观情绪或行为异常等有关。

（六）有暴力行为的危险

与抑郁扩大自杀行为有关。

九、护理目标

（1）患者住院期间内不会伤害自己。（2）建立和维持营养、水分、排泄、休息和睡眠等方面的适当生理功能。（3）与患者建立良好的护医患关系并协助患者建立良好的人际关系。（4）能以言语表述问题，患者能显现自我价值感的增强。（5）患者能主动在病房群体中与病友和工作人员相处。（6）患者能以有效的途径解决问题，进而减少无力感。（7）没有明显的妄想及病态的思维。

十、护理措施

（一）一般护理

1. 饮食护理

食欲不振、便秘是抑郁患者常出现的症状。饮食种类应选择患者较喜欢的食物，食物宜含有充足热量、蛋白质、维生素且富含纤维，可采取少量多餐的进食方式。若患者有低价值感或自责妄想不愿进食或拒食时，按相应护理措施处理。若患者坚持不肯进食或体重持续减轻，则务必采取进一步的护理措施，如喂食、鼻饲、静脉输液等。

2. 生活护理

抑郁患者由于情绪低落、悲观厌世，毫无精力和情绪顾及自己的卫生及仪表，对轻度抑郁患者护理人员可鼓励其在能力范围内自我料理；重度抑郁患者则应帮助其洗脸、洗脚、口腔护理、会阴护理、更衣、如厕、仪表修饰，使患者感到整洁、舒适。允许患者适度的依赖，有助于减轻心理压力。

3. 保证充足睡眠

患者大部分时间卧床不动、不易入睡、睡眠浅、易醒或早醒，而这些又会加剧患者的情感低落，患者的许多意外事件，如自杀、自伤等，就发生在这种时候。护理人员应主动陪伴和鼓励患者白天参加多次短暂的文娱活动，如打球、下棋、唱歌、跳舞等。为患者创造舒适安静的入睡环境，可采取睡前喝热饮、热水泡脚或洗热水澡等协助患者入睡，避免看过于兴奋、激动的电视节目或会客、谈论病情。

（二）安全护理

与患者建立良好的治疗性人际关系，随时了解患者自杀意志的强度及可能采取的方法，密切观察有无自杀的先兆症状，特别在交接班时间、吃饭时、清晨、夜间或工作人员较少时，不让患者单独活动，可陪伴患者参加各种团体活动。谨慎地安排患者生活和居住的环境，安置患者住在护理人员易观察的房间，环境设施安全，光线明亮，整洁舒适，墙壁以明快色彩为主，以利于调动患者积极良好的情绪。严格管理制度，定期巡视。加强对病房设施的安全检查，严格做好药品及危险物品的保管工作，杜绝不安全因素。

（三）心理护理

①建立良好的护患关系，要有温和、接受的态度，对患者要有耐心和信心，鼓励患者抒发自身的感受，帮助患者了解抑郁症的知识，护理人员应设法打断患者的一些负性思考，帮助患者回顾自己的优点、长处、成就，培养正性的认知方式；②严重抑郁患者思维过程缓慢，思维量减少，护理人员应鼓励患者表达自己的想法，引导患者增加对外界的兴趣，协助患者完成某些建设性的工作和参与社交活动，为患者创造和利用各种个人或团体人际接触的机会，以帮助患者改善处理问题、人际互动的方式、增强社交的技巧。

十一、健康教育

（一）患者

①向患者介绍疾病的有关知识，指导患者识别疾病复发的先兆及预防复发方法；②教患者掌握药物的不良反应和预防措施，鼓励患者坚持用药，定期到门诊复查；③鼓励患者积极主动参加家庭和社会活动，锻炼自理能力和社会适应能力；④帮助患者面对和恰当处理现实环境中的各种应激源。

（二）家属

①指导家属有关疾病知识和预防疾病复发的常识，为患者创造良好的家庭环境和人际互动关系；②指导家属帮助患者管理药物并监护患者按时服药，密切观察病情变化和药物副作用，确保患者不受冲动或自残行为的伤害。

十二、护理评价

（1）患者抑郁情绪缓解。（2）患者营养状况良好，维持正常睡眠，生活自理能力恢复。（3）患者的精神症状得到缓解或消失，自知力恢复。（4）患者能与护士和病友正常地进行交谈，能反映心理问题与心理需要。（5）患者配合治疗和护理，积极参与工娱治疗活动。（6）患者的社交能力、社会适应能力恢复。

第四节　心境障碍其他类型

一、双相障碍

双相障碍（bipolar disorder）是在病程中既有躁狂发作（躁狂相），又有抑郁发作（抑郁相），并伴有相应思维和行为异常的一类精神障碍。发作间期通常以完全缓解为特征。与其他心境障碍相比，本病在男女性中的发病率较为接近。通过长期的临床观察，单相躁狂发作者极为少见，仅占心境障碍的 1% 左右，同时经长期纵向研究，发现几乎所有患者在躁狂发作前常有轻微和短暂的抑郁发作，因此，多数学者认为只要存在躁狂发作就是双相障碍，只有抑郁发作才可能表现为单相障碍。

如果在目前疾病发作中，躁狂和抑郁症状同时存在，临床表现都很突出，如情感高涨而运动减少，情感低落而思维奔逸，持续病期不短于 2 周，诊断为双相障碍混合发作。

双相障碍的躁狂发作通常起病突然，持续时间 2 周至四五个月不等；抑郁发作持续时间较长，约 6 个月，除在老年期外，很少超过 1 年。两类发作通常都继之于应激性生活事件或其他精神创伤，首次发病可见于任何年龄，但大多数发病于 50 岁之前。发作频率、复发与缓解的形式均有很大变异，然而随着时间推移，缓解期有逐渐缩短的趋势。中年之后，抑郁变得更为常见，持续时间也更长。

双相障碍应遵循长期治疗的原则，主要的治疗药物是既能使躁狂、抑郁症状消失，又具有预防复发效果的心境稳定剂。锂盐是心境稳定剂的首选药物，锂盐加丙戊酸抗躁狂效果大于抗抑郁效果，是锂盐单一治疗无效或对丙戊酸疗效差的躁狂症的首选方案，有明显的急性控制效果及躁狂预防效果。也有学者主张在使用心境稳定剂的基础上联用抗抑郁药物如 SSRIs 治疗，一旦抑郁症状缓解，可继续给予心境稳定剂维持治疗，同时逐步减少、停止抗抑郁药物，避免转为躁狂。

二、持续性心境障碍

（一）环性心境障碍

是指情感高涨与低落反复交替出现，但程度较轻，且均不符合躁狂或抑郁发作时的诊断标准。轻度躁狂发作时表现为十分愉悦、活跃和积极，且在社会生活中会做出一些承诺；但转变为抑郁时，不再乐观自信，而成为痛苦的"失败者"。随后，可能回到情绪相对正常的时期，或者又转变为轻度的情绪高涨。通常心境相对正常的间歇期可长达数月，其主要特征是持续性心境不稳定。这种心境的波动与生活应激无明显关系，与患者的人格特征有密切关系，过去有人称为"环性人格"。

（二）恶劣心境

指一种以持久的心境低落状态为主的轻度抑郁，从不出现躁狂。抑郁常持续 2 年以上，期间无长时间的完全缓解，如有缓解，一般不超过 2 个月。此类抑郁发作与生活事件和性格都有较大关系，也有人称为"神经症性抑郁"。常伴有焦虑、躯体不适感和睡眠障碍，也可有强迫症状出现，但无明显的精神运动性抑制或精神病性症状。

患者在大多数时间里，感到心情沉重、沮丧，周围一片暗淡；对工作无兴趣，无热情，缺乏信心，但患者兴趣并不完全丧失，原来十分感兴趣的事仍可勉强去做；对未来悲观，常感到精神不振、疲乏、能力降低等，但经劝说鼓励，仍会有好转，通常不会有绝望感。抑郁程度加重时也会有轻生的念头。患者的工作、学习和社会功能受损较轻，有求治要求，自知力完整或较完整。

躯体主诉也较常见。睡眠障碍以入睡困难、多梦、睡眠较浅为特点，常伴有头痛、背痛、四肢痛等慢性疼痛症状，尚有自主神经功能失调症状，如胃部不适、腹泻或便秘等。然而无明显早醒、昼夜节律改变及体重减轻等生物学方面改变的症状。焦虑情绪常是伴随的症状。

第十三章 精神障碍患者的社区与家庭护理

第一节 社区精神卫生服务

一、社区精神卫生服务概况

社区精神卫生服务是应用社会精神病学的理论、研究方法和临床医学、预防医学等医疗技术，促进社区范围内人群的心理健康，帮助提高个体承受应激和适应社会的能力，进而减少心理和行为问题的发生，促进社区内全体人群的心理健康。

社区精神卫生服务的对象有广义与狭义之分。广义对象是指社区全体居民，包括目前心理状态正常者，为全体居民开展全方位的服务，需要政府及其他各部门与全社会的共同参与；狭义对象是指社区中的精神障碍患者，由卫生部门承担主要任务，同时也需要其他部门的协同和配合，我国目前现阶段的社区服务对象仍以后者为主。

我国社区精神卫生工作，近年来日益受到各级政府的关心、支持和各界人士的关注，取得了显著进展。国内已形成城乡社区精神卫生服务模式，社区精神卫生工作已初见成效，然而各地发展仍不平衡，社区精神卫生服务模式尚待巩固与推广。大力推广社区康复，成为初级卫生保健的工作内容之一。各级精神卫生机构应设社区服务科，区县精神卫生机构应以社区工作为重点，建立健全三级防治网，大力开展工疗站（组）、看护组和家庭病床等服务形式，逐步实现精神病患者社区的划区管理。对于致残率较高的精神分裂症、精神发育迟滞和老年痴呆，要作为主要服务对象，开展社会心理康复，特殊教育与职业培训。全国精神病防治康复工作继续推广至全国，将有力促进我国社区精神卫生学的发展，进而形成具有中国特色的社区精神卫生服务模式。

社区精神卫生服务是以社区为工作单位，以社区居民为服务对象，根据社区群体的特点，应用精神医学、心理学、社会学等多方面知识，为社区居民提供人性化、多元化的心理卫生服务。为全体社区居民创造有利于心理健康的良好环境，构建和谐的人际关系，提高群体的精神卫生水平。

二、社区精神卫生服务的工作范围和任务

随着社会不断地进步与发展，家庭结构和人口结构发生改变，生活事件和心理压力不断增多，要求精神卫生服务的工作范围必须从对精神病的防治扩大到预防和减少心理卫生和行为问题的发生。

（一）精神疾病的防治

1. 一级预防

一级预防为病因学预防，是指预防危险因素。一级预防的服务对象主要是精神及心理健康人群。

（1）增进精神健康的保健工作

重视精神健康、保持情绪稳定的重要意义，把预防、保健、诊疗、护理、康复、健康教育融为社区医护工作的一体。目的在于增强服务对象自我精神健康的保健意识，开展社会、心理及环境精神卫生工作，注意保持科学的生活方式等。

（2）积极开展防治工作

开展疾病监测、减少因心理因素导致的疾病，消除精神障碍，减少吸毒、传染病等导致精神疾病的危险因素，提升个体及家庭成员的适应能力，保护高危人群。

（3）健康教育及心理咨询

大力开展心理卫生健康教育，培养个体的适应能力，加强各年龄阶段人群的精神卫生指导；开展各年龄阶段的精神卫生、心理咨询工作，如家庭咨询、青春期心理咨询、婚姻咨询、就业咨询等。

2. 二级预防

二级预防为临床前期预防，即早发现、早诊断、早治疗发病期的患者。二级预防的服务对象包括精神健康危害发生前期的患者，需紧急照顾的急性期和危重患者，避免疾病的进一步发展。

（1）定期对社区居民进行精神健康调查，早期发现精神障碍患者。（2）确认引起精神健康的危险因素和相关因素。（3）指导有精神障碍的人群及时就诊，明确诊断，接受治疗。要定期进行家庭随访，提供咨询及相应的医护干预。指导患者坚持治疗、合理用药，教会家庭成员观察病情、预防暴力行为和意外事件发生的方法。（4）缩短患者住院时间，通过给予及时的治疗护理，使服务对象早日返回家庭及社区。

3. 三级预防

三级预防为临床预防，即精神危害发生后期的危机干预、特殊治疗、防止残疾。三级预防的服务对象为需要康复和长期照顾患者，帮助患者最大限度地恢复社会功能，指导患者正确对待所患的疾病，使患者减轻痛苦，提高患者生活质量。

（1）防止疾病反复

指导慢性病患者或老年患者坚持治疗，督促患者按时按量服药，给患者心理上的支持，帮助患者创造良好的治疗、生活环境。使患者情绪稳定，配合疾病的治疗和康复。

（2）防止病残

在提供医疗和护理服务的过程中尽可能防止、延缓或减少病残的发生，使患者最大限度地恢复心理和社会功能，预防疾病复发，采取有力措施减少后遗症及并发症的发生。

（3）做好康复医护工作

如建立各种工娱治疗站、作业站、娱乐站，对患者进行各种康复训练，同时进行健康教育、精神康复、疾病咨询等，使患者早日恢复家庭生活和回归社会。

（4）指导家庭护理

指导并协助家庭成员改善出院患者的生活环境，制订生活计划，努力解决患者的心理健康问题。

（5）做好管理工作

帮助患者享受社会生活，预防疾病复发，减轻医院及家庭负担。同时结合工作中所获得的信息，分析社区服务对象的精神健康问题，制订出比较完善的社区医疗、护理、管理内容及相关制度。包括康复之家、患者公寓、寄养家庭、环境布置、设施装备、患者医疗护理文书管理等。

（二）健康教育

健康教育是为社区居民提供健康服务的重要内容之一，是普及社区居民对健康和疾病的知识，帮助社区居民学会疾病的家庭预防、观察和护理。因此，应该利用一切简单、可行有效的形式，如电视、报纸、宣传册、互联网、墙报等，有目的、有计划地对社区居民普及精神卫生知识，防治和减少精神病的发生，能正确对待精神疾病和精神疾病患者。

（三）科学研究

社区精神卫生服务工作内容丰富，范围广泛，涉及多学科知识。这就要求社区精神服务工作者在日常工作中注意积累资料，探索社区工作的新思路、新方法，不断推动社区精神卫生服务的发展，提高服务质量和效果。

（四）培养基层工作人员

社区精神卫生服务工作者有责任、有义务为本社区精神卫生服务的顺利延续培养后备人才，可以以老带新，也可以开设各种形式的培训课程，以确保工作的连续性。

三、社区精神卫生服务的要求

（一）政策支持

国务院发布的《发展城市社区卫生服务的指导意见》，提出了推进社区卫生服务体系建设的具体指导方法。即在省、市和地区政府的领导与支持下，由所属卫生行政、公安和民政部门的负责人组成多部门协作的领导小组，全面负责和统筹安排本地区的精神卫生保健工作。

（二）资源支持

护理服务中可以利用的社区资源，如社区经济资源、文化资源、机构资源和人力资源等。社区丰富的资源要合理运用，它对社区医护人员维护社区人群心理、精神健康有着十分重要的意义。

（三）组织管理

在社区精神卫生护理服务中，应有一套完整的组织管理制度，做到有章可循、制度与流程健全，才能确保社区护理工作人员为社区居民提供优质的精神卫生服务。

（四）程序规范

无论是开展多种形式心理健康教育，调查分析社区心理，精神健康状况及对脆弱人群的预防保健，还是建立和保存健康档案、定期的家庭访视和护理、协助处理突发事件等，都要求系统合理地安排社区精神卫生服务工作程序。

（五）共同参与

社区精神卫生服务需要全社会的共同参与和社区的行政、福利、教育、卫生、厂矿等部门多方合作。例如，与各级院校合作，普查社区内学生的心理卫生状况，与企事业单位合作，普查和筛选精神障碍患者。

（六）持续高效

社区精神卫生服务工作具有长期性、连续性的特点。随着社会竞争的加剧，各种心理应激因素急剧增加，精神卫生问题日益突出，更需要提供持续的、高质量的服务。如少年儿童的行为问题、中青年的心理卫生问题、老年期精神障碍、酒精与毒麻药品滥用以及自杀等问题明显增多，对预防和治疗心理、精神障碍，促进精神疾病和精神残疾的康复提出了较高要求。

社区精神卫生服务工作要以人为本，尊重社区人群的生命、权利和尊严；尊重社区人群的信仰、价值观和风俗习惯；尊重社区人群的基本需要和愿望。保护服务对象的隐私，谨慎地使用护理对象的资料；执行护理工作时应确保护理对象的安全。

第二节　精神障碍患者的社区康复护理

精神障碍患者的社区康复护理是社区精神卫生服务的一部分，是运用精神病学、护理学和行为科学的理论、技术和方法，在社区内开展精神疾病的康复护理，促进人群心理健康，提高个体的社会适应能力，维持社区的和谐与安宁。

精神障碍患者的社区康复护理是以社区为单位，以精神病学的理论、技术为支持，运用社区康复护理的方法，为精神障碍患者提供护理，最大限度地使其适应社会的心理功能恢复。

一、精神障碍患者的社区康复

社区康复是以社区为基础的康复，启用和开发社区的资源，将残疾人及其家庭和社区视为一个整体，对残疾的康复和预防所采取的一切措施。社区精神障碍康复是社区卫生工作的重点之一，要为本社区精神障碍患者提供终身服务。因此，社区精神卫生服务工作要做到个性化、整体化、长期化。

（一）为社区普通人群提供心理咨询，普及精神卫生知识

社区卫生机构可以通过两个途径为社区普通人群提供心理咨询，普及精神卫生知识。

（1）在对社区居民进行健康体检的过程中，有针对性地进行心理活动的评估，特别是对于重点人群，如孕产期妇女的情绪状态，老年人的记忆、智力活动等，便于早期发现产后抑郁症、老年痴呆等。（2）通过举办科普讲座、开展咨询活动、发放科普宣传读物、制作宣传展板等形式，向社区居民普及精神卫生知识，促进其提升精神健康水平。

（二）开展精神疾病的调查，建立疾病档案

对社区精神疾病患者进行线索调查，是开展社区精神卫生服务的首要任务，也是动态掌握社区精神疾病变化的第一手资料。社区卫生服务机构每年都应组织精神科医师对社区的精神障碍患者进行年度的检查。如果社区的精神障碍患者因病情复发或加重，住院治疗，出院后其住院治疗有关资料应被及时转入社区，以便社区卫生服务中心继续进行社区康复治疗。同时要建立一套完整的连续的疾病档案资料。社区卫生服务机构要维护患者的隐私权，对社区精神障碍患者的疾病资料进行妥善保管。

（三）定期随访，对重性精神障碍的患者进行管理

治疗精神障碍，尤其是以精神分裂症为主的重性精神障碍，由于疾病自身的特点，患者多不承认有病，不主动治疗，特别是在疾病的严重期。因此，需要对社区的精神障碍患者给予更多的关怀和看护。社区卫生服务机构的医护人员，每个月至少一次主动对建档立卡的社区精神障碍患者进行家庭随访，通过随访与患者及其家属保持密切联系，并取得患者的信任和配合。随访内容包括患者的服药情况、病情稳定情况等，并指导家属开展家庭护理。由此提高社区精神障碍患者的服药率，动态掌握患者的病情变化。

（四）开展社区康复治疗，促使早日回归社会

社区康复治疗的内容包括心理康复指导、家庭护理指导、劳动技能训练、工娱治疗和职业康复等。社区康复治疗的目的是减轻精神残疾的程度，促使患者早日回归社会。社区卫生服务机构将在残联的配合下开展"社会化、综合性、开放式"精神疾病康复工作。

职业技能康复的目标包括有自我处置症状的能力，以减轻功能缺陷；能灵活自如地处置与群众接触所遇到的问题，能和健康人一样生活和工作；能参加工作中的竞争而获得自己的职业；经济上能独立等。

（五）维护患者合法权益，争取社会支持

以精神分裂症为主的重性精神疾病多在青壮年中发病，病程迁延，多呈慢性，致残率较高，主要危害劳动力人口，极易造成家庭贫困。开展社区精神卫生服务，可以利用社区卫生服务机构掌握的情况，配合民政、残联、劳动等部门积极维护社区精神疾病患者的合法权益，争取适当的社会支持和政府救助。

二、精神障碍患者的社区康复护理

开展精神障碍患者社区康复护理有利于动员社会一切力量，更多更全面地为患者提供护理服务；能及时处理应激事件，防止或减少精神疾病的发生；使精神障碍患者获得出院后的连续医疗和照护，有利于患者尽早回归社会；还可提升社会人群对精神障碍的认识程度和增加就业率。

（一）精神障碍患者社区康复护理的原则

1. 综合性原则

精神障碍患者的社区康复护理是一项综合性工作。包括对本社区精神障碍患者的预防保健、治疗护理、康复服务以及家庭访视。

2. 多层次、连续性、整体化护理服务

精神障碍患者的社区康复护理工作应为社区内不同的精神障碍患者提供有针对性的服务。根据其心理状况提供不同层次的护理服务，并为其提供咨询、预防、治疗、康复等不同阶段的连续性服务，是适应现代医学模式的整体化护理服务。

3. 多方面协作

由于社区护理工作是一项复杂的综合性工作，因此需要多方面的共同参与才能完成。包括社区精神卫生服务人员、社区其他工作人员、社区内的全体居民以及各级卫生部门等，各部门、各系统应全力合作，及时沟通，妥善协调。

4. 全民共同参与

精神障碍患者的社区康复护理，不仅需要社区精神卫生服务人员的认真负责、互相协作，更需要社区内全体居民的主动学习、积极参与，才能促使每一位社区居民正确认识精神障碍疾病，理解精神障碍患者及其家庭，也为维护自身的心理健康采取健康积极的生活方式。

（二）精神障碍患者社区康复护理的程序

1. 护理评估

评估的对象包括患者本身、家庭及社区环境。

（1）患者的评估

包括身体状况、心理社会功能、精神病症、求医过程、基本生活技能、文化背景、职业功能、学习能力、应对能力及由于精神障碍带来的角色改变后的适应情况等。

（2）家庭的评估

评估家属与患者的互动方式和家庭的负担。包括家庭结构、家庭整体的压力源、经济状况等。

（3）社区的评估

包括本社区的人口学资料、经济水平、科技发展水平、政府对精神卫生的重视情况，社区内的文化背景，社区内现有精神卫生资源的运作情况，社区内居民对患者的接纳程度，目前社区内精神卫生护理的基础。

2. 护理诊断

包括个体、家庭及社区互动中的潜能及问题。常见的护理问题有：

（1）社区应对无效

与社区资源有限、社会支持系统不足有关。

（2）社区执行治疗方案无效

与精神卫生知识缺乏、社区资源有限有关。

（3）有增强社区应对的趋势

与社区资源发展有关。

3. 护理目标

（1）社区内精神障碍疾病的发生得到预防和控制，患者能得到及时的治疗、护理、用药及康复指导。（2）社区内精神障碍患者的生活自理能力逐步恢复，劳动能力提升，逐步适应社会生活，生活质量提高。（3）精神障碍患者发生残疾的时间推后，程度比预期降低。

4. 护理措施

（1）普查社区内精神障碍患者的基本情况

包括精神障碍患者的一般资料、残疾史、康复需求家庭支持及在社区中分布情况，并进行汇总分析，确定个体和整体的康复护理计划。

（2）指导和实施各种康复训练

为了延缓精神障碍患者的人格衰退、促进健康恢复，必须对其进行康复训练。如生活自理能力训练、社会交往技能训练、学习行为训练、职业技能训练、文娱活动训练等。有效的康复训练可以为患者提供所需的支持，提升其社会与家庭的适应能力，改善生活质量。

（3）给予精神障碍患者良好的心理支持

主要通过心理咨询和心理治疗实施，要求实施者经过正规训练、坦诚、有耐心、有良好的理解沟通能力，尊重患者。要不断鼓励患者，肯定其每一点进步，促使其树立信心，改善心理环境。

（4）开展家庭康复

通过患者及其家庭情况评估，与家属一同制订和实施康复计划。帮助家属认识患者目前存在的问题，并确定解决问题的方法，传授相关的疾病知识，在家庭中为患者康复创造条件。

（5）精神障碍患者的用药指导

用药指导是精神障碍患者社区康复护理中的一个关键问题。对于恢复期患者，需不断对其加强坚持服药重要性的认识，为避免患者发生藏药、扔药现象，应看着患者把药服下，方可离开。此外，需注意观察用药的反应，适时调整服药剂量，使药效明显的同时，不良反应又降到最低限度。

在康复护理中，应注意给予因智能障碍而致残的患者进行一定的教育和训练，促使其智力有一定程度的提高，偏低的心理潜力得以最大限度地发挥。还要注意实施早期性、连续性和终身性的康复护理以及渐进性、全面性、综合性的康复护理。

5. 护理评价

（1）社区内精神障碍疾病的复发率降低，发病间隔延长。（2）精神疾病患者社会适应能力提高，能回归家庭和社会。（3）精神障碍患者及家属掌握了减轻疾病危害的方法，患者的残疾程度比预期降低。

第三节　精神障碍患者的家庭护理

家庭护理是以家庭为单位所实施的护理过程，其宗旨是借助家庭内沟通与互动方式的改变，协助患者对其生存空间有更好的调适。家庭是精神障碍患者最重要的支持系统，也是精神障碍患者活动最多的地方，稳定和睦的家庭环境是精神障碍患者康复的基础。有效的家庭护理有利于患者精神状态的改善。

一、家庭治疗及护理的原则

（一）精神障碍患者家庭治疗的原则

（1）护理人员要与患者及家庭照料者保持密切联系，并建立良好的护患关系，定期家访和护理，观测患者病情变化，解答并帮助解决患者的问题。尤其应注意缓解家庭成员的心理压力。（2）对家属随时进行指导，可以通过电话、家访的方式进行。（3）定期评估家庭治疗的效果，通过反馈信息与患者及家属一起制订或修改治疗康复计划使之更适合患者的需要。（4）督促治疗康复计划的实施。（5）进行针对患者及其家属的健康教育，讲述有关精神障碍的防治知识。

（二）精神障碍患者家庭护理的原则

1.针对性原则

每一个精神障碍患者的个性不同，家庭状况、文化背景、生活习惯等方面都不相同，因此，对不同的患者所采取的家庭护理方法也不同。

2.指导性原则

家庭照顾好的患者病情恢复快，复发率低，社会适应能力和自理能力都相对要强；然而作为精神障碍患者的家庭成员，他们通常缺乏家庭护理的专业知识，因此，需要医护人员给予专业的指导和帮助。

3.协调性原则

精神障碍患者的家庭护理是一个长期的过程，需要家庭成员的共同参与、协调配合。要根据患者及家庭的特点，制订出有利于患者早日康复的家庭护理计划。

4.中立性原则

作为护理人员对精神障碍患者的家庭生活及成员之间的矛盾，应保持中立；并在工作中保持人格中立、经济中立及人际关系中立。

5.能动性原则

调动家庭成员的主观能动性，由家属参与，针对家庭的特定需要，制订精神障碍患者的家庭护理计划，充分发挥家庭的潜力。

6.慎重性原则

考虑到精神障碍患者是否希望家庭成员参与治疗和护理，护士要根据患者对家庭成员的依赖、信任、接受程度，在是否邀请家属参与、邀请哪些家庭成员参与护理工作上进行慎重考虑。

二、家庭护理措施

（一）护理评估

1.患者评估

（1）一般情况

人口学资料、文化背景、工作经历、家庭角色、与家庭成员的关系、健康史等。

（2）身体状况

生命体征，饮食、睡眠状况，活动、排泄情况，意识状况，躯体功能状况，服药情况等。

（3）心理状况

有无感知觉、思维、情感、意志和行为、认知能力、自知力等方面的障碍。

（4）社会功能

生活自理能力，环境适应能力，学习、工作的能力，自我控制与自我保护能力，社交活动情况，有无人际交往障碍，是否合群，有无社会退缩行为等。

2.家庭评估

（1）家庭结构是否完整，每一个成员在家庭中的位置、角色、承担的责任与权利，家庭系统的运转规则及价值观等。（2）家庭功能是否健全，能否为患者提供生理、心理、社会方面的基本需要。（3）家庭的社会支持系统。（4）家庭环境：家庭的情感氛围与经济状况，家庭的文化背景和知识水平，家庭成员对患者的看法，家庭的沟通方式，家庭的凝聚力，家庭的灵活性，是否存在或有潜在的家庭矛盾、危机等。（5）家庭成员的精神健康水平。

（二）护理诊断

1.应对无效与应对技术不足

与社会支持系统不足、知识缺乏有关。

2.家庭执行治疗方案无效

与家庭成员精神卫生知识缺乏、社区卫生资源有限有关。

3.社交孤立

与社会偏见、社会价值不被接受有关。

4.有增强家庭应对的趋势

与获得新应对技巧、社会支持有关。

（三）护理目标

（1）家庭成员及患者能积极参与家庭护理计划的制订，并能得到专业的指导，应对精神障碍患者的能力提高。（2）家庭成员及患者本人能坚持、正确的执行治疗方案。（3）患者的自理能力提升，社会适应能力增强，能与家人、朋友相处融洽，逐步回归社会。（4）家庭成员逐渐掌握照顾精神障碍患者的技术和方法，能处理新出现的问题，应对突发情况或新问题的能力提高。

（四）护理措施

1.一般护理

（1）日常生活能力训练

日常生活能力训练是恢复生活能力的最好方法。在训练中必须有人照顾并指导患者自我照顾；使患者了解家属对他的期望，克服生活上的懒散；根据患者的具体情况安排一些有益身心健康的活动，如饮食起居、做广播操、听音乐、看电视、简单的家务劳动等，增强生活情趣，培养生活能力。同时家属应肯定患者的成绩，及时给予鼓励，促使患者相信自己的能力，树立自信心。

日常生活能力训练应遵循患者参与和自理的模式，由家属协同患者制订治疗及康复计划，培养患者的兴趣，让患者讲出自己的价值观、经验、想法、目标，鼓励患者积极参与康复过程的每一阶段。

（2）个人卫生护理

帮助患者制定合理的生活制度，尽量由患者自己料理生活，家属可给予督促检查。督促患者自己整理被褥、床铺和打扫屋内卫生。培养其良好的洗漱习惯，早晨洗脸、刷牙，饭前便后洗手，梳理头发，睡前洗脚。经常保持衣着整洁，督促其每周洗澡，更换衣服、床单，督促其经常修剪头发及指甲。

（3）饮食护理

慢性精神患者的饮食护理原则是确保患者有足够的营养摄入。暴饮暴食者应控制其进食量，定量供给食品，督促患者细嚼慢咽。对于拒绝进食者应积极督促患者进食，对于进食困难者可给予鼻饲。兴奋躁动的患者应诱导患者在安静时单独进食。老年患者应在家属照料下进食。

（4）睡眠护理

家属应帮助患者了解睡眠的生理功能和意义。教育和督促患者逐步养成良好的睡眠习惯，并为其营造安静的睡眠环境。帮助患者制订合理的作息时间表，午休控制在2h内，其他时间不要过多卧床。白天为患者安排一些活动，如看书、读报、家务劳动、外出购物等；晚上按时服药，睡前不要做剧烈的活动，看电视不能太晚，确保每天有8～9h或以上的睡眠时间。对于睡眠障碍的患者，应按医嘱使用适量催眠药物，避免患者在睡前服用兴奋性药物、刺激性饮料以及进行可能促进神经兴奋的交谈或剧烈活动等。家属应密切观察和记录患者的睡眠情况和失眠的症状，以及对催眠药物或抗精神病药物有无不良反应的产生，如皮疹、头晕、窒息等，发现异常情况及时送患者去医院就诊。

2. 心理护理

心理护理是家庭康复护理中的重要方面。患者生活在家庭中，与亲人朝夕相处，密切接触，家属便于对患者的情感、行为进行细致的观察，患者的思想活动也易于向家属暴露。家属应掌握一些心理护理的方法，随时对患者进行疏导和帮助，启发患者对病态的认识，及时帮助他们从矛盾意向中解脱出来。

由于社会上普遍存在对精神障碍患者的歧视和偏见，给患者造成很大的精神压力，常表现为抑郁、悲哀、自卑等，性格也变得暴躁。对此，家属应给予患者更多的爱心和理解，满足其心理需求，尽力消除患者的悲观情绪。

3. 人际关系训练

（1）家属应与患者建立良好的关系，家属情绪与患者适应有关，如当患者遭遇家属拒绝时会有罪恶感，认为别人对他是失望的，致使患者的焦虑加重、降低自尊，阻碍患者的好转。家庭内环境的稳定是保证所有家庭成员精神健康成长的重要条件。因此，家属在对患者进行训练的过程中应保持耐心细致的态度，多以鼓励支持为主，不能丧失信心。

（2）根据患者实际情况，设立合适的目标，明确生活目的，鼓励患者参加适当的社会活动，如加入老年之家、社区青年协会等，帮助患者恢复以往的兴趣和爱好，使其逐渐树立自我价值观念，并在活动中获得快乐和价值感，提高人际交往和社会适应能力。

4. 职业技能训练

（1）工作能力训练

首先应确认患者的个体能力、技巧和兴趣及病前的工作情况，并针对个体需要给予训练和有效的指导。家属应协助患者重新建立、发展有效解决问题的能力，但在做法上不能过急，要采取循序渐进和量力而行的原则。

（2）学习技能训练

首先应训练患者掌握时间，即要有时间概念，如按时起床、按时上课或工作等。其次，训练患者在学习时要有耐心，而且要多实践，积极参与讨论，培养自信。在训练过程中，家属不能操之过急，期望值不宜过高，对患者的每一点进步都要给予肯定和表扬。

5. 预防复发

精神障碍患者出院后需要长时间服用抗精神病药物来维持治疗，这是巩固疗效、防止复发的重要措施。家属一定要督促并检查患者按医嘱服药，防止随意增减药量或擅自停药而导致复发。帮助患者保持情绪稳定，确保足够的睡眠时间，避免暴饮暴食，忌烟酒。注意随时观察病情，早期发现复发先兆，早期治疗。

家属要带患者定期复查，有意外情况及时与患者主管医师联系。在康复过程中注意引导患者接受适当社会性刺激，如让患者适当劳动，参加一些文娱活动，接受一定的医学知识教育等，对预防疾病复发也有很大作用。

（五）护理评价

（1）家庭应对精神障碍性疾病有效。（2）家庭成员及患者执行治疗方案有效。（3）患者能被家庭成员及社会所接受。（4）家庭成员能正确、熟练地照顾和护理精神疾病患者，能应对照顾和护理过程中的新问题和突发情况。

参考文献

[1] 杨树旺，汤世明，李俊林.社区精神卫生理论与实践 [M].武汉：武汉大学出版社，2019.

[2] 李霞.精神卫生法律制度研究 [M].上海：上海三联书店，2016.

[3] 李美华主编.心理健康 [M].长春：东北师范大学出版社，2017.

[4] 邓明国编著；赵蓬奇，邓明国丛书主编.精神卫生社会工作服务指南 [M].北京：中国社会出版社，2017.

[5] 王汝展主编.精神卫生工作岗位技能培训手册 [M].济南：山东科学技术出版社，2017.

[6] 王建军，齐秀芳主编.基层精神卫生防治工作指导手册 [M].石家庄：河北科学技术出版社，2016.

[7] 赵文莉主编.甘肃精神卫生政策指导与实践研究 [M].兰州：甘肃文化出版社，2017.

[8] 范乃康.精神卫生社会福利机构社会工作实务 [M].北京：中国社会出版社，2018.

[9] 陈艳著.农村老年人精神卫生资源配置与利用研究 [M].北京：中央编译出版社，2017.

[10] 张晓斌，沙维伟主编.精神卫生社会福利机构工作人员培训教程 [M].北京：中国社会出版社，2016.

[11] 王天哲主编.大学生心理健康教育 [M].西安：西北大学出版社，2019.

[12] 贺敏，王秀琴.心理健康教育 [M].镇江：江苏大学出版社，2019.

[13] 李国毅主编.大学生心理健康教育 [M].北京：国家行政学院出版社，2019.

[14] 陈汉英主编.学校心理健康教育 [M].杭州：浙江大学出版社，2019.

[15] 格桑泽仁主编.大学生心理健康 [M].成都：四川大学出版社，2019.

[16] 路晓英，孙锋，许明超主编.大学生心理健康教育 [M].天津：天津科学技术出版社，2019.

[17] 黄莉，邓如涛主编.心理健康教育 [M].北京：北京出版社，2019.

[18] 齐安甜著.《道德经》与心理健康 [M].上海：上海远东出版社，2019.

[19] 黄勇明.大学生心理健康指导 [M].杭州：浙江大学出版社，2019.

[20] 张英莉主编.大学生心理健康教育 [M].北京：北京理工大学出版社，2019.

[21] 吕莹璐，陆雅君主编 . 心理健康与自我成长 [M]. 苏州：苏州大学出版社，2018.

[22] 汤芳，曾海萍主编 . 成瘾症心理健康一点通 [M]. 北京：中国医药科技出版社，2019.

[23] 赵静波，许诗琪，陈瑜主编 . 抑郁症心理健康一点通 [M]. 北京：中国医药科技出版社，2019.

[24] 戴庆康，葛菊莲，袁帅，李波 . 人权视野下的中国精神卫生立法问题研究 [M]. 南京：东南大学出版社，2016.

[25] 魏镜，史丽丽主编 . 国家级继续医学教育项目教材综合医院精神卫生通用技能 [M]. 北京：中华医学电子音像出版社，2018.

[26] 边玉芳主编 . 心理健康 [M]. 杭州：浙江教育出版社，2017.

[27] 方展画主编 . 心理健康 [M]. 杭州：浙江教育出版社，2017.

[28] 田孝民，栾增能，石国华主编；刘瑜副主编 . 心理健康 [M]. 北京：北京邮电大学出版社，2016.

[29] 李靖，戴文胜主编 . 心理健康 [M]. 成都：电子科技大学出版社，2017.

[30] 乔玲，王学主编 . 心理健康 [M]. 天津：天津大学出版社，2017.

[31] 毕红艳，赵倩主编 . 积极心理健康教育 [M]. 郑州：河南科学技术出版社，2018.

[32] 高宁悦主编；刘金瑞，齐艳华，由丽莎，李艳花副主编 . 大学生心理健康教育 [M]. 长春：东北师范大学出版社，2019.

[33] 陆林主编；刘金瑞，齐艳华，由丽莎，李艳花副主编 . 沈渔邨精神病学：第 6 版 [M]. 北京：人民卫生出版社，2019.

[34] 姜德利等主编 . 精神病学 [M]. 长春：吉林科学技术出版社，2017.

[35] 范俭雄，张宁主编 . 精神病学：第 3 版 [M]. 南京：东南大学出版社，2017.

[36] 任树玲主编 . 新编精神病学 [M]. 天津：天津科学技术出版社，2017.

[37] 马敬等编著 . 实用精神疾病学 [M]. 天津：天津科学技术出版社，2018.